W0255784

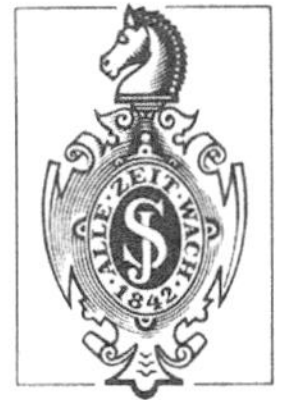

Hans Becker

Psychoonkologie

Krebserkrankungen aus psychosomatisch-
psychoanalytischer Sicht unter besonderer Berücksichtigung
des Mammakarzinoms

Mit 12 Abbildungen und 27 Tabellen

Springer-Verlag
Berlin Heidelberg New York Tokyo

Prof. Dr. Hans Becker

Klinikum der Universität Heidelberg
Psychosomatische Klinik
Thibautstraße 2, D-6900 Heidelberg 1

CIP-Kurztitelaufnahme der Deutschen Bibliothek
Becker, Hans: Psychoonkologie: Krebserkrankungen aus psychosomat.-psychoanalyt.
Sicht unter bes. Berücks. d. Mammakarzinoms/Hans Becker. −
Berlin; Heidelberg; New York; Tokyo: Springer, 1986
ISBN-13: 978-3-540-13511-1   e-ISBN-13: 978-3-642-69816-3
DOI: 10.1007/978-3-642-69816-3

Gesamtherstellung: Konrad Triltsch, Graphischer Betrieb, Würzburg
2119/3140-543210

Aaron und Peta gewidmet

Vorwort

Die inhaltliche Basis für das hier vorliegende Buch bilden meine jetzt fast 10jährige Erfahrung in der Begleitung Krebskranker als psychosomatisch und psychoanalytisch tätiger Arzt und eine empirische Studie zur Ätiologie, Prognose und Nachsorge des Mammakarzinoms.

Zielsetzung war der Versuch, im Sinne einer ganzheitlichen Sichtweise in der Medizin schulmedizinisch-naturwissenschaftliche als auch psychosomatisch-psychoanalytische Erkenntnisse mit dem Laiensystem, d. h. der subjektiven Krankheits- und Gesundheitstheorie des betroffenen Krebskranken in Verbindung zu bringen.

Es finden *gesamtgesellschaftliche Faktoren,* insbesondere die Leidensunfähigkeit betreffend, *somatische Grundvoraussetzungen* von Krebserkrankungen, die Beziehung zwischen Persönlichkeit und *Krankheitsverarbeitung* bzw. *-verlauf* und die *Arzt-Patient-Beziehung* bei der Betreuung Krebskranker Berücksichtigung. Die Ergebnisse der hier vorliegenden Studie, aber auch die gesammelten Erfahrungen im Kontakt mit Krebskranken haben zu der Erkenntnis geführt, daß nicht nur die Lebensqualität, sondern auch der Krankheitsverlauf, die Überlebensdauer betreffend von Persönlichkeitsfaktoren und der Art der Krankheitsverarbeitung abhängig sein können. Hier liegen Ansätze für eine gezielte *psychosoziale Nachsorge.*

Die Beschäftigung mit Krebskranken führt beim Betreuer nicht nur zu einer zeitweisen Extrembelastung im Umgang mit chronischem Leiden und Sterben, sondern konfrontiert ihn auch in produktiver Weise mit der Thematik von Geburt, Leben und Tod. So kann unsere Wahrnehmung im Lernen an der Entwicklung des Kranken in seinem Umgang mit Leiden für aktuelles politisches Geschehen geschärft werden. Es wird deutlich, wie aktuelle und chronische existentielle Bedrohung innerhalb des eigenen Systems, sei es nun individuell über eine schwere Erkrankung, oder kollektiv über eine gesamtgesellschaftliche Entwicklung, wird sie vorwiegend oder total verleugnet, zu Größenvorstellungen oder persistierenden Feindbildern mit ihren kommunikationszerstörenden Tendenzen führen kann. Ziel und Aufgabe der hier vorliegenden Arbeit ist es, wegen der Kommunikation mit dem chronisch Kranken aufzuzeigen.

Herrn Professor Dr. W. Bräutigam verdanke ich die Anregung zur Thematik und die Förderung meiner Interessen. Die empirische Studie fand in Kooperation mit Herrn Dr. H. Fleischmann, Herrn Dr. J.-H. Wahl und Herrn Dr. M. Lotz statt, die statistische Bearbeitung der Ergebnisse wäre ohne Hilfe von Herrn Dr. H. Kordy und Frau G. Wagner nicht möglich gewesen. Ganz wesentlich war die Zusammenarbeit mit benachbarten medizinischen Disziplinen, und hierfür danke ich insbesondere Herrn Prof. Dr. K. zum Winkel und Herrn Prof. Dr. D. von Fournier. Die für mich vor allem zunächst sehr hilfreiche Kooperation hat inzwischen zu einer gemeinsamen und sehr vertrauensvollen Basis geführt. Mein ganz besonderer Dank gilt Frau I. Combecher, die mit viel Geduld das Manuskript schrieb und wesentlich bei Korrekturen behilflich war.

Heidelberg, Juni 1986   Hans Becker

Inhaltsverzeichnis

1 Einleitung

1.1 Onkologie und Zeitgeist

Hat man erkannt, daß die Idealisierung einer sog. wertfreien Wissenschaft unbemerkt in Gefährdung und Mißbrauch umschlagen kann, so muß man sich spätestens bei eigener Forschungstätigkeit fragen, in welchem aktuellen gesamtgesellschaftlichen Rahmen sie zu sehen ist.

Psychoonkologische Forschung und Krankenversorgung hat in den letzten 10 Jahren erheblich an Bedeutung zugenommen. Dies in einer Zeit, in der gerade die Krebsforschung mit ihren unbestreitbaren medizinisch-naturwissenschaftlichen Fortschritten an einen Punkt der Stagnation gekommen ist, an dem das diagnostisch-therapeutische Instrumentarium die Lebensqualität des einzelnen Patienten zu beeinträchtigen beginnt. Immer mehr Ärzte, aber auch Patienten, fragen sich, ob der Einsatz von in seinen Nebenwirkungen recht destruktiven Therapeutika dem zu erwartenden Erfolg entspricht. Dies kann nicht nur z. B. für eine Zytostatikabehandlung gelten, sondern auch für Teilbereiche einer perfektionierten Vor- und Nachsorge. Diese Entwicklung führte immer mehr zu der Aufgabe, die Lebensqualität des Patienten mit seinem Leiden verbessern zu helfen. Neben dem Motiv, eine verbesserte medizinische Gesamtversorgung des Patienten zu gewährleisten, hat die Spezialisierung der Medizin zu einer Verarmung der Arzt-Patient-Beziehung geführt, die nun an die Stelle des Allgemeinmediziners einen „Spezialisten für die Seele" stellen möchte, häufig weit entfernt von einem integrativen ganzheitlichen medizinischen Konzept. So steht gerade die Psychoonkologie in der Gefahr, mehr additiv, im Sinne der Delegation, als integrativ in die Medizin einbezogen zu werden. Depression, Trauer, Leid, Todesangst drohen abgespalten und ausgegrenzt zu werden.

Ich spreche bei der Beschäftigung mit psychoonkologischen Fragestellungen mehr von der Auseinandersetzung mit Leid und Trauer als von „Krebsbekämpfung", da Psychoonkologie ihren Schwerpunkt in Forschung und Praxis sinnvoll mehr in der Lehre von der Krankheitsverarbeitung in der Arzt-Patient-Beziehung, als in ätiologischen Fragestellungen und in der Bekämpfung der Krankheit sehen sollte. Dies auch, wenn psychosoziale Faktoren in der Kanzerogenese heute nicht mehr außer acht gelassen werden können. Bedingt durch die Bedrohlichkeit onkologischer Erkrankungen besteht jedoch die Tendenz, sich weniger mit Aufklärung über oder Auseinandersetzung mit der Krankheit zu konfrontieren, sondern vielmehr die Krankheit auszugrenzen und zu bekämpfen im Sinne der Beseitigung des „Bösen". Dies heißt auch, daß Aufklärung bei einer bedrohlichen Realität antiaufklärerische Impulse mobilisiert, ein Aspekt, der im Sinne des heutigen Zeitgeistes auf unsere gesamtpolitische Lage zutrifft, d. h. wir können aus der Arzt-Patient-Beziehung bei Krebskranken et-

was über unsere Reaktionsweisen und unserem Umgang mit der gegenwärtigen gesellschaftlichen Realität und vice versa erfahren und lernen. Der Onkologe Harald Theml hat gemeinsam mit Ralph Orlich (1984) die Erkenntnisse aus seiner klinischen Erfahrung auf Phänomene und die Psychodynamik der atomaren Hochrüstung als Todesdrohung und die individuelle und kollektive Reaktion darauf untersucht: „Es scheint naheliegend, die biologischen, psychischen und sozialen Reaktionen auf individuelle Todesgefahr mit jenen auf globale Bedrohung zu vergleichen. Dabei ist von der Beobachtung auszugehen, daß menschliche Krankheitswahrnehmung für den eigenen Leib nicht objektiv ist. Gerade todbringende Veränderungen, wie etwa Tumore, werden über auffällig lange Zeit verdrängt. ... Vergleichbares geschieht offenbar, wenn die Todesdrohung global wird. Mit der Drohung wächst die Bereitschaft, sie zu ignorieren, die Verantwortung dafür an ‚Zuständige' abzugeben, sich in private Probleme einzuspinnen und seine Vorstellungskraft vor der Ungeheuerlichkeit des Bevorstehenden kapitulieren zu lassen. So kommt, wenn Widerstand sich einstellen soll, zuerst alles darauf an, neuen Mut für die älteste Angst des Menschen, die Todesangst, zu finden."
Man könnte nun sagen, Verdrängung von Leid und Todesangst stellt einen notwendigen Schutz dar. Dies stimmt insofern, als wir sicher nicht in ständiger Präsenz von Todesangst und Leid existieren können. Umgekehrt wissen wir heute, daß die totale Verdrängung von Leid zu Haß, d. h. destruktiver Aggressivität führen kann. Richter (1979) hat in einer Abhandlung zur „Leidvernichtung" von der „Verwandlung des Leidens in projektiven Haß" gesprochen. Er beruft sich auf Freuds (1915) Erkenntnis, wonach aus entwicklungspsychologischer Sicht in frühkindlicher Phase immer Schmerz und Leid als Haß in die Außenwelt projiziert wird. Dies stellt eine Abwehrtechnik dar, die auch im Erwachsenenalter niemals ganz verschwindet: „Je mehr die Unlust durch niederdrückende Selbstvorwürfe bestimmt ist, um so radikaler muß der Außenfeind verteufelt werden" (Richter 1979). Zu den Selbstvorwürfen kommen auch narzißtische Kränkungen durch Leid, die dann in narzißtische Wut und Allmachtsphantasien umschlagen können.
Obwohl oder gerade weil wir in einer Welt teilweise radikaler Aufklärung mit ihrer Befreiung, aber auch extremer Belastung leben, blüht im Verborgenen die magische Welt und verstärkt gegenwärtig, wohl mitbedingt durch die reale Bedrohung über die nukleare Hochrüstung und ökologische Krise, einen allgemeinen antiaufklärerischen Trend. Die reale Todesdrohung erschwert die Auseinandersetzung mit der Begrenzung und Möglichkeit im Leiden und Tod als wesentliches Grundelement des Lebens. An ihre Stelle tritt ein grenzenloser Optimismus und eine Harmonisierungstendenz im Glauben an das Machbare, unterstützt durch reale Errungenschaften, vor allem im naturwissenschaftlichen Bereich, als realer Kern der Allmachtsphantasien.
Der Umgang mit der Bedrohung Krebs ist in einem heute mehr oder weniger sinnvollen und notwendigen Vorgehen (Vorsorge, Aufklärung, Primärversorgung, Nachsorge) ritualisiert und damit scheinbar integriert. Ritualisierung muß jedoch als ein Ausdruck der Abwehr von angstmachenden Affekten angesehen werden. Nicht selten handeln Arzt und Patient im diagnostischen und therapeutischen Bereich ohne zunächst rational erkennbaren Zusammenhang

zur Abwehr der Angst. Rituale können im Sinne der Ersatzwelt archaische Anteile der Triebwelt binden.

Wie unter besonderen Umständen unsere Kontrollmechanismen individuell und kollektiv in einer vermeintlich aufgeklärten Welt ins Wanken geraten können, zeigt der Umgang mit AIDS, einer der Krebserkrankung in ihrer Bedrohung vergleichbaren Krankheit. Mit dieser Krankheit sind wir aktuell konfrontiert, so daß wohl eine Ritualisierung im Umgang noch nicht eingetreten ist. Nicht nur die sachliche Unkenntnis, sondern auch das ungewisse Ausmaß der Bedrohung führt in extremem Maße zu irrationalen Reaktionen. In fataler Verquickung bot sich eine Abgrenzung und Bekämpfung von Sexualität und insbesondere Homosexualität über einen irrationalen Moralismus an. AIDS-Kranke wurden nicht nur in hochangesehenen Kliniken aus sachlich ungerechtfertigten Gründen abgewiesen oder isoliert, sondern auch zuständige Fachleute scheinen sich nicht in der Lage zu fühlen, eine sachliche Aufklärung zu leisten, da sie angeblich die Sprache der Minderheit (Homosexuelle) nicht kennen (Steinbach 1985). Der Wissensstand der Ärzte ist heute − 5 Jahre nach Erkennen der Erkrankung − in unverantwortlicher Weise gering (Helm 1985). Der Ruf wird laut nach Kontrolle und letztlich Ausgrenzung, delegiert an die staatliche Hierarchie, statt den Versuch zu machen, sich selbst zu konfrontieren und zu informieren. Mit einer Bedrohung wächst die Bereitschaft, die Verantwortung dafür nach oben in der Hierarchie abzugeben, was ja letztlich eine zunehmende Bereitschaft zur Regression, d. h. auch Unmündigkeit, beinhaltet. Wenn Pflegepersonal nach der Entlassung eines AIDS-Kranken die Matratze verbrennt, erinnert dies an magische Handlungen des Mittelalters. „Man fand für alle Übel einen Urheber, dessen systematische Ausrottung Leidensfreiheit garantieren sollte. Die Hexe wurde zur Projektionsfigur schlechthin, der man zur Last legte, was immer an Kränkungen die Selbstsicherheit der Menschen bedrohte. . . . Inzwischen gibt es zwar keine Hexenprozesse mehr, aber in zahlreichen Abkömmlingen manifestiert sich weiterhin die Tendenz, Leiden schlechthin durch Anprangerung und Vernichtung von verteufelten Außenfeinden zu beseitigen" (Richter 1979). Von Krebskranken wissen wir, daß sie sich trotz ausgezeichneter realer Versorgung und Präsenz von Ärzten und Angehörigen häufig psychisch isoliert fühlen, von AIDS-Kranken selbst und ihren behandelnden Ärzten und psychosozialen Betreuern hören wir, daß sie sich neben der zur Zeit noch bestehenden realen Isolierung in weit extremerem Ausmaß als von Krebskranken berichtet, ausgeschlossen fühlen (Becker 1985).

Der Mechanismus der Ausgrenzung und Bekämpfung eigener aggressiv-destruktiver Anteile und seine Bedeutung für gesamtgesellschaftliche Zusammenhänge wird über eine Auseinandersetzung von Richter (1979) mit Äußerungen Konrad Lorenz' (1973) deutlich. Die Ausführungen beziehen sich auf die Jugend- und Studentenbewegung Ende der 60er und Anfang der 70er Jahre: „Nur wenige Sätze entfernt von der Bemerkung über die Proteste vieler Jugendlichen gegen Eltern und Gesellschaft findet sich eine drohende Gegenüberstellung mit einem Organismus, der unreife, bösartige Krebszellen nicht wahrnehmen könne: ,Das verderbliche Wachstum bösartiger Tumoren beruht . . . darauf, daß gewisse Abwehrmaßnahmen versagen oder von den Tumorzellen unwirksam gemacht werden, mittels deren der Körper sich sonst gegen das Auftreten ,asozialer' Zellen schützt. Nur wenn diese vom umgebenden Gewebe als seinesgleichen behandelt und ernährt werden, kann es zu dem tödlichen infiltrativen Wachstum der Geschwulst kommen' (Lorenz 1973). Also sollte man die protestierenden „unreifen" Jugendlichen nicht als seinesgleichen behandeln und ernähren, sondern wie asoziale Krebszellen abwehren? Wie diese Abwehr aussehen müßte, ergibt sich aus dem Hinweis des Autors, daß die zitierten Verhaltensweisen der Jugendlichen „auf genetischen Verfallserscheinungen" beruhen. Wie anders könne man diese asozialen Krebszellen abwehren, als durch zwangsweise Hinderung an der Fortpflanzung? Ausdrücklich hat dies Lorenz (1973) nicht gefordert, aber — welche andere Konsequenz bleibt überhaupt übrig?" (Richter 1979). Die protestierenden Jugendlichen werden also nicht als Ausdruck und ein Teil unserer Gesellschaft und damit von uns selbst angesehen, sondern ausgegrenzt, verteufelt und bekämpft.

Die Verquickung und Parallele zwischen individueller Leidensunfähigkeit und aktuellem politischen Klima zeigt in beeindruckender Weise der öffentliche Umgang mit der Krebserkrankung des amerikanischen Präsident Reagan, der im übrigen selbst seinen persönlichen Bereich mit seinem politischen Auftrag öffentlichkeitswirksam vermischt. Dieser Tatbestand erlaubt es uns auch vertreten zu können, öffentlich eine eigentlich schützenswerte Krankengeschichte zu diskutieren. Es geht hier nicht um Persönlichkeitsanteile des amerikanischen Präsidenten, sondern um das kollektive politische Klima, das zur Abwehr der gefährlichen Realität einen antiaufklärerischen Trend, eine Tendenz zur Harmonisierung und auch Größenideen verlangt. Die Krebserkrankung wird zum Feind, der mit allen Mitteln ausgemerzt werden muß, weil sie das Omnipotenzgefühl kränkend gefährdet und entsprechend der Entstehungsgeschichte von Feindbildern über eigene destruktive Anteile das innere Gefüge gefährden. Dementsprechend werden sie verleugnet, abgespalten und projiziert. Entgegen jeder wissenschaftlichen Erkenntnis, die heute auch jedem wissenschaftlichen Laien bekannt ist, spricht der Präsident mit öffentlicher Gewißheit davon, „es ist weg", das Wichtigste sei ihm, daß der Krebs raus sei, und im ersten Interview nach seiner Krebsoperation äußert er sich folgendermaßen: „Dem Arzt tat es ein wenig leid, daß er gesagt hatte, daß ich Krebs habe, er sagt, es wäre richtiger gewesen, mitzuteilen, daß ich Krebs hatte. Ich bin also wie einer, der keinen Krebs hat." („Die Zeit" Nr. 32 v. 2. August 85, Worte der Woche).

Die Art der Krankheitsbewältigung entspricht der politischen Botschaft, wo eigene expansionistische Tendenzen und offensive Rüstungspolitik verleugnet werden und ausnahmslos dem verteufelten und entmenschlichten Feind, eine Grundvoraussetzung zum Persistieren eines Feindbildes, zugeschrieben werden. Bei der Diskussion über Entstehung und Sinn von Feindbildpflege kommt man u.a. zu folgendem Schluß (Theml u. Orlich 1984): „In der Sicht des Machthabers mit dem direktesten Zugriff zum Auslöseknopf eines letzten Atomkrieges sind die Russen ,gottlose Monster'" (Ronald Reagan, zit. nach Scheer 1983) schlichtweg „das Zentrum des Bösen in der modernen Welt" (Reagan im „Weserkurier" vom 9. März 1983). „Kommunismus ist eine Abweichung, keine normale Lebensweise menschlicher Wesen" (Reagan auf der Pressekonferenz vom 16. Juni 1981, zit. nach „Wireless Bulletin from Washington", US-Informations-Service Ambassy vom 17. Juni 1981). „Die Zivilisation wird sich des Kommunismus entledigen als eines traurigen, bizarren Kapitels der Menschheitsgeschichte, dessen letzte Seiten just in diesem Augenblick geschrieben werden" (Reagans Ansprache in der Notre-Dame-Universität am 17. Mai 1981, zit. nach „Wireless Bulletin" vom 20. Mai 1981).

Während sich der amerikanische Präsident nach seiner Krebsoperation in Rekonvaleszenz befindet, kommt es zu 2 Pressekonferenzen im Weißen Haus in Washington, in denen mitgeteilt wird, daß der sowjetische Geheimdienst zur Überwachung amerikanischer Diplomaten einen mutagenen Stoff einsetze, der beim Menschen Krebs erregen kann (Reuter/dpa/AP vom 23. August 85). Obwohl einerseits amerikanische Wissenschaftler die angeblich verwendete Substanz als nicht krebserzeugend ansehen und andererseits die Sowjetunion eindeutig erklärt, solche Mittel auch in der Vergangenheit nie für solche Zwecke verwendet zu haben, persistieren die Pressemeldungen auf den gleichen Inhalten. Geht man auch davon aus, daß der Geheimdienst in einer Diktatur zur Aufrechterhaltung seiner inneren Stabilität im besonderen Maß mit Feindbildern und extremen Formen geheimdienstlicher Tätigkeit operiert, kann man doch eine innere Logik in der unbewußten Botschaft oder Manipulation dieser Vorgänge sehen: Der Verursacher von Krebs liegt im „Zentrum des Bösen", der Sowjetunion, und muß folglich mit allen Mitteln bekämpft werden. Das Einführen von Realität führt zu keiner Korrektur des Vorurteils.

Gefährlich ist an den Äußerungen des amerikanischen Präsidenten nicht der Ausdruck einer realen Gegnerschaft, sondern die Verteufelung („Zentrum des Bösen"), die Entmenschlichung („Monster", „keine normale Lebensweise menschlicher Wesen") und der Beseitigungswunsch („entledigen"), die eine Auseinandersetzung, geschweige denn Kommunikation verunmöglichen und damit eine Gefährdung geradezu heraufbeschwören.

Es wäre ein Mißverständnis, aus den bisherigen Ausführungen zu schließen, daß der Krebspatient sich permanent mit seiner Krankheit auseinandersetzen oder sein Leid resignativ akzeptieren sollte. Eine partielle Abwehr, d. h. Verdrängung, ist ein notwendiger Schutz und dient der Stabilisierung. Es geht vielmehr um den Versuch, Leiden zu integrieren und erst dadurch die Basis für die Bewältigung zu schaffen. Interessanterweise finden wir gerade in einer psychoonkologischen Verlaufsstudie, die von methodischen Kritikern heute als die valideste angesehen wird (Rogentine et al. 1979), prognostische Aspekte der Krankheitsbewältigung, die unsere bisherigen Ausführungen bestätigen helfen. Danach zeigen Melanompatienten, die ihre „Anpassungsleistung" an ihrer Krankheit ungünstig einschätzen, Ärzte anklagen im Sinne des Außenfeindes, und, wie die Autoren schließen, ihre Krankheit eher verleugnen, einen ungünstigeren Verlauf, als Patienten, die ihre „Anpassungsleistung" günstig einschätzen, d. h. sich auch mit ihrem Leiden konfrontieren können.

Die bisherigen Ausführungen sollten deutlich machen, daß sowohl der kollektiv-politische wie der individuelle, über Krankheit bestimmte Umgang mit Leid bei Verleugnung der angstmachenden Realität zu regressivem Verhalten, zu Idealisierung im Glauben an Omnipotenz und zu destruktiv-aggressiven oder auto-aggressiven Tendenzen führt.

Die Psychoonkologie hat die primäre Aufgabe, sich mit der individuellen Krankheitsbewältigung zu beschäftigen. Weder formaljuristisch korrekte oder radikale Aufklärung im Sinne einer extremen Konfrontation mit der Krankheit, noch Leidensverleugnung, sondern eine individuelle Auseinandersetzung mit der Krankheit in der Arzt-Patient-Beziehung kann Isolation und Sprachlosigkeit verhindern helfen. Bei der Betreuung Krebskranker kann man lernen, wie die Auseinandersetzung mit Ohnmacht und Angst letztlich wieder zu Hoffnung und zu einer Aktivierung führen kann.

1.2 Wissenschaftstheoretische Standortbestimmung

Die Psychoonkologie sieht sich im wesentlichen 3 Fragenkomplexen, den ätiologischen Faktoren der Kanzerogenese, der Bedeutung psychosozialer Faktoren für den Krankheitsverlauf und der Optimierung der psychosozialen Betreuung Krebskranker gegenüber.

Um die bisherigen Ergebnisse, Konzepte und Hypothesen im Bereich der psychoonkologischen Ätiologie- und Verlaufsforschung richtig einordnen zu können, scheint mir zunächst eine wissenschaftstheoretische Orientierung notwendig. Die meisten Autoren, aber auch die Kritiker der bisher vorliegenden Studien, fixieren sich fast durchgehend auf die scheinbare Kernfrage einer einfachen kausalen Verknüpfung von psychosozialen Faktoren und Krebsentstehung oder -verlauf. Die auf kausale Bezüge beschränkte Fragestellung und Betrachtung ist zwar legitim und in seiner Begrenzung auch wissenschaftsstrategisch sinnvoll, vergibt jedoch einseitig die Möglichkeit weitere komplexe und differenzierte Bezüge zu erhellen.

Engel (1955) bezieht sich bei einem wissenschaftstheoretischen Exkurs auf Dewey u. Bentley (1949), die bei der „Organisation und Darstellung der Erforschung von Naturprozessen durch den Menschen 3 aufeinanderfolgende Entwicklungsebenen " sehen:

1. Magisch, religiöse, animistische oder vitalistische Konzepte.
2. Mechanistische, lineare, Ursache- und Wirkungs-, Stimulus-, Reaktionskonzepte.
3. Spiralförmige Systeme, dynamisch geschlossene Systeme, Rückkopplungsmechanismen, Mehrfaktorenkonzepte.

Zu 1. Dewey u. Bentley (1949) sehen in der ersten animistischen, vitalistischen Phase vergangener Jahrhunderte das Prinzip der „selbsthandelnden Natur". Das magische Konzept, das von der eigenen Beseeltheit und der Beseeltheit der umgebenden Welt ausgeht, bestimmt gerade auch beim Kranken, die Vorstellung einer Schicksalhaftigkeit, Bestimmtheit in der Natur. Die zunächst unbestimmte Schicksalhaftigkeit wird vom Kranken und seiner Umgebung nicht selten über Schuld und Strafe höheren Mächten zugeschrieben. Obwohl die sog. zivilisierte Welt im Gegensatz zu Naturvölkern über die Aufklärung ein Vorherrschen des materialistischen, mechanistischen Denkens das magische Denken überwunden zu glauben scheint, stehen wir alle sowohl Arzt, Angehörige und Patient weiter in dieser Tradition. In der Psychoonkologie hat das magische Denken vor allem seinen Einfluß bei der psychosozialen Betreuung Krebskranker (Becker 1984b). Magisch ist in allen Bevölkerungsschichten die Wir-

kung der Krankheitsbezeichnung „Krebs" (Sontag 1978; Richter 1981; Meerwein 1981). Die Folge ist für den Patienten häufig zunehmende Isolation über Vermeidung oder Überaktivität und Überfürsorglichkeit der Umgebung (Begemann-Deppe 1978; Siegrist 1978; Becker 1982a).
Magisch auf seiten der Ärzte, ist weiter das mangelnde Akzeptieren der menschlichen Sterblichkeit, was sich in diagnostisch-therapeutischer Aktivität beim oft schon moribunden Krebskranken zeigt. Das Prinzip Hoffnung wird hier zur Abwehr und Größenphantasie. Bei der Betrachtung des spezifisch erkrankten Organs als Objekt überlagern mechanistisch-objektivierende Konzepte das magische Denken des naturwissenschaftlich orientierten Arztes. Der betroffene Patient und seine Angehörigen haben sich hier in ihrer individuellen Krankheitstheorie mehr magisches Denken bewahrt. Fragt man Krebspatienten nach der möglichen Ursache ihrer Erkrankung, ihrer Krankheitstheorie, so herrschen projektive Mechanismen und schicksalhafte Vorstellungen verbunden mit Schuld und Strafe vor (Becker 1984b).
Vitalistische Konzepte (Gesetzlichkeit der lebenden Organismen sind auf eine „Lebenskraft", ein „vitalistisches Prinzip", „psychische Energie" zurückzuführen) haben in Ergänzung zum linear-mechanistischen Denken zum Konzept der Systeme beigetragen (v. Uexküll u. Wesiack 1979).

Zu 2. Mit der Aufklärung (Galilei, Descartes, Newton) wurde vor allem in den Wissenschaften die Welt in eine subjektive und objektive getrennt, eine Wissenschaftsbetrachtung, die die Basis für die in der Medizin folgende Dichotomie von Soma und Psyche bildete (v. Uexküll u. Wesiack 1979). Nach Descartes war auch im lebenden Organismus eine Maschine zu erblicken, im Sinne einer mechanistisch-rationalistischen Denkweise, die letztlich in einem Dualismus enden mußte. Das lineare Prinzip von Ursache und Wirkung, Reiz und Reaktion wurde Basis der naturwissenschaftlichen Medizin. Dies führte einerseits zu geradezu revolutionären Erkenntnissen in Krankheitslehre und Therapie, andererseits zu einer Einengung, die die Erkenntnis komplexer Systeme verhinderte. Mit dem Objektivismus ist beispielsweise nicht zu erklären, warum nicht jeder pathogene Erreger (Ursache) bei entsprechender Kontamination zu einer Infektion (Wirkung) beim Wirt führt, warum nicht jeder extreme Tabakkonsum (Ursache) zu einem Lungenkarzinom (Wirkung) führt.

Zu 3. Dewey u. Bentley (1949) sehen in Einsteins Feldtheorie den Anstoß für eine neue und ergänzende wissenschaftstheoretische Betrachtungsweise. Aus der linearen kausalen Bezogenheit wurde ein transaktioneller Prozeß, wobei das zu beobachtende Objekt, sein Beobachter und die Objekte seiner Umwelt nicht statische, objektive Größen darstellen, sondern in Zeit und Raum einerseits einer ständigen Veränderung unterworfen sind und andererseits in einem transaktionellen System zueinander stehen. Die Systeme sind im Sinne eines „zirkulären Denkens" (v. Uexküll u. Wesiack 1979) in Regel- und Funktionskreisen mit Rückkopplungsmechanismen zu sehen und eröffnen die Perspektive für Mehrfaktorenkonzepte (Engel 1956).
Für die Medizin bedeutete dies die Einführung der Intersubjektivität, des Subjektes in die Medizin (v. Weizsäcker 1947), d. h. konkret in der Forscher-„Ob-

jekt"- und Arzt-Patient-Beziehung die Einführung der Subjekthaftigkeit, der „individuellen Wirklichkeit" (v. Uexküll u. Wesiack 1979) in ihrer intersubjektiven Bezogenheit. Für die Forschung insgesamt und speziell im medizinischen und psychosomatischen Bereich führte dies zu elementaren Revisionen von bisher unumstößlich geglaubten Gesetzmäßigkeiten und zu einer Erweiterung ihres Erkenntnishorizontes. Die Bedingungen des Standpunktes des Forschers als auch seines Forschungsgegenstandes in ihrer Bezogenheit war zu berücksichtigen. Das lineare Prinzip, aber auch das einfache zirkuläre Prinzip wird durch ein spiralförmiges System ersetzt. Engel (1956) betonte in diesem Zusammenhang Konsequenzen für die Medizin, daß beispielsweise der Patient nie wieder „hergestellt" wird, nie wieder den gleichen Gesundheitszustand erreicht wie vor seiner Erkrankung im Sinne eines „Fließgleichgewichtes" (v. Bertalanffy 1932).

Noch heute stehen wir in der Tradition dieser 3 Wissenschaftskonzepte. Aufgabe des Forschungsstrategen und seines kritischen Beobachters ist es, diese Konzepte auch in ihrer Überlappung und Ergänzung auseinanderhalten zu können (Tabelle 1).

Für die psychoonkologische Forschung bedeutet dies folgendes: Das magische Denken hat seine Bedeutung heute weniger als Forschungskonzept als vielmehr in der Erklärung für Verhaltensmotivationen von Arzt, Angehörigen und Pa-

Tabelle 1. Wissenschaftstheoretische Denkmodelle — Medizin in Forschung und Praxis (Relevanz „historischer" und aktuell gültiger Denkmodelle)

	Forschung	Praxis	
		Arzt	Patient
Magisches Denken	„*Compliance*", „Non-compliance", „*Coping*"-Forschung	*Bewußtwerden* und *reflektieren* eigenen magischen Denkens und Handelns (z. B. „*Heilserfüllung*", Therapeutischer Aktivismus, Verleugnung der Sterblichkeit)	*Subjektive Krankheitstheorien* (Schicksal, Schuld, Strafe) „*Heilserwartung*"
Lineares Denken	*Notwendiges,* in seiner Beschränkung gültiges *Denkmodell,* z. B. Teilaspekt innerhalb des transaktionellen Denkens	Objektivistisches, *Naturwissenschaftlich geschultes* Umgangsdenken und Handeln	*Patient als Objekt* Umgangsdenken, soziale und iatrogene Anpassung, Kausalbedürfnis z. B. für magisches Denken
Spiralförmiges, transaktionelles Denken	Aufgabe des Mechanismus, Objektivismus zugunsten der *Intersubjektiven Bezogenheit,* Einführung des Arztes selbst und des Forschungsinstrumentes als „Forschungsobjekt"	Arzt und Patient als *Intersubjektives System* Selbstreflektion des Arztes	*Patient als Subjekt* in psychosomatischer und sozialer Bezogenheit

tienten, es geht wesentlich in die Krankheitstheorie, Krankheitsverarbeitung und Interaktion, d. h. auch die psychosoziale Betreuung des Krebskranken, ein. Das lineare Denken des Objektivismus ist weiterhin als umschriebene Forschungsstrategie legitim und nützlich, muß jedoch in der Interpretation der Ergebnisse die Komplexität transaktioneller Systeme berücksichtigen.

Das transaktionelle Denken, das Denken in spiralförmigen Systemen im Sinne eines Fließgleichgewichtes bedeutet einerseits die Konfrontation mit einem meist durch die Vielzahl von Faktoren unüberschaubaren Prozeß, was regelmäßig zur Notwendigkeit einer Reduktion und damit Beschränkung veranlaßt, andererseits aber eine Zunahme von Erkenntnis der zu beobachtenden Prozesse.

Die psychosomatische Theoriebildung wurde von diesen 3 Wissenschaftskonzepten wesentlich mitbestimmt. Während Virchow noch den Sitz der Krankheit in den einzelnen Zellen sah, für ihn als Somatiker keine allgemeinen Erkrankungen, sondern nur Krankheiten von Organen existierten (Alexander 1951), war für den psychoanalytisch orientierten Psychosomatiker Groddeck jedes körperliche Symptom, auch jede Organerkrankung, symbolischer Ausdruck des Triebgeschehens, also des Psychischen in Erweiterung des Konversionsmodelles von Freud (Groddeck 1923). Beide letztlich monistischen Konzepte (Plaum u. Stephanos 1979) können in ihrer Reduktion zwar bei umschriebenen Fragestellungen (Virchow) oder hypothetischen Interpretationen zur Erklärung primärer und sekundärer Symbolisierungen (Groddeck 1923) nützlich sein, führen aber bei dem Versuch eines ganzheitlichen psychophysischen Konzeptes nicht weiter. Alexander (1951) umschreibt sein allgemeines psychosomatisches Modell, das er für die Gesamtmedizin, also auch für die sog. „Organerkrankungen" verbindlich sehen will, folgendermaßen: „Der Ausdruck ‚Psychosomatik' sollte nur benutzt werden, um eine Methode des Vorgehens in Forschung wie in Praxis zu kennzeichnen, eine Methode nämlich, die sich auf die gleichzeitige und koordinierte Verwertung von somatischen – d. h. physiologischen, anatomischen, pharmakologischen, chirurgischen und diätetischen – Methoden und Vorstellungen auf der einen Seite und psychologischen Methoden und Vorstellungen auf der anderen Seite stützt. Besonderer Wert muß auf den Ausdruck ‚koordinierte Verwertung' gelegt werden, mit dem gesagt sein soll, daß die beiden Methoden innerhalb des Begriffsgebäudes der kausalen Abläufe angewendet werden sollen. Um es konkret auszudrücken, so kann man z. B. das Studium der Magensaftsekretion auf physiologische Methoden beschränken, mit denen die lokalen Vorgänge untersucht werden. Diese Untersuchungen können auch ausgedehnt werden auf die Physiologie der nervösen Impulse, die die Magensaftsekretion steuern. Das wäre dann immer noch rein somatische Forschung. Psychosomatische Forschung der Magensaftsekretion erfaßt hingegen nicht nur einen Teil dieses komplexen Prozesses, sondern tritt ihm in seiner Totalität entgegen. Sie schließt deshalb zentrale kortikale Reize ein, von denen die Magensaftsekretion beeinflußt wird und die nur mit physiologischen Methoden beschrieben und untersucht werden können. So regen z. B. Heimwehgefühle und das Verlangen nach Hilfe und Zuneigung ebenfalls die Magentätigkeit an. Sie stellen gewisse Hirnprozesse dar, die jedoch nur in physiologischen Ausdrücken sinnvoll beschrieben werden können, weil rezeptive Sehnsüchte zum gegenwärtigen Zeitpunkt nicht mit biochemischen, elektrischen oder irgendwelchen an-

deren nichtpsychologischen Techniken identifiziert werden können. Diese Hirnprozesse werden subjektiv wahrgenommen als Emotionen und können anderen mit Hilfe der Sprache vermittelt werden."
Alexander (1951) vertritt einerseits einen Parallelismus von Psyche und Soma, geht von einem psychophysischen Simultangeschehen aus, wobei andererseits innerhalb dieses Systems auch kausale Wechselwirkungen zwischen Psyche und Soma angenommen werden. Psychosomatik ist für ihn eine Methode der Beschreibung, die ätiologisch für jede Erkrankung, d.h. nicht nur für die klassischen psychosomatischen Erkrankungen im engeren Sinne, Gültigkeit hat. Er postuliert die Forderung, daß bei jeder Krankheit sowohl die psychologischen als auch physiologischen Folgeabläufe exakt beobachtet und beschrieben werden müssen. Dabei legt er besonderen Wert darauf, daß: „der Organismus eine Einheit ist und die Funktion seiner Teile nur vom Gesichtspunkt des ganzen Systems aus verstanden werden kann. Der labormäßige Angriff auf den lebenden Organismus hatte eine unglaublich große Sammlung von mehr oder weniger unzusammenhängenden Einzelheiten bloß gelegt, was unvermeidlicher Weise zum Verlust von Überblick und Perspektive führte." „Beim Studium der Persönlichkeit ist die Tatsache, daß der Organismus eine unteilbare koordinierte Einheit darstellt, in so überwältigender Weise offenbar, daß man sie nicht übersehen kann." „Wie eine Maschine nur verstanden werden kann aus ihrer Funktion und ihrem Zweck, so kann die synthetische Einheit, die wir Körper nennen, nur vom Gesichtspunkt der Persönlichkeit aus voll begriffen werden, der Persönlichkeit, deren Bedürfnisse und Erfordernisse in letzter Analyse alle Teile des Körpers in seiner intelligiblen Koordination zu Diensten sind."
In seinem psychosomatischen Modell mehrerer ineinandergreifender Funktionskreise berücksichtigt Alexander (1951) eine Vielzahl von ätiologisch wichtigen somatischen, psychologischen und sozialen Faktoren (multifaktorieller Ansatz), die nacheinander, simultan und kausal verknüpft sein können. Hier wird das 2. und 3. Konzept, das lineare Ursache-Wirkungs-Konzept in das Konzept der dynamischen Mehrfaktorensysteme, der Funktionskreise und der Rückkopplungsmechanismen integriert.
Man wird also auch in der Onkologie, speziell in der Psychoonkologie nicht isoliert nach der Ursache für Krebserkrankungen, sondern nach möglichen Faktoren, die in einem Sinnzusammenhang zur Krebserkrankung stehen, sog. Risikofaktoren auf der Basis eines multifaktoriellen Systems suchen. Der vermutete Sinnzusammenhang der Faktoren wird durch Hypothesen festzuschreiben sein.
In der Life-event-Forschung sind beispielsweise gerade in der Psychoonkologie durch Nichtbeachtung eines komplexen Systemzusammenhanges immer wieder elementare Fehler aufgetreten. Abgesehen davon, daß in fast allen Studien die Tumorwachstumsgeschwindigkeit, d.h. die für die meisten Karzinome mehrjährige klinisch stumme Tumorentwicklung bis zur Diagnose nicht berücksichtigt wurde, ist die Subjektivität des individuellen Erlebens und der Verarbeitung der Lebensereignisse des Patienten nicht in ausreichendem Maße einbezogen worden. Es wurde also von einer mehr linearen Ursache-Wirkungs-Ebene, noch dazu mit fehlerhaften somatischen Voraussetzungen interpretiert.
Auch beim Gebrauch von Fragebögen, vor allem nicht standardisierten Fragebögen, wird die individuelle Reaktionsweise auf eine Frage nur selten berück-

sichtigt. Wird z. B. ein Patient in einem Fragebogen nach seinem sexuellen Erleben, erstem sexuellen Kontakt, Masturbation, Orgasmusfähigkeit usw., befragt, erhält der Untersucher zunächst lediglich die Reaktion auf die schriftlich gestellte Frage. Die Antwort kann im besten Fall dem Erleben des Patienten entsprechen, genauso gut kann sie jedoch vom Anpassungsverhalten und dem Ausmaß der Scham des Patienten bestimmt sein. Auch hier wird die Anlehnung an das lineare Prinzip Reiz (Frage) − Wirkung (Antwort) − Konzept deutlich, ohne Berücksichtigung eines Mehrfaktorenkonzeptes, ohne Einbezug der Intersubjektivität. Trotz signifikanter Unterschiede bei der Befragung parallelisierter Gruppen führt die Aussage nur zu Unterschieden in der Reaktion auf die Frage, nicht jedoch zum tatsächlichen Sachverhalt oder Erleben des Patienten, zumindest muß dies offen bleiben.

Gerade in der Forschungsstrategie der Psychosomatik und damit auch der Psychoonkologie erscheint daher die unmittelbare Einführung des Forschers als Subjekt sinnvoll. Dies führt zu einem intersubjektiven System zwischen Forscher und Patient. Dadurch wird zwar das Ziel der Objektivierbarkeit durch Einführung zusätzlicher Variablen komplizierter und zunächst unüberschaubarer, es kann jedoch im Sinne des intersubjektiven, transaktionellen Konzeptes näher an den zu prüfenden Inhalt heranführen, wird nur das System des Forschers und nicht nur des Patienten und deren Kommunikation erhellt. Bleiben wir beim Beispiel der Frage nach dem sexuellen Erleben. Ein erfahrener Psychoanalytiker als Interviewer kann beispielsweise das Ausmaß des Abwehrverhaltens und anderer Störfaktoren als wichtige Variablen, die bei Fragebogen verloren gehen, einbeziehen und kommt dadurch näher an das Erleben des Patienten im Sinne der individuellen, intersubjektiven Wirklichkeit. Letztlich wird jedoch die Wirklichkeit des subjektiven Systems des Forschers nur mehr oder weniger, nie exakt zu dem des Patienten passen und es wird immer ein einmaliges, nicht reproduzierbares Gesamtsystem des „Augenblickes" bleiben. Durch Einbezug von Raum und Zeit, Standpunkt des Forschers und des Patienten in einem multifaktoriellen, spiralförmigen System versuchen wir auch bei Verlust an „scheinbarer Objektivität" die augenblickliche Wirklichkeit des Patienten, „sein Vergangenes wie Auf-ihn-Zukommendes" zu erfassen (Bräutigam 1959).

Auf dieser Basis ist auch zu verstehen, wie speziell in der Onkologie die Ätiologieforschung vor allem über die begrenzte Wirksamkeit einer lokoregionalen, also organbegrenzten Therapie zunehmend zu einem Umdenken von der Organerkrankung zur Systemerkrankung geführt hat. Man hatte gesehen, daß nicht nur zum Zeitpunkt einer Fernmetastasierung der lokale Organbefall in eine Systemerkrankung überging, sondern bisherigen ätiologischen Hinweisen nach auch die zunächst lokale Organerkrankung in einem Zusammenhang zum Gesamtorganismus steht. Diese Erweiterung der Betrachtungsweise steht ebenfalls auf der Basis der Fortführung des linearen, objekthaften Denkens zum multifaktoriellen Denken in Systemen.

Die klinische Erfahrung war hier Motor zu neuem konzeptionellen Denken.

1.3 Medizingeschichte

An dieser Stelle sei eine Analogie zur Archäologie erlaubt, um die Bedeutung historischer Berichte einzuordnen. Schliemann hat über Homers Dichtung Troja entdeckt. Wir verdanken dies seinem Glauben an den historischen Hintergrund der Epen Homers. Basierend auf historischen Quellen hat Homer mündlich Tradiertes niedergeschrieben. Mündlich und schriftlich tradierte Legenden wurden von den jeweiligen Interpreten durch ihre Persönlichkeit und durch den Zeitgeist, d. h. durch die „herrschende Wissenschaftstheorie" modifiziert.

Sieht man die psychoonkologische Ätiologie- und Verlaufsforschung aus einer methodisch kritischen Distanz, könnte man sagen, es bestehen heute eine Vielzahl von Legenden, wir glauben einzelne Bruchstücke und Umrisse gefunden zu haben, Gesichertes gibt es jedoch bisher nicht. Der psychoonkologische Forscher steht noch heute in der Situation Schliemanns vor seiner Entdeckung mit all den Zweifeln, der Skepsis und auch den gegenseitigen Diskriminierungen mit der Hoffnung fündig zu werden. Die Analogie soll die Extreme aufzeigen, einerseits die Seite vager Annahmen basierend auf einem Glauben, der sich um so mehr verstärkt, je zweifelnder die Umgebung, der aber auch die Motivation mitbestimmt, legitim im Rahmen einer freien Wissenschaft. Andererseits gibt es heute konkrete Hinweise, „Funde" über Einzelbeobachtungen, die die Suche zielgerichteter werden lassen und auch von kritischen Forschern nicht mehr übersehen werden können (Richter 1981; Bräutigam 1981). Der psychoonkologische Forscher hat im Gegensatz zum Archäologen, dessen erster Hinweis z. B. eine Legende sein kann, die Chance sich nicht nur auf ein in der Vergangenheit liegendes Ereignis oder zu erforschendes Objekt beziehen zu können, sondern das Tradierte immer auch durch die aktuelle Anschauung verifizieren oder korrigieren zu können. Die Richtlinie psychoonkologischer Forschung sollte sein, Hinweise aus der Medizingeschichte vorurteilsfrei aufzunehmen, eine kritiklose Reproduktion, Übernahme von Modellen zu vermeiden und sich auch des Einflusses der bisherigen Annahmen und Theorien bewußt zu sein, um nicht nur das zu sehen, was wir ohnehin schon zu kennen glaubten.

Vom Altertum zum 18. Jahrhundert

In der Geschichte der Medizin gibt es bis zum beginnenden 19. Jahrhundert eine Vielzahl von Hinweisen, daß im Vorfeld von Krebserkrankungen, also bei der Entstehung und dem Verlauf psychosoziale Faktoren mitbestimmend sein können (Hippokrates 1959; Galen 1913; Grendron 1701; Guy 1759; s. auch Kowal 1955; Baltrusch 1963; Meerwein 1980). Über 2 Jahrtausende sah man Melancholie, Depression, Trauer, Angst, Hoffnungslosigkeit und Verzweiflung als Charakterzüge und belastende Ereignisse im Vorfeld der Krebserkrankung. Guy (1759) gab dabei schon einen Hinweis auf eine gewisse Abgestumpftheit Krebskranker. Bei den hier aufgezählten Merkmalen wird deutlich, wie schwierig die Unterscheidung zwischen prämorbider Persönlichkeit und reaktiven Geschehen auf die Krankheit ist. Es bleibt jedoch, würde man vorwiegend von einem reaktiven Geschehen ausgehen, eine gewisse übereinstimmende Beobachtung von Charakterzügen bei Krebskranken, da auch die Art der Krankheitsverarbeitung von der prämorbiden Persönlichkeit abhängig ist.

Die isolierte Betrachtung von Äußerungen einzelner ärztlicher Kapazitäten aus der Medizingeschichte erscheint als Beleg nur in soweit legitim und förderlich, als die Aussage in Zusammenhang der medizinischen Wissenschaftstheorie der entsprechenden Zeit betrachtet wird. So sind Aussagen aus der Zeit nach Hippokrates und Galen (1913) bis über das Mittelalter in die Neuzeit hinein auf die antike Viersäftelehre auf teleologischer Basis begründet. Die Viersäftelehre ist in ihrem Ansatz „psychosomatisch", den Körpersäften waren in einer Charakterologie unterschiedliche Temperamente zugeordnet. Daß also dem Zeitgeist entsprechend dem körperlichen Geschehen beim Karzinom ein psychisches Element zugeordnet wurde, ist nicht erstaunlich. Differenzieren kann vor allem die Zuschreibung Karzinomkranker zur Melancholie (grch.: Schwarzgalligkeit).

Die naturwissenschaftliche Ära der Medizin und Empirie von Klinikern

Für die Medizin in der vornaturwissenschaftlichen Epoche überrascht eine ganzheitliche und damit psychosomatische Betrachtungsweise bei Krebskranken nicht. Um so mehr Aufmerksamkeit gebührt den Berichten von erfahrenen Klinikern, die sich der Ära der naturwissenschaftlichen Medizin verpflichtet fühlten. Mit der Begründung der Zellularpathologie (Müller 1801−1858; Virchow 1829−1902) und deren Bedeutung für die Zellnatur des Karzinoms wich das ganzheitliche Denken einer zunehmenden organspezifischen Sichtweise, die das medizinische Denken vor allem im 19. und auch noch 20. Jahrhundert beherrschte. Gerade in dieser Zeit gibt es eine Fülle von empirischen Studien von erfahrenen Klinikern (Walshe 1846; Amussat 1854; Paget 1870; Parker 1885; Cutter 1887; Snow 1883, 1891; s. auch Kowal 1955).

Der Engländer Walshe (1846) berichtet in einer Abhandlung über Krebs (das damals bedeutendste Werk seiner Zeit, wo bereits Pathoanatomie, Chemie und Physiologie Berücksichtigung fanden), daß er aus seiner klinischen Erfahrung heraus den Einfluß psychischer Faktoren (Mental misery, Sudden reverses of fortune, Habitual gloominess of temper) auf die Krebsentstehung für den wichtigsten überhaupt halte. Diese Realität zu bezweifeln, hielt er für einen Kampf wider die Vernunft. Er gibt in seinem Werk bereits Hinweise für eine Prophylaxe und Therapie bei Krebskranken. Weiter weist er auf ein bestimmtes Verhalten in Familien mit Krebskranken hin, betont insbesondere psychosoziale Auswirkungen durch Konflikte in der Berufswelt.

In Frankreich ging Amussat (1854) sehr dezidiert davon aus, daß Sorgen und Kummer die häufigste Ursache für Krebs sei.

Paget (1870), der bedeutende Chirurg und Pathologe, berichtete von seinen Beobachtungen, daß bei einer Vielzahl von Krebskranken durch Angst, Hoffnungslosigkeit und Enttäuschung eine Zunahme des Tumorwachstums folgt und schließt daraus, daß neben vielen anderen Faktoren die Depression einen gewichtigen Beitrag zur Krebsentstehung darstellt. Er bezieht sich also bei der Beschreibung psychischer Faktoren sowohl auf die Ursache als auf den Verlauf von Krebserkrankungen.

Eine der wichtigsten empirischen, auch schon systematischen Studie veröffentlichte Parker (1885) in den USA. Er berichtete über klinische Beobachtungen bei 397 brustkrebskranken Frauen im Zeitraum zwischen 1830 und 1883. Er fragt sich in seiner methodisch vorbildlichen Studie, ob z.B. Angst ein prädisponierender Faktor sein könnte, ob langanhaltende Sorgen, Ärger, Kummer die Balance zwischen Nervensystem und zellulären Elementen so stören kann, daß eine kanzeröse Entwicklung ausgelöst werden kann. Er hält es für mehr als wahrscheinlich, aber aus methodischen Gründen für experimentell nicht nachweisbar („it is a fact, that grief is especially associated with the disease"). Aus seiner klinischen Beobachtung und Überzeugung heraus, daß psychische Belastungen einen prädisponierenden Faktor darstellen, empfahl er schon zur damaligen Zeit insbesondere Frauen mit gutartigen Brusttumoren auf die Wichtigkeit eines glücklichen Lebens aufmerksam zu machen im Sinne einer Prophylaxe.

Cutter (1887), ein bedeutender praktizierender Arzt erwähnt in seinen Falldarstellungen das häufige Vorkommen von Depression, Arbeitsbelastung und Partnerkonflikten („worried lovers of both sexes") bei Krebskranken. Therapeutisch im Sinne einer psychosozialen Nachsorge empfiehlt er dem Arzt, dem Patienten Hoffnung zu geben, die jedoch auch vom Arzt getragen werden müsse, empfiehlt gemeinsam gegen die Krankheit zu kämpfen.

In der Fortführung vor allem der Arbeiten von Paget (1885) hat sich der Chirurg Snow (1891) über fast 20 Jahre hinweg (1883–1904) mit psychosozialen Faktoren im Vorfeld von Krebserkrankungen in zahlreichen Falldarstellungen beschäftigt. Wohl in Anlehnung an Hughes (1887), der als Neurologe erstmals sehr dezidiert vom neurotischen Ursprung der Krebserkrankung sprach, geht er bei seinen Studien, die 327 Patientinnen mit Brust- und Uteruskrebs umfaßte, von neurotischen Vorläufern der Erkrankung in Form von psychischen Belastungen und Angst aus. Er stellt fest, niemals eine Patientin mit einem Mammakarzinom gesehen zu haben, die ein gesundes, glückliches, ausgeglichenes Leben („a healthy, happy, well balanced life") führte. Hierbei nahm er jedoch ausdrücklich Karzinome nach einem vorangegangenen körperlichen Trauma aus. Desweiteren geht er dabei bereits detailliert auf die methodischen Schwierigkeiten ein, retrospektiv die „wahre" Lebensgeschichte eines Patienten zu erfahren. Gerade bei Unterschichtpatienten („poorer classes") bekomme man bei Fragen nach Gefühlen inadäquate Antworten. Die Wahrheit sei hier oft unterdrückt. Er erwähnt also bereits das Phänomen der Abwehr und deren Bedeutung im ärztlichen Gespräch. Nach Snows Meinung kann man prophylaktisch nur wenig tun. Er empfiehlt den Patienten zu raten, sich nicht zu überanstrengen und die Widrigkeiten des Lebens leichter zu nehmen, insbesondere nicht über jedes kleine Mißgeschick zu brüten und z.B. die Trauer über den Verlust eines nahen Angehörigen nicht zu lange zu nähren.

Kliniker des 19. Jahrhunderts haben auf prädisponierende Faktoren im sozialen wie psychischen Bereich hingewiesen, ätiologische Theorien entwickelt, ein Konzept für Untersuchungsmethoden, Prophylaxe und psychosoziale Nachsorge aufgezeigt:

– *Prädisponierende, psychosoziale Faktoren:* Depression, Trauer, Kummer, Überarbeitung (in der Tradition von Familien mit Krebserkrankungen),

Hoffnungslosigkeit, Abgestumpftheit, neurotische Symptome (Angst), Objektverlust, Partnerprobleme.
- *Ätiologietheorien:* Verlust der Balance zwischen Nervensystem und zellulären Elementen. Einfluß von psychosozialen Faktoren bei Entstehung und Verlauf. Multifaktorieller Ansatz.
- *Untersuchungsmethoden:* Berücksichtigung der Abwehr von Patienten bei retrospektiver Befragung. Schaffen eines von Störungen freien Raumes beim Gespräch.
- *Prophylaxe und Nachsorge:* Vermeiden von Überanstrengung. Mit Gleichmut Belastungen begegnen. Lebensmut fördern, Hoffnung geben, gegen die Krankheit kämpfen.

In der Folgezeit, insbesondere im 20. Jahrhundert sind Studien von klinischer Seite im Bereich der Psychoonkologie sehr rar geblieben, was vorwiegend mit dem Übergewicht naturwissenschaftlich objektivierender Forschungsmethoden und Ergebnisse auf dem Gebiet der Onkologie in Zusammenhang zu bringen ist. In den einschlägigen Arbeiten wird zwar zunehmend mehr auf die Wichtigkeit einer Berücksichtigung der Lebensqualität und psychosozialer Betreuung in der Nachsorge, also auf das reaktive Geschehen im Krankheitsverlauf hingewiesen, doch weist kaum einer der Autoren schriftlich auf die mögliche Bedeutung psychosozialer Faktoren bei Entstehung und Verlauf hin. Dagegen bekommt man im mündlichen Gespräch z.B. mit Hausärzten und Onkologen, aber auch im Gespräch zwischen behandelndem Arzt und Patient, eine Fülle von Hinweisen, insbesondere was psychosoziale Belastungen im Verlauf der Erkrankung angeht (Neumann 1959; Richter 1981).
Alexander (1951) bemerkt hierzu, wobei er sich auf psychosomatische Erkrankungen im allgemeinen bezieht, folgendes:

„Bei diesem Stand der Dinge erklärt sich leicht die Eigenart der Diskrepanz zwischen der offiziell-theoretischen und der tatsächlich-praktischen Haltung des Arztes in seiner Praxis. Bei seinen wissenschaftlichen Vorträgen, seinen Ansprachen an medizinische Versammlungen betont er die Notwendigkeit, mehr und mehr Einzelheiten über die zugrundeliegenden physiologischen und pathologischen Prozesse in Erfahrung zu bringen und lehnt es ab, ernsthaft an eine psychogene Ätiologie zu glauben. In seiner privaten Praxis jedoch wird er ohne Zögern einem an essentiellem Hypertonus leidenden Patienten raten, auszuspannen, zu versuchen, das Leben weniger ernst zu nehmen und Überarbeitung zu vermeiden, und wird trachten, seinen Patienten zu überzeugen, daß dessen übermäßig aktive und übermäßig ehrgeizige Haltung dem Leben gegenüber die wahre Quelle seines hohen Blutdrucks ist. Diese ‚doppelte Persönlichkeit‘ des modernen Klinikers enthüllt deutlicher als irgendetwas anderes die schwache Stelle der Medizin unserer Tage. Innerhalb der medizinischen Gemeinde kann es sich der Praktiker leisten, eine ‚wissenschaftliche‘ Haltung einzunehmen, die im wesentlichen nichts als eine dogmatische antipsychologische Haltung ist. Weil er nicht genau weiß, wie diese seelischen Faktoren wirken, weil sie allem widersprechen, was er während seiner medizinischen Ausbildung gelernt hat, und weil die Anerkennung des seelischen Faktors scheinbar die Beständigkeit der physikochemischen Theorie des Lebens antastet, versucht ein solcher Praktiker, den psychischen Faktor soweit als möglich zu vernachlässigen. Als Arzt jedoch kann er ihn nicht vollständig außer acht lassen. Wenn er seinen Patienten gegenübersteht, zwingt ihn sein therapeutisches Gewissen, diesem verachteten Faktor primäre Aufmerksamkeit zu schenken, weil er dessen Bedeutung instinktiv erfühlt. Er muß sich mit ihm auseinandersetzen. Dabei entschuldigt er sich vor sich selbst mit der Phrase, daß ärztliches Heilen nicht nur eine Wissenschaft, sondern ebenso sehr eine Kunst ist. Er wird es nicht gewahr, daß das, was er als ärztliche Kunst anspricht, nichts anderes ist, als das tiefere intuitive – d.h. nicht in Worte gefaßte – Wissen, das er während der langen Jahre seiner klinischen Erfahrung gewonnen hat.“

2 Psychoonkologische Forschung

2.1 Problematik und Stand psychoonkologischer Forschung

Die Beschäftigung mit psychoonkologischen Fragestellungen und die Zahl der Publikationen hat insbesondere in den letzten 10 Jahren sprunghaft zugenommen. Dies hat wohl ganz allgemein mit der Erkenntnis zu tun, daß auch bei primär „somatisch" anzusehenden Erkrankungen psychosoziale Probleme auftreten, die die Lebensqualität erheblich beeinträchtigen und eine optimal ausgestattete apparative naturwissenschaftlich orientierte Medizin einerseits in sich zunehmend Probleme im Sinne der Entfremdung schafft und andererseits speziell auf dem Gebiet der Onkologie, trotz aufwendiger Bemühungen, gerade bei den am häufigsten auftretenden Krebserkrankungen kein therapeutischer Durchbruch zu verzeichnen ist.

Die Einführung psychoonkologischer Aspekte in Forschung und Klinik hat zu einer neuen Akzentuierung und Differenzierung im Bereich der Nachsorge geführt. Bei falsch verstandenem und vermitteltem Psychologisieren kann es jedoch auch zu einer zusätzlichen Belastung für Patient und Arzt kommen. Für den Krebskranken nämlich kann das Einführen von Zusammenhängen zwischen Persönlichkeit und Krankheit zu einer zusätzlichen Bürde werden, wenn er Eigenverantwortlichkeit mit schuldhaften Vorstellungen verbindet oder sich zum psychisch Kranken gestempelt fühlt. Für den vorwiegend onkologisch tätigen Arzt kann das Infragestellen und Akzentuieren der Arzt-Patient-Beziehung dann zu einer ungeheuren Belastungsprobe werden, wenn die häufig notwendige Distanz zum Patienten und die Abwehr von Affekten in vehementer und naiver Form hinterfragt wird.

Unter strengen methodischen Kriterien mangelt es der Psychoonkologie an methodisch fundierten prospektiven Studien. Dies gilt für große Bereiche der Medizin insgesamt, jedoch für die Psychoonkologie im besonderen Maße. Gründe hierfür liegen in den notwendigen zeitlichen Bedingungen, da der klinisch stumme Krankheitsverlauf bis zur Diagnose 10–20 Jahre zurückliegen kann und andererseits beim Einsatz psychometrischer Verfahren individuelle psychische Faktoren wesentlich an Differenzierung verlieren. Allein bei der Erörterung der Fragestellung nach manifesten oder latenten Inhalten wird spätestens die Schwierigkeit adäquater Meßmethoden deutlich.

Es stellt sich grundsätzlich die Frage, wieweit eine Schwerpunktsetzung in Richtung Ätiologieforschung in der Psychoonkologie sinnvoll, d. h. in Zukunft praxisrelevant wird. Die Vorstellung, über präventive Maßnahmen bei sog. Risikopersönlichkeiten etwas Nutzbringendes im Gesundheitswesen bewirken zu können, erscheint gegenwärtig recht utopisch. Persönlichkeitsmerkmale oder die „adäquate" Verarbeitung von Traumen lassen sich nicht einfach per Verordnung verändern oder präventiv beeinflussen. Meerwein (1981) sieht die Aufgabe der Psychoonkologie folgendermaßen: „Über eine psychogenetische Krebstheorie verfügt die wissenschaftliche Psychoonkologie zum heutigen Zeitpunkt nicht. Sie strebt eine solche auch nicht an, sondern untersucht den psychischen Faktor im Rahmen eines multifaktoriellen Verständnisses der Krebskrankheiten." Trotz ihrer methodischen Angreifbarkeit tragen retrospektive Studien durch ihren empirischen Wert zu diesem Verständnis bei. Wenn sie auch keinen objektivierenden Charakter haben, bilden sie doch die Basis für Hypothesenbildungen, „adäquatere" Meßmethoden und einen wertvollen Erfahrungshintergrund für einen differenzierten Umgang mit dem Krebspatienten. Einer Vielzahl von retrospektiven, prädiktiven und Verlaufsstudien in der Psychoonkologie mangelt es jedoch an der Kenntnis und Berücksichtigung des somatischen Krankheitsgeschehens. Werden z. B. Life-event-Studien in der Psychoonkologie auf 3 − 5 Jahre vor der Diagnosestellung begrenzt, ohne zu berücksichtigen, daß der fiktive Entstehungszeitpunkt der meisten Karzinomerkrankungen viel früher liegt, oder wird bei prädiktiven Studien ignoriert, daß der Aufklärungsprozeß und die Gewißheit über die Erkrankung sowohl beim Arzt als auch beim Patienten häufig viel früher als vor der histologischen Diagnose liegt, verlieren die Studien erheblich an Aussagekraft. Auch das Einbeziehen verschiedener Krebserkrankungen in eine Stichprobe berücksichtigt zu wenig die Besonderheiten des somatischen und daher auch psychosomatischen Krankheitsgeschehens. Ganz abgesehen von der Frage, daß in den meisten Studien nicht ausreichend berücksichtigt ist, in welchem Stadium der Erkrankung sich der einzelne Patient befindet, d. h. auch wie weit möglicherweise der somatische Verlauf zunehmend mehr Eigendynamik bekommt. Umgekehrt geben somatoonkologische Studien, insbesondere im Bereich der Immunologie und Endokrinologie, aber auch im tierexperimentellen Bereich, eine Fülle von Forschungsansätzen in der Psychoonkologie.

Der Akzent psychoonkologischer Forschung sollte heute eindeutig auf prospektiven Verlaufsstudien und der Prozeßforschung schon bestehender psychosozialer Nachsorgekonzepte liegen, wo Ergebnisse schon heute vorliegen und retrospektive Studien in ihrem Erfahrungswert bereits berücksichtigt sind. Nur eine solche Forschung bietet letztlich die Aussicht, praxisrelevant zu werden. Grenzen bestehen hier lediglich in der Belastbarkeit vor allem des aktuell mit seiner Krankheit konfrontierten Krebspatienten, wo sorgfältig ethische Gesichtspunkte berücksichtigt werden müssen.

2.2 Retrospektive Studien

In Erweiterung des Konversionsmodelles von Freud, bezogen vor allem die Psychoanalytiker Groddeck (1934) und Reich (1948) Krebserkrankungen in ihre psychosomatische Theorie mit ein. Groddeck (1934) sieht über die Konversionssymptomatik hinaus jedes körperliche Symptom auch in der Wahl des erkrankten Organs als symbolischen Ausdruck des Unbewußten (Es). Karzinomatöses Wachstum entsteht nach seiner Theorie aus einer tiefgreifenden Frustration und ist im Sinne einer Neubildung Ausdruck einer Schwangerschaftsphantasie. Reich (1948) sah über seine Theorie der Orgon-Energie, ein mehr oder weniger vitalistisches Prinzip, die Krebserkrankung als Krankheit des Gesamtorganismus an mit einer ursächlich zu verstehenden chronischen, traditionsgebundenen Stagnation biologisch-sexueller Energie.

Beide Krebstheorien, insbesondere die Reichs sind wissenschaftlich höchst umstritten, geben jedoch aufgrund jahrelanger therapeutischer Erfahrungen mit Krebskranken Hinweise auf eine mögliche sexuelle Hemmung bei Krebskranken (Reich 1948) und einen Verstehenshintergrund primärer und sekundärer Symbolisierungen durch den Patienten mit einem spezifischen Organbefall im Rahmen der Krankheitsverarbeitung (Groddeck 1934).

Die Jungianerin Evans (1926) war eine der ersten, die auf der Basis psychoanalytisch orientierter Interviews mit 100 Krebspatienten einen psychodynamischen Ansatz erarbeitete. Sie glaubte bei Krebspatienten auffallend häufig im Vorfeld der Erkrankung den Verlust einer nahestehenden Beziehungsperson beobachtet zu haben. Diese Patienten seien nicht in der Lage gewesen, ihren Gefühlen Ausdruck zu geben. Sie geht in ihrer Krankheitstheorie davon aus, daß der Krebspatient auf sich selbst zurückgeworfen ist und beschreibt das Karzinom als eine „Art von primitiver erotischer Entäußerung".

So spekulativ die psychodynamischen Hypothesen von Groddeck (1934), Reich (1948) und Evans (1926) zunächst erscheinen, verdienen die aus psychoanalytischer Sicht an diagnostisch-therapeutischen Studien erhobenen Befunde festgehalten zu werden. Übereinstimmend beobachteten sie eine ausgeprägte Trieb- und Emotionsentäußerungshemmung vorwiegend im sexuellen Bereich und gehen von einer libidinösen Besetzung eines körpereigenen Organs aus, wobei hier auch schon eine Spezifitätstheorie enthalten ist. In diesem Zusammenhang muß festgehalten werden, daß die psychoanalytische Theorie von einer Triebmischung von Eros und Aggression ausgeht (Freud 1915), was bedeuten würde, daß neben der im Vordergrund stehenden sexuellen Störung auch der Bereich der Aggression mitbeteiligt ist (s. Kap. 3.6.4.2).

Die in den letzten 30 Jahren vor allem in angelsächsischen Ländern durchgeführten retrospektiven systematischen Studien an Krebskranken bestätigen übereinstimmend diese oben beschriebene Gehemmtheit des emotionalen Ausdrucks im sexuellen wie aggressiven Bereich. Hürny u. Adler (1981) haben in einer sehr differenzierten Übersichtsarbeit zur psychoonkologischen Forschung die Persönlichkeitszüge von Patienten verschiedener Krebslokalisationen und Arten aus den bisher vorliegenden Studien zusammengetragen. Danach gewinnt man zusammenfassend den Eindruck, daß es bei Krebspatienten aufgrund einer strengen, starren Überich-Bildung über den Mechanismus der Abwehr zu einer generellen Triebhemmung kommt. Anlehnend an die Autoren verdienen folgende Persönlichkeitszüge bei Krebspatienten besonders hervorgehoben zu werden: Hohes ethisches-moralisches Selbstkonzept, Autoritätsgläubigkeit und Tendenz zu Religiosität, Selbstaufopferung und Selbstbeschuldigung, ausgeprägte Realitätsorientierung mit Tendenz zu konformem Lebensstil, hiermit verbunden eine Modifizierung und Einschränkung der Ich-Funktionen durch flache, verwundbare Objektbeziehungen, verminderte Selbstwahrnehmung und Introspektionsfähigkeit, verminderte Abfuhr von Emotionen, gehemmte Ausdrucksfähigkeit für Aggressivität und sexuelle Hemmung. Generell zeigen sie eine Tendenz zur Verleugnung und Verdrängung. Psychodynamisch gesehen sind die beschriebenen Persönlichkeitszüge in den folgenden, bereits oben beschriebenen Sinnzusammenhang zu bringen: Ein strenges Über-ich führt über die Ich-Funktion der Abwehr zu einer Triebhemmung, die sich im Sozialen durch Anpassung und Beziehungsstörung ausdrückt. Geht man davon aus, daß Persönlichkeitszüge wesentlich von der individuellen Lebensgeschichte mitgeprägt werden, stellt sich die Frage, welche Ereignisse und deren Verarbeitung aus der Lebensgeschichte bei Krebskranken in den bisher vorliegenden Studien deutlich wurden. Wohl bemerkt, anhand retrospektiver Studien stellten zahlreiche Autoren eine *prämorbide Neurotisierung* (Baltrusch 1969; Booth 1969; Nemeth u. Mezei 1964; Tenney 1967; Renneker et al. 1963; Tarlau u. Smalheiser 1951), und chronischen Streß durch psychosoziale Konfliktsituationen (Leshan u. Worthington 1956; Baltrusch 1969; Lask 1963; Shevshenko 1955; Herberger 1963) fest. Die Basis für eine in der Lebensgeschichte frühe Neurotisierung soll eine häufig beobachtete gestörte *Eltern-Kind-Beziehung* (Greene et al. 1969; Baltrusch 1969, Leshan u. Worthington 1956; Leshan u. Reznikoff 1960; Renneker et al. 1963) und der *Verlust einer primären Beziehungsperson* in früher Kindheit und/oder im Vorfeld der Manifestation der Erkrankung (Greene et al. 1969; Baltrusch 1969; Renneker et al. 1963; Neumann 1959; Achté et al. 1970; Trotnow u. Pauli 1972; Bahnson et al. 1971; Aleksandrowicz et al. 1964; Eicher et al. 1977; Leshan u. Worthington 1956; Muslin et al. 1966; Viitamaki 1970) sein.

Daneben wird die emotionale Grundeinstellung im Sinne von Hoffnungslosigkeit im Vorfeld der manifesten Erkrankung meist als pathologische Trauerreaktion verstanden (Kowal 1955; Leshan u. Worthington 1956; Greene u. Swisher 1969; Schmale u. Iker 1971; Engel 1955).

Die Forschungsmethodik der Studien bestand nur bei wenigen Autoren in Verlaufsbeobachtungen im Rahmen einer Psychotherapie (Leshan u. Reznikoff 1960; Tenney 1967; Renneker et al. 1963) oder in tiefenpsychologisch fundierten Interviews (Evans et al. 1964; Leshan u. Worthington 1956; Leshan u. Reznikoff 1960; Greene u. Swisher 1969; Beck et al. 1975). Meist wurden mehr oder weniger strukturierte Interviews, standardisierte Fragebögen, Persönlichkeitstests wie der MMPI, NPI, EPI, NMQ, WPT, projektive Tests (Rorschach, TAT) und zur Life-event-Forschung z. B. die „Shedule of Recent Experience" (Holmes u. Rahe 1967) verwandt.

Durch die Vielfalt der Untersuchungsinstrumente wird zunächst eine Vergleichbarkeit der Ergebnisse einzelner Studien erschwert. Daneben besteht bei einem Großteil der Studien die Patientengruppe aus Karzinomträgern unterschiedlicher Tumorlokalisation[1].

---

[1] Wenn auch phänomenologisch per definitionem für „Krebs" auf zellulärer Ebene über ein wucherndes Wachstum, Zerstörung des Mutter- und Nachbargewebes und eine Metastasierungstendenz eine Übereinstimmung besteht, ist die Kanzerogenese vor allem in der Wertigkeit kanzerogener Faktoren und in ihren krankheitsbedingten Folgen unterschiedlich anzusehen. Dies muß gerade auch in der psychoonkologischen Forschung ausreichend Berücksichtigung finden und macht Studien, die Krebsarten unterschiedlicher Lokalisation ohne Differenzierung in eine Experimentalgruppe einbeziehen in ihrer Aussagekraft problematisch.

Blohmke et al. konnten beispielsweise über eine Life-event-Studie zeigen, daß sich Patienten mit einem Karzinom in benachbarter Lokalisation wie Mastdarm und Dickdarm in ihren sozialen und psychosozialen Bezügen signifikant unterschieden (Blohmke et al. 1976). Auch innerhalb einer Krebsart gleicher Lokalisation (Mammakarzinom) werden Unterschiede in der Pathogenese diskutiert (De Waard et al. 1964; Anderson 1971; Becker 1979).

Die Aussagekraft psychologischer Tests wird dadurch erheblich in Frage gestellt, daß Karzinompatienten einen hohen „Lügenscore" aufweisen sollen (Huggan 1968; Evans et al. 1964; Greer u. Morris 1975), was allerdings Ergebnissen von Kissen et al. (1969) widerspricht. In diesem Zusammenhang fällt auf, daß einerseits immer wieder von einem hohen Grad an früher Neurotisierung Krebskranker ausgegangen wird, Testuntersuchungen jedoch nicht selten eher einem im Vergleich zu Kontrollen unauffälligen oder sogar einen niedrigen Neurotisierungsgrad gezeigt haben (Kissen et al. 1969; Greer u. Morris 1976; Cramer et al. 1977; Eicher 1977; Fritzsche 1974; Herms 1977; Koenig et al. 1967; Pauli u. Schmid 1972; Rotkin et al. 1965). Ein hohes Maß an Abwehr, sei es nun prämorbid (Bahnson et al. 1971), reaktiv (Greer u. Morris 1975) oder beides zusammen führt wohl hauptsächlich zu dieser scheinbar widersprüchlichen Einschätzung des Grades der psychischen Gestörtheit von Krebspatienten. Dabei ist bemerkenswert, daß ein hoher Neurotisierungsgrad gerade von solchen Autoren festgestellt wurde, die als eines ihrer Forschungsmethoden tiefenpsychologisch fundierte psychoanalytische Interviews oder Psychotherapie (Leshan u. Reznikoff 1960; Tenney 1967; Renneker et al. 1963) oder projektive Verfahren (Bahnson et al. 1971; Baltrusch 1963; Nemeth u. Mezei 1964; Booth 1964; Tarlau u. Smalheiser 1961) einsetzten.
Hürny und Adler kommen zu dem Eindruck, „daß der Raster der psychometrischen Tests zu grob ist, daß wichtige Nuancen gewissermaßen durch das Sieb fallen" (1981). Insbesondere Schmale konnte zeigen, daß durch „Interviews erhobene signifikante Befunde mit psychometrischen Testmethoden nicht bestätigt werden konnten" (zit. nach Hürny u. Adler 1951).

2.3 Verlaufsstudien

Wegen des bisherigen Mangels an sehr aufwendigen methodisch überprüfbaren prospektiven Studien kommt Verlaufsstudien mit ihrem auch prospektiven Charakter im Bereich der zu erwartenden Prognose enorme Bedeutung zu. Hier zeigt sich auch die engste Verbindung zwischen Forschung und ihrem potentiellen Nutzen für eine adäquate Nachsorge. Die Frage, wieweit für den Verlauf wichtige Faktoren auch ätiologische Bedeutung haben und noch wichtiger, wieweit Faktoren, die mit dem Verlauf der Erkrankung korrelieren, psychosomatischen oder somatopsychischen Charakter haben, wird noch lange offen bleiben müssen. In einer methodisch bemerkenswerten prospektiven Verlaufsstudie kamen Worden u. Weisman (1975) und Weisman u. Worden (1976/1977) zu dem Ergebnis, daß Patienten mit einem ungünstigen Krankheitsverlauf vermehrt Suizidabsichten äußerten, die ärztliche Behandlung als wenig zufriedenstellend erlebten und eine eher verleugnende oder resignative Haltung ihrer Krankheit gegenüber an den Tag legten. Die Autoren berücksichtigten hierbei unterschiedliche Stadien und Tumorlokalisationen.
Nach Ziegler (1982) stellt die Studie von Rogentine et al. (1979) die valideste kontrollierte Verlaufsuntersuchung dar. Patienten mit einem malignen Melanom, die ihre Krankheitsbewältigung besonders günstig einschätzen, zeigten einen signifikant günstigeren Krankheitsverlauf als Patienten, die ihre Anpas-

sungsleistung an ihre Krankheit ungünstiger einschätzen. Risikofaktoren wie Alter, Rauchen, Alkohol etc. unterschieden die Gruppen überraschenderweise nicht. Nach Ziegler (1982) konnte in dieser Studie mit Hilfe psychologischer Kriterien ein Rezidiv in frühen Krankheitsstadien valide besser vorausgesagt werden, als mit somatisch-medizinischen Prognosekriterien.

Dementgegen stehen Forschungsergebnisse, wonach man z. B. beim Mammakarzinom von einer mathematisch berechenbaren Wachstumskurve des Tumors ausgeht (v. Fournier 1980; v. Fournier et al. 1976). Gegen ein kontinuierliches Tumorwachstum sprechen allerdings zahlreiche Berichte von Klinikern und Studien, die von unerwartet langen Überlebenszeiten und insbesondere Spontanremissionen berichten (Everson u. Cole 1966; Booth 1973; Ikemy et al. 1975; Stoll 1979).

Weitere Ergebnisse von Verlaufsstudien zeigen folgendes Bild: Patienten mit ungünstigem Krankheitsverlauf haben in der Regel eine starke psychische Abwehr, insbesondere von Spannungen (Blumberg et al. 1954), von aggressiven Gefühlen (Stayraky et al. 1968; Nemeth u. Mezei 1964; Derogatis et al. 1978), ein stoisches Akzeptieren und Hoffnungslosigkeit (Greer u. Morris 1975), depressive Symptome (Achté et al. 1970; Derogatis et al. 1978), eine erhöhte „Kummerskala" (Herberger 1963). Kritisch zu bemerken ist jedoch, daß die meisten Studien die somatoonkologische Ausgangssituation zu wenig berücksichtigt haben.

Vor allem umstritten bleibt die Funktion der Abwehr bei den verschiedenen Verlaufsgruppen − nach Greer u. Morris (1975) korreliert gerade ein aktives Verleugnen, verbunden mit einer kämpferischen Haltung mit einer guten Prognose. Insgesamt sei gesagt, daß insbesondere Hoffnung und aktives kämpferisches Verhalten eher mit einer günstigeren Prognose zu korrelieren scheint. Zukünftige Verlaufsstudien müssen jedoch mehr als bisher das somatische Ausgangsstadium mit seiner Vielzahl von prognostisch wichtigen Faktoren berücksichtigen. Daneben muß die Funktion psychischer Abwehrmechanismen in ihrer Bedeutung für den Krankheitsverlauf mehr differenziert werden, da sich beispielsweise die partielle Verleugnung der Krankheit möglicherweise anders auswirken wird, als eine Verdrängung aggressiver Gefühle.

2.4 Prädiktive Studien

Prädiktive Studien im diagnostischen Vorfeld der manifesten Erkrankung können etwas über das psychosoziale Korrelat der somatischen Krankheit, jedoch nicht mit Sicherheit etwas über die prämorbide Persönlichkeit aussagen. Sehen die meisten Autoren prädiktiver Studien doch eine Verbindung zwischen Persönlichkeitsfaktoren Krebskranker und ihrer prämorbiden Persönlichkeit, so kann dies wissenschaftsmethodisch nur in soweit akzeptiert werden, als die prämorbide Persönlichkeit sicher auch das Krankheitsgeschehen und die Krankheitsverarbeitung mitbestimmt. Ein Beleg für ätiologische Faktoren ist damit jedoch nicht gegeben.

Kissen et al. (1969), einer der Pioniere der psychosomatischen Krebsforschung, erreichte in einer prädiktiven Studie an fast 1000 Patienten mit einem verdäch-

tigen Röntgenbefund der Lunge eine hohe Vorhersagequote für Lungenkrebs-
patienten. Es zeigte sich bei den Krebspatienten vor allem eine ausgeprägte
emotionale Gehemmtheit („poor outlet of emotional discharge") und ein signifikant geringerer Grad an Neurotizismus (MPI) bei einem tieferen Wert des
Lügenscores (EPI) als bei der Kontrollpopulation.

Abse et al. (1974) kamen in einer ähnlichen Studie zu Unterschieden vor allem
zwischen jüngeren Karzinompatienten und der Kontrollpopulation, was ihre
Objektbeziehungen im emotionalen Bereich anging.

Horner u. Picard (1979) konnten eine Gruppe von Risikofaktoren für Lungen-
krebspatienten eruieren. Hierbei zeigte sich interessanterweise, daß die psychosozialen Faktoren doppelt so gewichtig für die Vorhersage von Lungenkrebs
waren als eine vorhandene Raucheranamnese. Schmale u. Iker (1971) konnten
den Befund aufgrund einer von ihnen entwickelten Skala (Hopelessness Rag-
ing) bei 68 Frauen mit einem verdächtigen zervikalen Zellabstrich vor einer
Konusbiopsie 73% richtig vorhersagen. Krebspatientinnen zeigten im Gegensatz zu nicht Krebspatientinnen ein größeres Ausmaß an Hoffnungslosigkeit
und Hilflosigkeit. Engel (1968) hat schon früher darauf hingewiesen, daß Hoffnungslosigkeit und Hilflosigkeit besonders häufig im Vorfeld von organischen
Erkrankungen zu sehen sind. Es ist also hier nicht von einem für Krebs allein
spezifischen Affekt auszugehen, vielmehr wird man vom Zusammenwirken
verschiedener Faktoren ausgehen müssen.

In einer vergleichbar angelegten Studie konnte Holm-Hadulla (1981) bei Patientinnen mit einem Zervixkarzinom eine eingeschränkte Phantasiefähigkeit,
den Verlust einer nahestehenden Beziehungsperson, eine Kontaktstörung, eine
resignativ-aufopfernde Tendenz feststellen.

Booth (1964) berichtete, anhand von Rorschach-Protokollen in 90—100% Tu-
berkulose-Patienten von Krebspatienten unterscheiden zu können. Bei seinen
Untersuchungen zeigten sich bei Krebspatienten besonders häufig pathologische Objektbeziehungen und abnorme Trauerreaktionen.

Cramer et al. (1977) konnten aufgrund eines an Holmes u. Rahe (1967) ange-
lehnten „allgemeinen Lebensstreßfragebogens" (Bahnson 1977) spezifisch für
Krebspatienten die Kontroll- und Krebsgruppe zwischen 86 und 98% richtig
zuordnen. Auch Grossarth-Maticek (1980) hat in einer Reihe von retro- und
prospektiv angelegten Studien über umfangreiche Fragebögen eine sog.
Krebsskala aufgestellt, verschiedene Faktoren, die zur Krebserkrankung dispo-
nieren sollen.

Eine Studie von Wirsching et al. (1981) berichtet von einer Zuordnungsgenau-
igkeit bei Patienten mit einem Knoten in der Brust vor der Biopsie von
80—90%. 8 definierte Skalen (Interviewer-Patient-Beziehung, Ausdruck der
Gefühle, Vernunftsorientierung, Angst, Hoffnungslosigkeit − Euphorie, Hilflosigkeit − Autarkie, Altruismus, Harmonisierung) wurden entwickelt. Hierbei
war die Fehlerquote in der Zuordnung bei den gutartigen Tumoren höher als
bei der Gruppe von Karzinomen.

Kritisch muß zu den prädiktiven Studien im Rahmen der Diagnostik festgestellt werden, daß bei einem Großteil der Patienten und Ärzten die Diagnose
oft unausgesprochen im Vorfeld durch klinischen Status, Röntgen, Labordaten,
Mammographie und eigene Wahrnehmungen schon mit einer gewissen Wahr-

scheinlichkeit zumindest tendenziell feststand. Teilweise gegen dieses Argument spricht eine Untersuchung von Greer u. Morris (1975), die Patienten zum Zeitpunkt des Krebsverdachtes testpsychologisch untersuchten, wobei beide Gruppen, also Krebspatienten und Nichtkrebspatienten, einen vergleichbar erhöhten Score auf der Lügenskala aufwiesen, was für ein vergleichbares Maß von Angst durch die Tatsache des ausgesprochenen Krebsverdachtes spricht.

Rein prospektive Langzeitstudien werden Aufschluß über die Legitimität psychodynamisch ätiologischer Verknüpfungen der Karzinogenese geben können, vor allem über die Unterscheidung von prämorbider Persönlichkeit und psychophysischem Gesamtgeschehen beim Krebs. Die bisher vorliegenden prädiktiven Studien konnten die Existenz bestimmter Persönlichkeitszüge Krebskranker mit Bestimmtheit aufzeigen, ohne damit die ätiologische Bedeutung nachweisen zu können (Hürny u. Adler 1981).

2.5 Prospektive Studien

Retrospektive, prädiktive und Verlaufsstudien sind unverzichtbar zur Hypothesenbildung und Entwicklung begrenzter Fragestellungen. Sie haben bereits unbestreitbare Ergebnisse zur Krebspersönlichkeit gebracht, können aber die grundsätzliche Frage nach der prämorbiden Persönlichkeit und möglichen ätiologischen Faktoren in der Karzinogenese nicht objektivieren helfen. Wenn überhaupt, wird dies nur über breit angelegte langfristige prospektive Studien möglich sein. Wohl wegen des großen Aufwandes und der Langfristigkeit solcher Studienvorhaben sind bisher nur wenige solcher Studien in der Welt bekannt geworden.

Hagnell (1966) stellt in einer Untersuchung nach 10 Jahren (1947–1957) bei 2550 Personen einer umschriebenen geographischen Zone Schwedens bei 20 Männern und 22 Frauen die Diagnose Krebs fest. Alle Personen wurden zu Beginn der prospektiven Studie nach einem Interview in einer Persönlichkeitsklassifizierung (Sjöbring 1963) in Untergruppen eingeteilt. Die männlichen Krebspatienten unterschieden sich in keinem Persönlichkeitsmerkmal von der übrigen Population. Die weiblichen Karzinompatientinnen hingegen unterschieden sich in einer Persönlichkeitskategorie (p < 0,005) des nach Sjöbring (1963) genannten Stabilitätsfaktors in Richtung Substabilität. Krebskranke Frauen zeigten sich prämorbid wärmer, schwerer, mehr konkret, fleißiger, an Menschen interessierter, bei Depressionen mehr zu Antriebslosigkeit und Hemmung neigend als die übrige weibliche Population. Wenn auch der Zeitraum von 10 Jahren noch zu kurz und die Zahlen sehr gering sind, gibt die Studie doch wichtige Hinweise, die sich an Ergebnisse retrospektiver Studien anlehnen.

Thomas et al. (1979) untersuchten in den Jahren 1948 bis 1964 913 männliche Medizinstudenten einer amerikanischen Universität (John Hopkins University School of Medicine) testpsychologisch mit der Fragestellung prämorbider Persönlichkeitsfaktoren bei späterem Auftreten von Suizid, Geisteskrankheiten, Hypertonie, Koronarerkrankungen und malignen Tumoren. 1979 nach einer Latenzzeit von 15–31 Jahren waren 48 der ehemaligen männlichen Medizinstudenten an Krebs erkrankt. Die Gruppe der Krebspatienten zeigten signifikant (p < 0,01) häufiger ein Fehlen emotionaler Nähe zu ihren Eltern in der Kindheit als die gesamte Gruppe gesunder Personen (Family Attitude Questionnaire). Die gleiche Tendenz zeigte sich ebenfalls signifikant bei der Gruppe von 29 Männern mit gutartigen Tumoren und insbesondere bei der Gruppe von Geisteskranken und Suizidenten. Diese Ergebnisse geben wichtige Hinweise auf die in retrospektiven Studien beobachtete frühe Neurotisierung und Störung in den Objektbeziehungen bei Krebskranken und die Hypothese einer selbstdestruktiven Tendenz.

In einer methodisch heftig umstrittenen Studie berichtete Grossarth-Maticek (1980) von einer Gruppe von 1253 zwischen 1965 und 1966 durch einen Fragebogen untersuchten Population eines jugoslawischen Dorfes. Nach Untersuchungen eines im Dorf ansässigen Arztes waren nach 10 Jahren 205 Personen an Krebs erkrankt oder gestorben. Nach seinen Angaben kam es bei den Krebspatienten zu 78% zu korrekten Vorhersagen. Danach besteht ein erhöhtes Krebsrisiko bei Personen, die in extremer Form psychosozialem Streß ausgesetzt sind und ein sog. „exponierendes Verhalten" zeigen. Unter exponierendem Verhalten versteht Grossarth-Maticek (1978) u.a. Hyperaktivität, mangelnde Fähigkeit zu entspannen, Ignorieren von Krankheitssymptomen, Mißbrauch von Genußmitteln und Medikamenten etc. Prospektive Studien von Dattore et al. (1980) und Greenberg u. Dattore (1981) ergaben bei den später an Krebs erkrankten Personen eine ausgeprägte Repression und niedrigere Werte für selbstberichtete Depression.

Nach Ziegler (1982) stellt die Untersuchung von Shekelle et al. (1981) die gegenwärtig valideste prospektive Studie dar. Danach korreliert ein erhöhter Depressionswert im MMPI, mit einem doppelt so hohen Risiko an Krebs zu erkranken. Ein Ergebnis, das im Widerspruch zur Studie von Greenberg u. Dattore (1981) steht. Die Laufzeit der Studie betrug 17 Jahre.

Leider muß insgesamt zu den vorliegenden prospektiven Studien einschränkend festgestellt werden, daß aufgrund der unterschiedlichen Wachstumsrate von Tumoren die Laufzeit der meisten Studien nicht ausreicht, da nicht ausgeschlossen werden kann, daß zum Zeitpunkt der Erstuntersuchung eine nicht unbeträchtliche Zahl von Probanden schon klinisch latent Karzinomträger waren. Insofern scheint mir die Studie von Thomas et al. (1979) mit ihrer Laufzeit von maximal 31 Jahren heute am aussagekräftigsten, wenn auch gerade bei dieser Studie und der von Greenberg u. Dattore (1981) der methodische Einwand zu erheben ist, daß „unter Umkehrung des logischen und chronologischen Zusammenhanges zwischen unabhängiger und abhängiger Variable ausgewertet" wurde (Helmkamp u. Paul 1984).

2.6 Tierexperimentelle Studien

Studien an Tieren mit induzierten oder spontan malignen Tumoren geben in der Onkologie die Chance, experimentell den Einfluß „psychosozialer" Faktoren auf Entstehung und Verlauf wiederholbar und mit relativ vergleichbaren abhängigen und unabhängigen Variablen zu beobachten. In den meisten heute vorliegenden Studien wurden genetisch identische (Inzuchtstämme) Jungtierpopulationen unterschiedlichen Umweltreizen wie Elektroschocks, forcierter motorischer Aktivität und Immobilität, Kälte, Streicheln, Trennung vom Muttertier in unterschiedlichem Alter, Trennung der Geschlechter, Isolation und Übervölkerung ausgesetzt. Es wurde dadurch versucht, eine experimentelle Situation zu schaffen, die den verschiedenen psychodynamisch-ätiologischen Hypothesen in der Psychoonkologie, also allgemeinen chronischen Streßbedingungen wie früher Deprivation, vermehrter Zuwendung, sexueller Enthaltung, motorischer Einschränkung, Objektbeziehungen (Nähe − Distanz) etc. entsprechen. Sicher besteht eine der Hauptschwierigkeiten darin, die experimentelle Situation auf den menschlichen Bedeutungsgehalt zu übertragen.

Die Vergleichbarkeit der einzelnen Studien ist dadurch erschwert, daß zwar innerhalb einer experimentellen Studie die Tiere durch genetische Identität optimal vergleichbar sind, jedoch die einzelnen Studien untereinander mit verschiedenen Tierstämmen und Tierarten, dazu noch bei differierenden induzierten und spontanen Malignomarten schwer vergleichbar sind.

Andervont war 1944 einer der ersten Forscher, der über eine kontrollierte Studie an Tieren die Bedeutung von Umweltfaktoren auf das Krebsgeschehen experimentell untersuchte. Er konnte zeigen, daß C_3H-Mäuse nach Isolation in den ersten Lebenswochen früher spontan ein Mammakarzinom entwickelten, als die in einer Achtergruppe lebende Kontrollgruppe. In Fortsetzung dieser Studien fand Mühlbock eine geringere Inzidenzrate bei Mäusen, die spontan ein Mammakarzinom entwickeln, die zu je 50 Tieren in einem Käfig (29%) waren als die Kontrollgruppe mit 5 Tieren in einem Käfig (56%) (Mühlbock 1951). Die Gabe eines Laufrades in den Käfig, also eine Erhöhung der motorischen Aktivität, erniedrigt ebenfalls die Inzidenzrate. Von einem vergleichbaren Ergebnis berichtet Rusch u. Kline (1944) allerdings an einem anderen Mäusestamm mit einem induzierten Fibrosarkom für die Korrelation forcierter Aktivität und Tumorwachstum, d. h. je mehr forcierte Aktivität, desto geringer die Tumorwachstumsrate. Ähnliche hochsignifikante Unterschiede fanden Hoffmann et al. (1962) an Ratten mit induzierten Tumoren. Hoffmann et al. berichteten in diesem Zusammenhang von einigen Fällen völliger Tumorregression bei der Experimentalgruppe mit forcierter Aktivität. Er entwickelte die Theorie, daß ein kontrahierter Muskel einen tumorwachstumsfördernden Faktor oder ein entspannter Muskel einen tumorhemmenden Faktor enthalten müßte. Durch Injektion eines Extraktes aus einem entspannten Muskel der Ratte war das Tumorwachstum signifikant zu reduzieren.

Sehr unterschiedlich sind die Ergebnisse bei Experimenten, wo Jungtiere für kurze Zeit aus ihrem gewohnten Käfig entfernt wurden und mit der Hand gestreichelt wurden. Nach Levine u. Cohen (1959) zeigen Mäuse mit implantierten Leukämiezellen nach vorherigem Streicheln und damit auch vorübergehender Entfernung aus ihrem Nest eine signifikant geringere Überlebenszeit als die Kontrollpopulation. In einer weiteren Studie an Ratten (Levine 1962) ergaben sich genau gegenteilige Ergebnisse. La Barba et al. (1970) wiederholten die Experimente von Levine u. Cohen (1959) allerdings mit einer anderen Mäusepopulation und anderen induzierten Tumorzellen, wobei sich durch Streicheln kein signifikanter Unterschied zwischen der Experimental- und Kontrollgruppe ergab. Eine ergänzend sehr wichtige Studie liegt von Newton (1965) an Ratten mit einem transplantierten Walker-Karzinom 256 vor. Junge Ratten, die nach dem Abstillen 3 Wochen lang 10 Minuten täglich gestreichelt wurden, lebten signifikant länger als die Kontrollgruppe. Bei einer Autopsie zeigte die Experimentalgruppe ein signifikant niedrigeres Nebennierengewicht als die Kontrollgruppe. Der Autor geht davon aus, ähnlich wie später Riley (1975), daß hier eine Verbindung von psychosozialem Streß − Hypothalamus − Nebennierenmark − Katecholaminausschüttung über einen Shift in der Balance von der sympathischen zur parasympathischen Reaktionsweise vorliegt. Trotz einiger methodischer Mängel (La Barba et al. 1970) unterscheidet sich sein Vorgehen von den vergleichbaren Studien durch das Alter der Versuchstiere. Sie waren bei Levine (1962, 1959) und La Barba et al. (1970) innerhalb der Stillzeit vom Muttertier getrennt worden, wohingegen Newton (1965) die Experimentalzeit auf das Alter nach dem Abstillen verlegte, eine Zeit wo die Jungtiere auf eine Trennung vom Muttertier aller Wahrscheinlichkeit nach weniger empfindlich reagieren als zur Stillzeit. Teilweise bestätigt wird dies von Ader u. Friedman (1965a), die zeigen konnten, daß Ratten, die in der 1. Lebenswoche durch Streicheln von der Mutter getrennt wurden, signifikant früher starben im Gegensatz zu einer Population, die während der ersten 3 Lebenswochen der gleichen Manipulation unterworfen wurden und signifikant länger überlebten als die Kontrollgruppe. Dies könnte bedeuten, daß der anfängliche belastende Effekt durch Gewöhnung und Kontinuität umgeschlagen hat. Die Autoren konnten weiterhin zeigen, daß eine Trennung vom Muttertier 1 Woche vor dem natürlichen Abstillen zu signifikant höheren Mortalitätsraten führte. Allerdings konnten La Barba et al. (1970) in einer Wiederholungsstudie unter methodisch besseren Bedingungen die Ergebnisse nicht bestätigen, im Gegenteil die Experimentalgruppe, die einer Trennung ausgesetzt war, lebte bei einer ersten Studie signifikant länger und ergab bei einem Re-Test keine Unterschiede mehr. Man muß jedoch dabei berücksichtigen, daß die Versuchstiere bei La Barba et al. (1970) Mäuse und dazu noch mit einem anderen induzierten Tumor als bei Ader u. Friedman (1965a) waren.

Das Applizieren von Elektroschocks als Streßäquivalent in den ersten 3 Lebenswochen zeigte bei Ader u. Friedman (1965b) keine signifikanten Unterschiede zwischen Experimental- und Kontrollgruppe. Lediglich die Gruppe, die in der 1. Lebenswoche geschockt wurde, starb signifikant früher, und Ratten, die in der 3. Lebenswoche geschockt wurden, lebten signifikant länger. Die Autoren konnten hiermit zeigen, daß der Effekt äußerer Einwirkung auf Tumorwachstum und Überlebensrate wesentlich vom Entwicklungsalter der Versuchstiere abhängt.

Man könnte aus den Experimenten schließen, daß ein äußerer Reiz (Trennung, Streicheln, Elektroschock) auf die frühe Muttertier-Säugling-Beziehung z. B. in der 1. Lebenswoche zu einer ungünstigen Abwehrlage führt, hingegen ein kontinuierlicher Reiz, ein Reiz um die Zeit des Abstillens oder danach die Abwehrlage eher begünstigt.

Riley (1975) konnte in seinen Studien, wo die Insidenzrate von 92% bei extremer Streßbelastung auf 7% bei maximalem Schutz herabgesetzt werden konnte, zeigen, daß unter Streßbedingungen der Kortikosteronspiegel im Plasma enorm ansteigt mit der Folge einer Involution des Thymus, einer Lymphopenie und Herabsetzung der thymosabhängigen zirkulierenden T-Zellen.

Die tierexperimentellen Studien zur Psychoonkologie konnten zeigen, daß experimentelle Umweltveränderungen bei Tieren die Inzidenz- und Wachstumsrate maligner Tumoren beeinflussen können (Hürny u. Adler 1981). Gleichzeitig wurde deutlich, wie wichtig der Zeitpunkt, Ausmaß und Überschaubarkeit der Reize, also qualitative und quantitative Faktoren, sind.

3 Das Mammakarzinom aus somatoonkologischer und psychoonkologischer Sicht

3.1 Vorbemerkung

Die Einengung auf eine Karzinomart, das Mammakarzinom, erschien aus verschiedenen Gründen sinnvoll. Einmal stellt es die häufigste Krebserkrankung bei der Frau dar, und die Lebenserwartung ist auch bei scheinbar vergleichbaren somatischen Ausgangsbedingungen nach heutiger Kenntnis recht unterschiedlich. Außerdem weiß man heute, daß sowohl ethnologische und endokrinologisch-immunologische Faktoren eine Rolle bei Entstehung und Verlauf einer Systemerkrankung wie dem Mammakarzinom zu spielen scheinen. Dies stellt hervorragende Anknüpfungspunkte für mögliche psychophysische Wechselwirkungen dar. Daneben kranken viele psychoonkologische Studien an der Mischung von Krebsarten in einer Stichprobe mit ihren oft nicht vergleichbaren Entstehungs- und Verlaufsbedingungen. Erst die Kenntnis der somatischen Vorgänge beim Krebsgeschehen ermöglicht nicht nur eine vernünftige Hypothesenbildung und Interpretation psychoonkologischer Studien, sondern gibt auch einen Anhalt für Vorsorge- und Nachsorgekonzepte im psychosozialen Bereich.

3.2 Patientinnen mit einem Mammakarzinom aus somatoonkologischer Sicht

3.2.1 Epidemiologie

Das Mammakarzinom ist mit einer Inzidenzrate von über 65:100000 die häufigste Krebsart bei Frauen in den USA und Westeuropa (Brennan 1973). Dies betrifft insbesondere Frauen bis zum 50. Lebensjahr, etwa ab dem 60. Lebensjahr überwiegen die Karzinome der Verdauungsorgane (Oeser 1974). Nach einer Statistik des Staates New York werden voraussichtlich 6% der neugeborenen Mädchen im Laufe ihres Lebens an einem Mammakarzinom erkranken (Seidman 1969). Die Mortalitätsrate liegt bei etwa 32:100000 Einwohnern, das Verhältnis Männer zu Frauen beträgt 1:100.
Sowohl die Inzidenz- als auch Mortalitätsrate ist seit der Jahrhundertwende sowohl in den westlichen Ländern wie in Japan stetig angestiegen (Meuret 1980; Logan 1975). Die ansteigende Inzidenz- und Mortalitätsrate ist wohl vorwiegend mit der steigenden Lebenserwartung, möglicherweise aber auch mit einem erhöhten Fettkonsum (Miller 1977), einer sinkenden Zahl von Schwangerschaften, d.h. also auch einer entsprechenden Zunahme der Risikofaktoren und wie Meuret (1980) annimmt, einer gewissen Stagnation in der Entwicklung kurativer Behandlungsmethoden in Verbindung zu bringen.

Ethnologisch und damit epidemiologisch bedeutungsvoll für die Erforschung der Risikofaktoren ist die Tatsache, daß in Asien, insbesondere in Japan, aber auch in Afrika und einigen lateinamerikanischen Ländern das Auftreten von Brustkrebs seltener zu beobachten ist, als in Amerika und Westeuropa (Segi et al. 1966).

Naheliegend war es, hier einen genetischen Faktor anzunehmen. Epidemiologische Studien, insbesondere bei japanischen Frauen, haben jedoch ergeben, daß sich die Inzidenzrate bei Japanerinnen, die in die USA einwanderten oder dort geboren wurden, dem westlichen Niveau annäherte (De Waard 1969, 1978). Da in den USA lebende Japanerinnen durchschnittlich ein höheres Körpergewicht und eine Zunahme der Körpergröße zeigen, hat man die steigende Inzidenzrate bei Japanerinnen in den USA mit Umweltfaktoren, insbesondere einem erhöhten Fettkonsum verbunden. Hier werden Korrelationen zu einer Kausalkette verknüpft, es wäre jedoch durchaus auch möglich, daß andere Umweltfaktoren im psychosozialen Sinne eine Rolle spielen.

3.2.2 Risikofaktoren

Obwohl die Ätiologie des Mammakarzinoms bis heute unklar geblieben ist, gibt es eine Fülle von Risikofaktoren, die mit einer Zunahme der Inzidenzrate mehr oder weniger hoch korrelieren. Eine kausale Verknüpfung ist damit jedoch noch nicht gegeben. Dabei stehen wir vor der Schwierigkeit, daß eine Vielzahl von Risikofaktoren nur in einem sehr geringen Maße und nur eine begrenzte Zahl mit dem Auftreten eines Mammakarzinoms korreliert (van der Linde 1977). Da die Risikofaktoren sehr breit streuen, wird eine sinnvolle, ökonomisch und gesundheitspolitisch vertretbare Vorsorgestrategie erschwert. Zu den wichtigsten Risikofaktoren gehören neben der Geschlechtszugehörigkeit, das Alter, ethnische Faktoren, Erkrankungen der Brust in der Anamnese, genetische und endokrinologische Faktoren und eine erhöhte Belastung durch ionisierende Strahlen (van der Linde 1977).

Der eindeutig gewichtigste „Risikofaktor" ist die Geschlechtszugehörigkeit. Die Morbiditätsrate des Mannes beträgt 1% der der Frauen. Das Risiko für Männer erhöht sich bei einem schlechten Ernährungszustand (Clemmesen 1975). Man erklärt sich dies durch eine Schädigung der Leber, die einen Abbau von Östrogenen nicht mehr gewährleistet und dadurch gehäuft eine Gynäkomastie entstehen läßt. Patienten mit einem Klinefelter-Syndrom haben ein um das 66fache gesteigertes Risiko (Jackson 1965).

Der daneben wichtigste Risikofaktor ist das Alter, der durch die heute erhöhte Lebenserwartung noch an Bedeutung zugenommen hat. Nach einer Studie aus den USA (Seidman 1967) zeigt die Altersinzidenzrelation einen stetigen Anstieg mit einer Abflachung nach der Menopause und einem erneuten steilen Anstieg im höheren Alter. Die Abflachung der Kurve gibt einen Hinweis auf die mögliche Bedeutung hormonaler Faktoren beim prämenopausalen Mammakarzinom. Es gibt außerdem u. a. zu der Überlegung Anlaß, ob beim prä- und postmenopausalen Mammakarzinom nicht unterschiedliche ätiologische Faktoren vorliegen. Diese Vermutung wird weiter untermauert durch die Altersinzidenzrelation japanischer Frauen, die insgesamt einen geringeren Anstieg als in westlichen Ländern zeigt und mit der Menopause sogar abfällt (Doll et al. 1966). Weiter gibt es Hinweise dafür, daß der Erbgang bei älteren und jüngeren Frauen Unterschiede zeigt (Feinleib u. Garrison 1969). Der Altersfaktor scheint mit die Hauptursache für die stetig zunehmende Mortalitätsrate in den letzten 50 Jahren zu sein (Logan 1975). Diese Erhebungen haben jedoch neuere Untersuchungen über die Wachstumsrate (Tumorverdoppelungszeit) des Mammakarzinoms nicht ausreichend berücksichtigt (v. Fournier 1980; Gullino 1977; Oeser 1974). Geht man hypothetisch von einer konstanten Tumorverdoppelungszeit aus, muß man z.B. bei einem Tumor von 1 cm Durchmesser mit einem bis zu 10jährigem okkulten Wachstum rechnen. Dies würde den Kurvenknick in der Altersinzidenzrelation postmenopausal weit vorverlegen. Diese Erkenntnisse machen ein erneutes Überdenken früherer Annahmen notwendig.

Erkrankungen der Brust in der Vorgeschichte erhöhen das Risiko, an Brustkrebs zu erkranken. Ein Mammakarzinom, aber auch eine chronische Mastopathie wie beispielsweise die chronisch-zystische Mastopathie erhöhen das relative Risiko um das 8fache an einem Mammakarzinom zu erkranken (van der Linde 1977). Dies gibt wichtige Hinweise für einen gezielten Einsatz von Vorsorgemaßnahmen.

Seit langem werden genetische Faktoren im Rahmen der Ätiologieforschung diskutiert (Anderson 1971; Petrakis 1977). Für Verwandte 1. Grades einer Patientin, die postmenopausal erkrankte, erhöht sich das Risiko auf das 1,5fache, die prämenopausal erkrankte um das 3fache, für Verwandte einer Patientin, die prämenopausal bilateral ein Mammakarzinom entwickelte um das 8fache. Durchschnittlich erkranken Töchter von Frauen mit einem Mammakarzinom 10 Jahre früher als ihre Mütter (Anderson 1971).

De Waard et al. beschreiben bei Patientinnen mit einem postmenopausalen Mammakarzinom einen Symptomenkomplex von Adipositas, Hypertonie und erniedrigter Glukosetoleranz und verknüpfen dies mit einer genetisch bedingten erhöhten adrenalen Östrogenproduktion (De Waard et al. 1964). Anderson fand bei prämenopausal erkrankten Frauen häufiger die Blutgruppe A, Adipositas, Hypertonie und Gebärmuttererkrankungen und bei postmenopausal erkrankten Frauen die Blutgruppe 0, gutartige Brusterkrankungen, Ovarialzysten und -tumoren (Anderson 1971). Petrakis (1977) sieht den Sekretionstyp apokriner Drüsen (Außenohr, Brustdrüse) genetisch verankert und beobachtete eine erhöhte Morbiditätsrate bei Frauen mit feuchtem Zerumen.

Bei der Vielzahl der möglichen genetisch bedingten Faktoren wird die Heterogenität des möglichen Erbganges deutlich. Hier gibt es insbesondere eine Verknüpfung zu endokrinen Faktoren und Umweltfaktoren, die schwer abgrenzbar sind. Bei der Frage, wieweit genetische Faktoren bei der Krebsentstehung von Bedeutung sind, gibt die Zwillingsforschung die eindeutigsten Hinweise. Eine dänische Studie an 7000 Zwillingen konnte keine Konkordanz für Krebserkrankungen allgemein bei eineiigen Zwillingen feststellen (Harvald u. Hauge 1963). Hingegen gehen z.B. beim Mammakarzinom andere Autoren von einer Konkordanz eineiiger Zwillinge aus (Petrakis 1977). Trotz hoher Signifikanz für bestimmte Risikofaktoren wird heute eine genetische Verursachung des Mammakarzinoms noch als vorwiegend ungeklärt angesehen (MacMahon 1973; Li u. Fraumeni 1969). Die Autoren führen hier besonders umweltbedingte, soziale und endokrinologische Faktoren an (Zeitpunkt der ersten Schwangerschaft, soziokulturelle Einflüsse etc.), also exogene Einflüsse, die auch bei eineiigen Zwillingen häufiger parallel laufen dürften. Eine weitere Hypothese ist die Verknüpfung von Genetik und einer Virusgenese des Mammakarzinoms (Moore et al. 1971; Henderson 1974). Man weiß heute, daß Viren in der Lage sind, Gene zu modifizieren.

Schon die Unterscheidung in prä- und postmenopausale Risikofaktoren beim Mammakarzinom macht deutlich, daß endokrine Faktoren, insbesondere die Ovarialfunktion eng mit Entstehung und Verlauf des Mammakarzinoms verbunden zu sein scheinen. Schon 1896 beschrieb Beatson, daß bei ovarektomierten Frauen ein Mammakarzinom zur Remission kommen kann. Hierbei zeigte sich jedoch, daß Frauen postmenopausal auf diese therapeutische Maßnahme interessanterweise erheblich häufiger ansprechen als prä- und perimenopausal. Bei ihnen liegt seltener ein Vorkommen von Östrogenrezeptoren vor (Kiang u. Kennedy 1977; Leclercq et al. 1975; McGuire 1973). Bei 60% der Mammakarzinome liegt ein relativ hoher Titer an Östrogenrezeptoren vor, die im Zytoplasma und Zellkern nachweisbar sind (McGuire 1973; Tagnon 1977). Man nimmt an, daß die Verbindung von Östrogenen mit dem nuklearen Rezeptor an der Zellteilung und Proteinsynthese teilhat.

Verbunden mit dem Sexualhormonstatus konnten zahlreiche Autoren zeigen, daß eine frühe Menarche und späte Menopause die Inzidenzrate erhöht (MacMahon 1973). Daneben scheint eine frühe erste voll ausgetragene Schwangerschaft lebenslang einen protektiven Charakter zu haben (MacMahon 1973; Berndt u. Candmann 1969).

Über lange Zeit wurde angenommen, daß das Stillen über eine Suppression der Ovarialfunktion die Inzidenzrate erniedrigt. Dies konnte jedoch in den letzten Jahren von zahlreichen Autoren nicht mehr bestätigt werden (MacMahon 1970; Salber et al. 1969; Yuasa u. MacMahon 1970).

Eine erhöhte Exposition gegenüber ionisierenden Strahlen steigert, wie man heute ohne Zweifel sagen kann, das Risiko an einem Mammakarzinom zu erkranken. Dies zeigten steigende Inzidenzraten bei japanischen Frauen, die der Atombombenexplosion von Hiroshima und Nagasaki ausgesetzt waren (Wanebo et al. 1978). Auch bei Frauen, die wegen einer Mastitis eine Radiotherapie oder aus diagnostischen Gründen zur Kontrolle eines therapeutischen Pneumothorax häufiger Röntgenuntersuchungen ausgesetzt waren, stieg die Inzidenzrate.

Eine heftige Kontroverse unter Fachleuten und eine Verunsicherung unter den Patienten haben Untersuchungen über die Nutzen-Schaden-Relation der Mammographie verursacht. Insbesondere Zelen (1976) ging davon aus, daß die Rate der durch Mammographie induzierten Mammakarzinome, der der durch diese Untersuchungsmethode frühzeitig diagnostizierten und damit behandelbaren und heilbaren entspricht. Zahlreiche weitere Autoren stützen diese These (Bailar 1977; Greenberg 1976; Shwartz 1978; Wolfe 1977), andere halten es für eine ungeklärte oder unzutreffende Hypothese (Meuret 1980).

Es bleibt zu hoffen, daß diese Forschungsergebnisse oder Hypothesenbildungen Patienten mit einem erhöhten Risiko bei streng gestellter Indikation nicht von der Vorsorgemaßnahme abhalten und den Diagnostiker zu einem verantwortungsvollen sparsamen Gebrauch anregen. Nach Zelen (1976) läßt sich die Mortalitätsrate des Mammakarzinoms durch Vorsorgeuntersuchungen vorwiegend bei Frauen zwischen dem 50. und 59. Lebensjahr eindeutig senken.

3.2.3 Ätiologie und Pathogenese

Die Ätiologie des Mammakarzinoms ist bis heute unbekannt. Wie bei der Karzinogenese insgesamt muß man auch beim menschlichen Mammakarzinom von einem kausal multifaktoriellen Geschehen ausgehen. Kritisch kann man vermuten, je unbekannter die Ätiologie, desto zahlreicher die Faktoren. Andererseits ist man heute bei der Ätiologieforschung menschlicher Erkrankungen insgesamt zu der Erkenntnis gekommen, daß eigentlich regelmäßig ein multifaktorielles Geschehen vorliegt. Selbst bei einer Infektionskrankheit reicht die kausale Theorie Erreger-Wirt nicht aus, sondern beim Wirt müssen bestimmte differenzierte Faktoren (z. B. immunologische Faktoren), die es zu einer Infektion und damit Erkrankung kommen lassen, hinzukommen. Huxley (1960) äußert sich hierzu sehr pointiert, indem er anregt, daß es höchste Zeit würde, daß wir uns von mittelalterlichen Anschauungen über Ursache und Wirkung in der Forschung abwenden sollten und stattdessen in Begriffen von multiplen Wechselbeziehungen denken sollten. Der heutige Ansatz eines multifaktoriellen Geschehens hat zu einer differenzierten Betrachtung von Ätiologie und Pathogenese geführt.

Zu den wichtigsten ätiologischen Faktoren einer multifaktoriell gesehenen Karzinogenese gehören: genetische und virale Faktoren, chemische, physikalische, immunologische, endokrinologische und psychosoziale Faktoren. Das Mammakarzinom wurde wohl vor allem aufgrund der hohen Inzidenz- und Mortalitätsrate mit am gründlichsten erforscht. Durch epidemiologische Studien, der Erforschung einer Vielzahl von Risikofaktoren, die jedoch zum Großteil nur mit einer schwachen Zunahme der Inzidenzrate korrelieren, hat man versucht, ätiologischen und pathogenetischen Mechanismen näher zu kommen.

3.2.3.1 Genetische Prädisposition

Die eindeutige familiäre Häufung des Mammakarzinoms gibt bei differenzierter Betrachtung eine Fülle von Hinweisen für ätiologische und pathogenetische Hypothesen. Es zeigte sich, daß neben genetischen, insbesondere soziokulturelle Faktoren, trotz auch widersprechender Forschungsergebnisse eine entscheidende Rolle spielen (Anderson 1971). Genetische Faktoren, die heute als gesichert erscheinen (De Waard et al. 1964; Anderson 1971), bedeuten keine Erblichkeit des Mammakarzinoms, sondern eine Prädisposition über heterogene Risikofaktoren (Knudson et al. 1973). Der präzisen Unterscheidung zwischen Umweltfaktoren, d. h. soziokulturellen und psychosozialen Faktoren und genetischen Faktoren kommt gerade die Prävention betreffend große Bedeutung zu.

Die Beobachtungen einer zunehmenden Inzidenzrate bei Japanerinnen nach der Emigration in westliche Länder korrelieren mit einer Steigerung der durchschnittlichen Kalorienzufuhr (insbesondere Fettkonsum) (Lea 1966; Carroll et al. 1968) und Übergewichtigkeit (Buell 1973) und führte zu der ätiologischen Hypothese, daß hier eine erhöhte Produktion von Prolaktin (Chan u. Cohen 1974) und adrenalen Steroiden (De Waard 1969) vorliegt.

Neben dieser umweltbedingten pathogenetischen Hypothese geben genetisch bedingte endokrinologische Auffälligkeiten einen ätiologischen Hinweis. Henderson konnte zeigen, daß bei Töchtern von Frauen mit einem Mammakarzinom ein erhöhter Östrogen- und Prolaktinspiegel vorliegt (Henderson et al. 1975). Lemon u. Reilly (1974) fanden, daß Frauen mit einem erhöhten Krankheitsrisiko im Urin weniger Östriol ausscheiden, als eine Kontrollpopulation. Sie gehen von einer genetisch verankerten Anomalie, einer Störung der Umwandlung karzinogener Substanzen wie Östron und Östradiol in Östriol durch 16-α-Hydroxylase aus.

Desweiteren wird die Frage einer genetischen Manipulation durch Viren bei der Entstehung des Mammakarzinoms diskutiert. Moore et al. (1971) konnten in der Milch von Frauen mit einer positiven Familienanamnese in 60% im Gegensatz zu 5% bei negativer Familienanamnese virusähnliche Partikel nachweisen. Diese familiäre Häufung wurde jedoch in späteren Arbeiten wieder in Frage gestellt (Sarkar u. Moore 1972). Eine unmittelbare Übertragung über das Stillen scheint hier unwahrscheinlich, da eine genetische Prädisposition sowohl über die väterliche als auch mütterliche Linie gleich häufig registriert wurde (Anderson 1974). Diese Tatsache spricht mehr für eine genetische Veränderung durch Viren der väterlichen oder mütterlichen DNS. Henderson (1974) konnte nachweisen, daß jedoch keine unmittelbare Beziehung zwischen dem Auftreten virusähnlicher Partikel und dem Auftreten eines Mammakarzinoms besteht.

Die hier erörterten genetischen ätiologischen Hypothesen sind nicht auf alle Patienten mit einem Mammakarzinom zu übertragen. Über die Hypothese einer multifaktoriellen Karzinogenese hat insbesondere die genetische Forschung dazu beigetragen, von der Vorstellung einer einzigen nosologischen Entität beim Mammakarzinom abzukommen (Anderson 1976; De Waard et al. 1964). Sowohl genetische als auch endokrinologische Forschungen legen eine unterschiedliche Ätiologie des Mammakarzinoms bei jüngeren und älteren Patientinnen nahe.

3.2.3.2 Virustheorie

Bei der Erörterung genetischer Faktoren wurde bereits auf die mögliche Bedeutung von Viren bei der Entstehung des Mammakarzinoms hingewiesen. Die experimentellen Studien an Mäusen konnten zeigen, daß in einzelnen Stämmen gehäuft Brustkrebs auftritt. Dies führte zunächst zu der Annahme eines Genfaktors. Es zeigte sich jedoch sehr bald, daß keine Vererbung nach den Mendel-Gesetzen stattfand. Es erkrankten nur Mäuse, deren Mütter aus einem Tumorstamm kamen. Bittner ging schon 1936 von einem extrachromosomalen Faktor, den er „Milchfaktor" nannte, aus. Er behielt diese Bezeichnung auch weiter bei, als man erkannte, daß es sich hier um eine Virusgenese handelte. Im Rahmen dieser tierexperimentellen Studien wurde sehr bald deutlich, daß das Angehen des Virus von weiteren Faktoren abhängig war, nämlich dem Alter, genetischen und hormonellen Voraussetzungen. 1965 konnten Lyons u. Moore den Bittner-Virus (B-Typ, RNA-Virus) isolieren.

Tierexperimentelle Studien können nicht einfach uneingeschränkt auf den menschlichen Organismus übertragen werden. Einen neuen Auftrieb für die Erforschung einer Virusätiologie des Mammakarzinoms gab die Entdeckung von Partikeln in dem menschlichen Brustgewebe und der Milch, die morphologisch dem Bittner-Virus (Mouse Mammary Tumor Agent, MMTA) ähnlich sind. Zunächst glaubte man diese Partikel häufiger bei Frauen mit einer familiären Mammakarzinombelastung zu finden (Moore et al. 1969, 1971), was jedoch durch weitere Studien nicht bestätigt werden konnte (Sarkar u. Moore 1972). Solche dem Bittner-Virus ähnliche Partikel fand man bei 5 bis 38% der Probanden. Ein unmittelbarer Zusammenhang zwischen diesen Partikeln und dem Auftreten eines Mammakarzinoms beim Menschen konnte jedoch, wie wir bereits erwähnten, nicht bestätigt werden (Henderson 1974).

Die Auffassung, daß bei diesen isolierten Partikeln ein onkogener Virus zugrundeliegt, wurde gestützt durch das Auffinden einer Reverstranskriptaseaktivität in den gleichen Milchproben (Schlom et al. 1971). Die Reverstranskriptaseaktivität wird als ein Spezifikum onkogener RNA-Viren angesehen (Gallo et al. 1971). Daneben sollen Sera von an Brustkrebs erkrankten Frauen die Virusaktivität in stärkerem Maße neutralisieren als die gesunder Kontrollpersonen (Charney u. Moore 1971).

Der Einwand, daß die Virusgenese beim menschlichen Mammakarzinom keine Rolle spielen kann, da die Tatsache des Stillens oder Nichtstillens heute nicht mehr als Risikofaktor angesehen werden kann, ist insofern nicht stichhaltig, da eine Virusinfektion in okkulten Stadien stattgefunden haben kann und zum Zeitpunkt der Diagnose nicht mehr nachweisbar sein muß. Insgesamt ist man jedoch heute vom Nachweis einer Virusgenese des Mammakarzinoms oder eines ätiologischen Typus des Mammakarzinoms weit entfernt. Wichtig erscheint die Verbindung zu hormonellen und genetischen Faktoren und damit die Erkenntnis eines multikausalen Geschehens.

3.2.3.3 Endokrinologische Aspekte

Die Brustdrüse als sekundäres Geschlechtsmerkmal, das seltene Auftreten von Brustkrebs beim Mann und dessen pathophysiologische Umstände, die teilweise unterschiedliche Pathogenese beim prä- und postmenopausalen Brustkrebs legen eine endokrine Beteiligung insbesondere der Sexualhormone bei der Ätiologie des Mammakarzinoms nahe. Bereits 1896 berichtete Beatson von Remissionen beim inoperablen Brustkrebs nach Ovarektomie.

Adrenale Steroide, Östrogene, Prolaktin, Progesterone und Androgene scheinen pathogenetisch von Bedeutung zu sein. Der Zeitpunkt der Menarche und Menopause, Schwangerschaft und Stillen korrelieren in zahlreichen Studien bei

teilweise sich widersprechenden Ergebnissen mit dem Auftreten von Brustkrebs.

Therapeutisch und damit auch ätiologisch von Bedeutung war die Entdeckung
von Hormonrezeptoren (Huggins u. Berbenstal 1952; Maar et al. 1970; Jensen
1973). In Brustkrebszellen können Östrogen-, Kortikoid-, Testosteron-, Proge-
steron-, Prolaktin-, Insulin- und Somatotropinrezeptoren auftreten (Meuret
1980). Von besonderem therapeutischen Interesse sind vor allem Östrogen- und
Progesteronrezeptoren (McGuire 1973). Östrogenrezeptoren sind bei etwa 60%
der Frauen mit einem Brustkrebs festzustellen. Interessanterweise können in der
gesunden Brust keine Östrogenrezeptoren eruiert werden, sie treten jedoch bei
Hyperplasien des Brustgewebes und Karzinomen vermehrt auf (Leclercq et al.
1975). Von den etwa 60% der Östrogenrezeptoren positiven Mammakarzino-
men sprechen nur etwa die Hälfte auf eine Hormontherapie an (McGuire 1978;
Kennedy 1974). Entgegen früherer Erwartungen überwiegt die Anzahl der
östrogenrezeptorenpositiven Mammakarzinome in der Gruppe der postmenopausalen Patientinnen (Kiang u. Kennedy 1977; Jensen 1973). Es zeigt sich
auch hier eine Trennung in 2 ätiologische Gruppen, in die der älterer und in die
der jüngerer Patientinnen. Östrogennegative Karzinome neigen zu einer höheren Proliferationsrate und kürzeren rezidivfreien Intervallen (Meyer 1970; Jensen 1973). Cole u. MacMahon (1969) haben die vermutete Schutzwirkung einer
frühen Schwangerschaft vor dem 18. Lebensjahr pathophysiologisch mit der
Hypothese zu erklären versucht, daß das in der Schwangerschaft vermehrt auftretende Östriol die Östriolrezeptoren blockiert (MacMahon et al. 1970).

Östrogene und ihre Antagonisten spielen insbesondere über die Bedeutung der
Funktion der Ovarien beim Menschen und nach zahlreichen tierexperimentelle
Studien bei der Ätiologieforschung des Brustkrebs eine hervorragende Rolle.
Trotzdem ist bis heute die Funktion der Östrogene, ihrer Metaboliten und Antagonisten bei der Entstehung und dem Verlauf des Brustkrebses nicht eindeutig
geklärt (Kirschner 1977). Die im folgenden berichteten Forschungsergebnisse
sind zum größten Teil widersprüchlich, scheinen sich teilweise gegenseitig zu
widerlegen, so daß auch hier die Idee eines nicht einheitlichen ätiologischen
Bildes des Mammakarzinoms diese Widersprüchlichkeit erklären könnte.
MacMahon (1970) versucht diese scheinbare Widersprüchlichkeit durch das
geringere Risiko bei Frauen mit einer späten Menarche und frühen Menopause
(Levin et al. 1964; Feinleib 1968) oder Ovarektomie und weiter dem schützen-
den Effekt einer frühen Schwangerschaft und auf der anderen Seite durch den
mangelnden protektiven Effekt mehrjährigen Stillens bei einer Suppression der
Ovarialfunktion zu erklären (MacMahon 1970). Dies bedeutet, daß die Östrogenproduktion nicht einfach als karzinogener Faktor generell beim Brustkrebs
angesehen werden kann, sondern daß neben der Möglichkeit verschiedener
ätiologischer Einheiten darüber hinaus spezifische Faktoren vorhanden sein
müssen, die ein karzinomatöses Geschehen begünstigen.

Zunächst hat sich im Tierversuch z.B. an Ratten, zeigen lassen, daß 2 der 3
wichtigsten Östrogenfraktionen, nämlich Östron und Östradiol einen karzinogenen Effekt haben (MacMahon 1973). Östriol und andere Antiöstrogene hingegen zeigten bei Ratten einen protektiven Effekt gegen eine Induktion von Mam-
matumoren (MacMahon 1973). Dieser protektive Effekt des Östriols im Tier-

versuch wird damit erklärt, daß Östriol einerseits Östradiol im Zytoplasma kompetitiv hemmt und in großem Maße eine Östradiolinkorporation in den Zellkern verhindert. Bei Frauen mit einem erhöhten Erkrankungsrisiko fand man weniger Östriol im Vergleich zu Östron und Östradiol im Urin (Lemon u. Reilly 1974). Da die Umwandlung von Östron und Östradiol zu Östriol durch die 16-α-Hydroxylase gesteuert wird, vermutet man eine Anomalie dieses metabolischen Prozesses beim Brustkrebs.

Der Östriolquotient (Östriol/Östron + Östradiol) im Urin ist über den gesamten Menstruationszyklus, vor allem bei jüngeren Frauen aus Asien, d. h. in den ersten Jahren nach der Menarche, höher als bei amerikanischen Frauen, entsprechend der höheren Inzidenz- und Mortalitätsrate bei Frauen aus westlichen Ländern (MacMahon 1973; Dickinson et al. 1974). Daneben wurde festgestellt, daß sich bei Frauen in der Schwangerschaft die Östron- und Östradiolfraktion 100fach und die Östriolfraktion 1000fach erhöht (Lemon 1970). Hierüber könnte man sich ätiologisch die Schutzwirkung einer frühen Schwangerschaft erklären. Wir wissen jedoch auch, daß z. B. bei einem bereits bestehendem Brustkrebs eine hinzukommende Schwangerschaft den weiteren Krankheitsverlauf sehr ungünstig beeinflussen kann. Man muß also davon ausgehen, daß die mögliche Schutzwirkung von Östriol bei älteren Frauen verloren geht, was zusätzlich durch ein erhöhtes Krebsrisiko bei Spätgebährenden bestätigt wird (MacMahon 1973). Die Erforschung dieser endokrinologischen Prozesse wird dadurch erheblich erschwert und führte häufig zu sich scheinbar widersprechenden Ergebnissen, da die Schutzwirkung, eine erhöhte Risikobelastung und Krebsentstehung weit vor der Diagnosestellung liegen und daher im manifesten Stadium der Erkrankung nicht mehr ausreichend überprüfbar sind.

Die Rolle von Progesteron in der Ätiologie des Brustkrebses ist bis heute sehr ungewiß. Im Tierversuch an Mäusen fand sich ein karzinogener Effekt des Progesteron (MacMahon 1973). Beim Menschen ging man bisher von einem eher protektiven Effekt des Progesteron aus, da man bei jungen Brustkrebspatientinnen häufiger einen anovulatorischen Zyklus und bei verheirateten Frauen bei 66% eine primäre oder sekundäre Sterilität feststellte, was mit einer mangelnden Progesteronproduktion verbunden wurde (Grattarola 1964). Leis (1976) wies auf die indirekte Bedeutung des Progesteron hin, indem er bei postmenopausalen Frauen durch Wegfall des Progesterons auf eine ungehemmte adrenale Produktion des möglicherweise karzinogenen Östron hinwies. Therapeutisch konnte bei 20−30% der Patienten durch Progesteronapplikation eine Regression des Tumorgewebes erreicht werden (Muggia et al. 1968; Stoll 1969). Von Kelley u. Baker (1970) wird die Wirksamkeit des Progesteron im Sinne einer Regression des Tumorgewebes bestritten.

Auch der Stellenwert des Prolaktins bei der Ätiologie des Brustkrebses kann heute noch nicht eindeutig bestimmt werden (Friesen 1976; Callies u. Bedow 1980). Im Tierversuch mit Ratten kann Prolaktin einerseits einen karzinogenen, aber auch antikarzinogenen Charakter haben. Wird Prolaktin vor der Exposition mit einem chemischen Karzinogen gegeben, hat es einen protektiven Charakter, nach chemischer Karzinogengabe einen zusätzlich karzinogenen Effekt. Dies könnte man sich mit dem protektiven Effekt einer frühen Schwangerschaft beim Menschen erklären (MacMahon et al. 1970). Obwohl bei zystischen und fibromatösen Mastopathien ein vergleichsweise höherer Prolaktinspiegel als bei Kontrollpersonen festzustellen ist, liegt er bei Brustkrebspatientinnen im Normbereich (von Werder 1980). Frauen mit erblicher Belastung zeigen jedoch einen erhöhten Prolaktinspiegel im Serum (Henderson et al. 1975; Kwa et al. 1974).

Der Prolaktinspiegel ist eng verknüpft mit Schwangerschaft und Stillen. Bei nichtschwangeren Frauen findet man normalerweise kein Prolaktin oder einen sehr erniedrigten Spiegel im Serum. So stellt sich bei der möglichen ätiologischen Bedeutung des Prolaktins die Frage nach pathophysiologischen Zusammenhängen zwischen Schwangerschaft und Stillen und dem Risiko an Brustkrebs zu erkranken. Neben dem bereits erwähnten angenommenen protektiven Effekt einer frühen Schwangerschaft wird bereits seit fast 60 Jahren der protektive Effekt des Stillens diskutiert. Dies wurde nahegelegt durch eine steigende Inzidenzrate in westlichen Ländern bei gleichzeitiger Abnahme der Stillhäufigkeit. Internationale Studien, die Länder mit hoher und niedriger Inzidenzrate einbezogen, konnten eine solche kausale Verknüpfung widerlegen (MacMahon 1973).

Insgesamt zeigen auch neuere Studien (Callies u. Bredow 1980), daß Prolaktin nicht die erwartete Bedeutung bei der Ätiologie des Mammakarzinoms zukommt. Die unterschiedlichen Forschungsergebnisse im Tierversuch und beim Menschen können auch dadurch mitbedingt sein, daß z. B. bei Ratten Prolaktin einen ausgesprochen luteotropen Effekt hat, was beim Menschen nicht in diesem Ausmaß bestätigt werden konnte.

Über die therapeutische Wirksamkeit von Hypophysektomie und Adrenalektomie kam man zu der Frage der ätiologischen Bedeutung adrenaler Steroide. Ein niedriger bzw. negativer Wert des Verhältnisses des Androgenmetaboliten Ätiocholanolon zu 17-Hydroxycorticosteroid soll mit einer mangelnden therapeutischen Wirkung auf eine Adrenalektomie korrelieren (Bulbrook et al. 1960). Obwohl diese Forschungsergebnisse nicht unwidersprochen blieben (Wade et al. 1969), weist Bulbrook auch heute auf den Risikofaktor einer subnormalen Androgenausscheidung im Urin hin (Bulbrook 1972, 1980). Für Bulbrook ist, da Androgene Vorläufer von Östrogenen sind, ein niedriger Östrogenstimulus ein Risikofaktor für die Entstehung von Brustkrebs. Obwohl diese Hypothese, der sonst beschriebenen ätiologischen Bedeutung der Östrogene insbesondere der Östron- und Östradiolfraktionen als karzinogene Faktoren scheinbar widerspricht, könnte dies erneut ein Hinweis für unterschiedliche ätiologische Gruppen beim Mammakarzinom sein. Die unterschiedlichen therapeutischen Erfolge bei Androgen- und Östrogengabe prä- und postmenopausal sprechen für eine solche Unterscheidung (Brennan 1974).

3.2.3.4 Immunologische Aspekte

Ähnlich wie bei der Frage endokrinologischer Beteiligung an der Ätiologie des Mammakarzinoms treten bei der Erforschung immunologischer Faktoren Schwierigkeiten auf, die u. a. mit der Tatsache verbunden sind, daß der Zeitpunkt der Diagnosestellung weit hinter dem Entstehungszeitpunkt des Karzinoms zurückliegt. Andererseits liegt der Schwerpunkt der Forschung auf tierexperimentellen Studien, die nur bedingt auf den Menschen übertragbar sind. Auch hier werden nur breit angelegte prospektive epidemiologische Studien weiterführen.

Neben einer lokalen, nicht tumorspezifischen zellulären Immunreaktion auf Tumorzellen beschäftigte die Immunologie vor allem eine tumorspezifische zelluläre und humorale Immunreaktion. Im Tierexperiment war ein Durchbruch der immunologischen Forschung erst möglich, als erkannt wurde, daß über die Transplantationsmethode nur Versuche mit genetisch einheitlichen Inzuchtstämmen möglich ist, da sonst die Ergebnisse durch die immunologische Reaktion auf artfremdes Eiweiß überlagert wird (Snell 1957; Hellstrom u. Müller 1965). 1943 konnte Gross erstmals im tierexperimentellen Versuch an Mäusen die Existenz tumorspezifischer Immunreaktionen nachweisen. Immunisierte Mäuse mit einem chemisch induzierten Sarkom stießen im Gegensatz zu nichtimmunisierten Tieren das Tumortransplantat ab. Studien von Baldwin (1955), Foley (1953) und Prehn u. Main (1957) bestätigten und präzisierten diese Ergebnisse. Tumorspezifische Transplantationsantigene (TSTA), wie sie anlehnend an die Methode ihrer Entdeckung genannt wurden, zeigten sich sowohl bei chemisch, als auch bei durch Viren induzierten Tumoren (Habel 1961). Tumorspezifische Transplantationsantigene scheinen Bestandteile der Zelloberfläche zu sein, die von intrazellulären, z. B. virusspezifischen Antigenen zu unterscheiden sind (Sjögren 1961; Hellstrom 1965). Durch die Lokalisation an der Zelloberfläche sind sie für humorale und zelluläre Immunreaktionen angreifbar.

Neuere Studien beschäftigen sich insbesondere mit der Verbindung, d. h. dem Zusammenspiel zellulärer und humoraler Immunreaktionen auf Tumorantigene. Hier wurde deutlich, daß die Wirkung von Lymphozyten tumortragender und immunisierter Tiere, die normalerweise Tumorzellen dieser Tiere in vitro zerstörten, durch das Serum tumortragender Tiere blockiert wurde und umgekehrt die Blockade durch das Serum von Tieren, deren Tumor einer Regression unterlag, neutralisiert werden konnten (Oettgen 1975). Über die Natur der blockierenden Serumfaktoren war man sich lange Zeit unklar. Da man sich hierüber aber gerade, übertragen auf den Menschen, den Widerspruch einer vorhandenen Immunreaktion bei gleichzeitigem Wachstum des Tumors zu erklären suchte, war und ist die Erforschung dieser Mechanismen von zentraler Bedeutung. Nachdem man zunächst die blockierenden Serumfaktoren mit Antikörpern verband, die die Antigenrezeptoren an der Zelloberfläche blockieren konnten, geht man heute von der Wirkung von Antigenen (Tumormembran-Antigene) und Antigen-Antikörper-Komplexen auf Lymphozyten aus (Brent u. Holbrow 1974).

Die Seren von Mäusen mit hohem karzinoembryonalem Antigen (CEA) korrelieren mit einer ausgeprägten immunhemmenden, vor allem die Leukozytenproliferation betreffenden Eigenschaft. Dieses Antigen konnte auch beim Menschen, insbesondere bei Seren von Patienten mit einem Kolonkarzinom beobachtet werden. Hieraus schloß Hellstrom (1965), daß es sich bei den blockierenden Substanzen vor allem um Embryonalantigene oder deren Antigen-Antikörper-Komplexe handelt (Brent u. Holbrow 1974).

Die bisher erwähnten immunologischen Zusammenhänge zeigen, wie komplex und bisher noch vielfach ungeklärt das Immungeschehen bei Krebserkrankungen ist. Hinzu kommt die Schwierigkeit, Tierversuche oder In-vitro-Versuche auf den Menschen zu übertragen, da sich aus ethischen Gründen ein experimentelles Vorgehen ausschließt und so nur Verlaufsstudien zur Verfügung stehen. Für eine pathophysiologische und ätiologische Bedeutung immunologischer Mechanismen beim Karzinom des Menschen gibt es jedoch eine Fülle von klinischen Hinweisen. Spontane Remissionen, die Beobachtung einer gelegentlichen Remission eines Karzinoms nach bakteriellen Infekten, eine Steigerung der Inzidenzrate von Krebs bei Immuninsuffizienzsyndromen weisen auf eine immunologische Beteiligung im Krebsgeschehen hin. Einen Anhalt dafür geben auch klinische Beobachtungen eines Wachstumsstillstandes, eines unerwartet langen Überlebens mit einem Tumor (Oettgen 1975), aber auch Phänomene, wie die des Carcinoma in situ, wo möglicherweise ein Gleichgewicht zwischen Tumorwachstum und Tumorresistenz im immunologischen Sinne vorliegt (Meuret 1980). Auch das, wenn auch nur gelegentliche Ansprechen auf eine Immuntherapie spricht für eine zumindest immunologische Mitbeteiligung beim Krankheitsgeschehen. Ein sehr wichtiger Hinweis ist die Tatsache, daß man pathohistologisch Krebsgewebe häufig von Lymphozyten, Plasmazellen und Makrophagen infiltriert findet.

Beziehen wir uns nun im engeren Sinne auf die Immunologie beim menschlichen Mammakarzinom, so kann man heute von folgenden Hypothesen und Ergebnissen ausgehen: Berg konnte 1959 erstmals zeigen, daß Primärtumoren der Brust, die eine Lymphozyteninfiltration aufwiesen, eine relativ günstigere Prognose aufweisen, als Präparate mit sehr geringer oder keiner Lymphozyteninfiltration (Berg 1959; Lane et al. 1961; Black et al. 1974). Auch ein Auftreten von Histiozyten in den regionären Lymphknoten korrelierte mit einer guten Prognose (Black et al. 1974; Di Paola et al. 1974; Tsakraklides et al. 1974; Hunter et al. 1975). Die niedrigste Überlebensrate fand sich bei Patienten mit regionalen Lymphknoten, die keine Lymphozyten aufwiesen. Daneben haben Lymphknoten mit einer ausgeprägten lymphozytären Infiltration einen höheren Prozentsatz an T-Zellen und niedrigen Prozentsatz an B-Zellen (Tsakraklides et al. 1974). Sehr wichtig erscheint mir in der Vorstellung eines immunologischen Gleichgewichtes die Beobachtung, daß die oben erwähnten zellulären Immunreaktionen bei Patienten mit einem Carcinoma in situ erheblich stärker ausgeprägt sind, als bei einem invasiven Brustkrebs (Black et al. 1974).

In-vitro-Versuche ergaben, daß Lymphozyten von brustkrebskranken Frauen bei menschlichen Brustkrebszellkulturen die Zellteilung zu hemmen vermögen oder die Zellen vernichten können (Hellstrom et al. 1971). Eine immunologische Verbindung zwischen Brustkrebs beim Menschen und der Maus wurde deutlich über die Tatsache, daß bei 30% von Patientinnen mit Brustkrebs die Leukozytenmigration durch MTV-(mammary tumor virus) haltige Milch der Maus gehemmt werden konnte (Black et al. 1974). Dies weist erneut auf die mögliche Bedeutung von spezifischen Hemmfaktoren in der immunologischen Reaktion.

Auf der Suche nach unspezifischen und spezifischen Tumorantigenen beim Brustkrebs gibt es bis heute nur wenige gesicherte Ergebnisse. Entsprechend der

Abnahme der zellulären Immunkompetenz vom Carcinoma in situ zum invasiven Karzinom zeigen Hauttests eine Abnahme der Reaktion von normaler Reaktion beim lokalisierten Mammakarzinom bis zur fast völlig ausbleibenden Reaktion bei fortgeschrittenen Stadien (Wanebo et al. 1978). Hollinshead et al. (1974) haben sowohl eine brustkrebsunspezifische wie 2 brustkrebsspezifische Antigenfraktionen analysiert, die im Hauttest nachweisbar sind. Die Tatsache, daß Brustkrebspatientinnen mit Ausnahme terminaler Stadien in der Regel eine Immunkompetenz zeigen, spricht nicht gegen die ätiologische Bedeutung immunologischer Faktoren beim Brustkrebs. Die erhobenen Befunde liegen im Zeitraum nach der Diagnosestellung, der immunologische Prozeß zum Zeitpunkt der Krankheitsentstehung liegt jedoch in der Regel über ein Jahrzehnt zurück. Eine zelluläre und humorale immunologische Antwort auf das Krebsgeschehen liegt in der Regel vor. Die Frage warum ein Tumor trotz Immunkompetenz weiter wächst und im terminalen Stadium diese Kompetenz verloren geht, hängt möglicherweise mit von den von der Tumormasse in großer Zahl freigesetzten Tumorantigenen und den zytotoxischen immunreaktionshemmenden Serumfaktoren ab, die in der Lage sind, Effektormechanismen der Immunantwort spezifisch zu blockieren (Hellstrom 1965).

Insgesamt wird man sich fragen müssen, wieweit zum Zeitpunkt der Entstehung eines Karzinoms psychische Faktoren über zentralnervöse-endokrinologische Mechanismen das Immungleichgewicht stören und so ätiologisch zum Tragen kommen.

3.2.3.5 Ionisierende Strahlen

Frauen, die sich im Rahmen einer Pneumothoraxbehandlung bei Tuberkulose einer Strahlenbehandlung unterzogen haben, zeigten über einen Beobachtungszeitraum von 10 Jahren eine deutlich gesteigerte Inzidenzrate. Dies betraf auch Frauen, die wegen einer postpartalen Mastitis bestrahlt wurden. Hierbei bestand eine Konkordanz zwischen der vorher bestrahlten und später karzinomatös entarteten Brust (MacMahon 1973).

Auch bei den Überlebenden der Atombombenkatastrophe von Hiroshima und Nagasaki fand man eine erhöhte Inzidenzrate für Brustkrebs. Die Latenzzeit bis zur Diagnostik betrug durchschnittlich 15 Jahre, die Histologie entsprach dem üblichen Verteilungsmuster (Wanebo et al. 1978).

Obwohl einerseits eine ätiologisch kausale, wenn auch nicht monokausale Verknüpfung zwischen der Strahlenexposition und der Entstehung von Brustkrebs hier sehr nahe liegt, führt diese Erkenntnis bei der Ätiologieforschung des Brustkrebs kaum weiter, da die durchschnittliche Frau gewöhnlich einer unvergleichbar geringeren Strahlenexposition ausgesetzt ist und außerdem Frauen mit vergleichbarer Strahlenexposition keinen Brustkrebs entwickeln (MacMahon 1973).

3.2.4 Prognose

Ein Vergleich zwischen der Lebensrate unbehandelter und behandelter Mammakarzinompatientinnen macht den bisherigen therapeutischen Erfolg deutlich. Unbehandelte Patientinnen aller Stadien zusammengenommen, zeigen eine durchschnittliche Fünfjahresüberlebensrate von 20% und eine Zehnjahresüberlebensrate von 10% (Daland 1927; Shimkin 1951). Patienten nach radikaler Mastektomie mit und ohne Nachbestrahlung zeigen eine Fünfjahresüberlebensrate von 47% und eine Zehnjahresüberlebensrate von durchschnittlich 30%. Andererseits hat sich, insbesondere was die Mortalitätsrate angeht, die Prognose bei „optimal" behandeltem Mammakarzinom in den letzten 30 Jahren nicht wesentlich verbessert (Oeser 1974; Berndt 1971; Brady 1976; Brennan 1974; Axtell u. Myers 1975; Martz 1981). Die hohen Erwartungen, die an eine Optimierung der Früherkennung gestellt waren, haben sich bisher nicht erfüllt (Berndt 1971; Forrest et al. 1970). Dies hängt vor allem mit der angenommenen frühen hämatogenen und lymphogenen Fernmetastasierung zusammen, in einem Stadium des Tumorwachstums, wo der Tumordurchmesser oft nur wenige Millimeter beträgt, also vor einer klinisch nachweisbaren Tumorgröße, die zwischen 0,5 und 1 cm liegt (Berg u. Robbins 1966; Oeser 1974).

Therapieerfolge wurden durch eine Verfeinerung der Therapieverfahren in Richtung einer geringeren Radikalität der einzelnen therapeutischen Verfahren über das Erreichen von Remissionen der Symptomatik und durch die Behandlung lokoregionaler Rezidive erreicht, was häufig zu einer Verbesserung der Lebensqualität der Patientin führte (Brady 1976). Diese Therapieerfolge betreffen nicht das Mammakarzinom als Systemerkrankung im Sinne einer Fernmetastasierung, wovon vorwiegend die Überlebens- und Mortalitätsrate bestimmt wird.

Die unterschiedlichen Berichte über Behandlungsergebnisse bei fortschreitender Modifizierung des therapeutischen Vorgehens sind nach zahlreichen Autoren vor allem durch wissenschaftsmethodische Unterschiede der einzelnen Studien zu erklären (Oeser 1980; Brady 1976; Carter 1980). Die Autoren weisen auf die Unterschiedlichkeit der Stichproben einzelner Studien und auf eine oft nicht kritisch hinterfragte Verbesserung der Überlebensrate durch eine heute verbesserte Früherkennung hin, die den Zeitpunkt der Diagnose nur vorverlegt (Aufschubeffekt), aber keinen Einfluß auf die Gesamtüberlebenszeit bedeuten muß (Berndt 1971; Oeser 1974). Das Schicksal der Mammakarzinompatientin entscheidet sich fast immer im frühen prädiagnostischen Stadium mit einer Fernmetastasierung, nicht im lokoregionalen Bereich (v. Fournier 1980). Bei einer Zehnjahresüberlebensrate aller Stadien von 30% muß man also davon ausgehen, daß über 70% der Patientinnen früher oder später an einer Fernmetastasierung sterben (Meuret 1980), wobei hier eine nicht seltene Spätmetastasierung nach über 10 Jahren noch nicht eingerechnet ist.

Zu einer Verbesserung der Prognose kann also neben der Erforschung ätiologischer Faktoren nur eine weitere Vorverlegung der Früherkennung in ein Stadium vor der hämatogenen oder lymphogenen Aussaat von Tumorzellen führen und in der Entwicklung einer therapeutischen Methode, die das Mammakarzinom als Systemerkrankung beeinflußt. Unter den Systemtherapien berechtigen vor allem neuere Ergebnisse der adjuvanten Chemotherapie zu Hoffnung (Bonadonna u. Valagussa 1981; Fisher et al. 1981). Die retrospektiven und prospektiven Studien von Bonadonna u. Valagussa (1981) zeigen therapeutische Ergebnisse, die zu dieser Hoffnung Anlaß geben. In einer retrospektiven Studie

war die Fünfjahresüberlebensrate nach radikaler Mastektomie bei Patientinnen mit einem Mammakarzinom mit positivem axillärem Lymphknotenbefall bei optimaler Dosis mit adjuvanter Chemotherapie 77% zu 45% ohne adjuvante Chemotherapie (Bonadonna u. Valagussa 1981).
Wenn auch zum gegenwärtigen Zeitpunkt die Ergebnisse prospektiver randomisierter Studien abgewartet werden müssen, geben die retrospektiven Studien mit all ihren methodischen Einschränkungen genügend Hinweise, die es beispielsweise Onkologen nicht mehr erlaubt, eine Kontrollgruppe aus Forschungszwecken chemotherapeutisch unbehandelt zu lassen (Carter 1980).
Die sehr hohe klinisch stumme Metastasierungsrate auch im Stadium I wirft die Frage auf, wieweit auch bei dieser Patientengruppe die Indikation für eine adjuvante Chemotherapie gegeben ist, immer unter Berücksichtigung der für den Patienten erheblichen Beeinträchtigung der Lebensqualität bei optimal hoher Dosierung, die das Vorgehen Bonadonnas u. Valagussas (1981) impliziert.

3.2.5 Prognosekriterien

- lokoregionale Therapie,
- adjuvante Chemotherapie[2],
- Tumorstadien,
- Lokalisation,
- Tumorgröße,
- Histologie,
- Streufähigkeit, Metastasierungstendenz[2],
- Wachstumsgeschwindigkeit[2],
- immunologische Faktoren[2],
- Hormonrezeptoren,
- Alter.

Das Mammakarzinom gehört zu den Krebsarten, wo die prognostische Einschätzung für den Kliniker auch heute noch mit am schwierigsten erscheint. Trotz einer Vielzahl von prognostischen Kriterien die für Patientenkollektive eine erhebliche Aussagekraft besitzen, muß die Prognose für die einzelne Patientin unsicher bleiben. Es sind Spätrezidive noch nach beispielsweise 20–25 Jahren zu beobachten. Welche Faktoren für den unterschiedlichen Krankheitsverlauf bei oft vergleichbarer Ausgangssituation verantwortlich sind, muß zum gegenwärtigen Zeitpunkt Spekulation bleiben (Oeser 1974). Eine signifikante Übereinstimmung besteht jedoch zwischen der Wachstumsgeschwindigkeit des Tumors und der Überlebenszeit (Denoix 1967; Kusama et al. 1972; Nakata et al. 1970). Das Erkennen der Bedeutung der individuellen Wachstumsgeschwindigkeit eines Tumors hat dazu geführt, auch den Behandlungseffekt über Zeit nicht mehr als alleinige Resultante der Behandlungsgüte anzusehen, sondern insgesamt bei der Beurteilung das dynamische Tumorgeschehen miteinzubeziehen (Oeser 1974). Bei der Einschätzung der Prognose ist zwar die Wachstums-

---

[2] Die nach bisherigen Forschungsergebnissen wichtigsten Kriterien.

geschwindigkeit des Primärtumors neben anderen prognostischen Kriterien von zentraler Bedeutung, es gibt jedoch keinen eindeutigen Anhalt für den Zeitpunkt eines Rezidivs oder den Verlauf einer Metastasierung, da beispielsweise einerseits nicht in allen Fällen ein autonomes, kontinuierliches Wachstum des Tumors vorliegt, da so etwas wie ein Wachstumsstillstand eintreten kann (v. Fournier 1980; Oeser 1980) und andererseits die unterschiedliche Streufähigkeit einzelner Tumoren (Sträuli 1971; Fisher et al. 1969) und die Wachstumsgeschwindigkeit zwischen Primärtumor und Metastasen differieren kann (Gershon-Cohen et al. 1963; Phillippe et al. 1967; Fidler 1978; Femppel 1981). Zu einer mehr mechanischen und lokalen Betrachtungsweise des Tumorgeschehens ist heute zunehmend mehr eine biologische mit Einbezug des Gesamtorganismus hinzugekommen, wobei insbesondere dem Tumor-Wirt-Verhältnis mehr Bedeutung zugesprochen wird.

Tumorlokalisation und -ausdehnung

Der *Lokalisation* des Tumors wird heute unterschiedliche prognostische Aussagekraft zugemessen. Nach Donegan (1967, 1977) variiert der positive axilläre Lymphknotenbefall bei der Lokalisation des Tumors innerhalb der Quadranten zwischen 50 und 58% und die Fünfjahresüberlebensrate zwischen 46 und 57%. Er geht davon aus, daß der Befall des inneren unteren Quadranten in der Regel mit einer Fernmetastasierung assoziiert ist. Oeser (1974) hingegen gibt dem Sitz des Tumors für Verlauf und Prognose keine Bedeutung.
Bei der Einteilung in *Tumorstadien* wird die Tumorgröße, Infiltration, regionale Metastasierung und Fernmetastasierung berücksichtigt. Die Klassifizierung wird heute fast ausschließlich nach dem TNM-System (UICC 1976) vorgenommen. Für den klinischen Gebrauch, was Diagnostik und Therapieindikationen angeht, aber auch für eine Minimalbasis internationaler Nomenklaturübereinstimmung zur Vergleichbarkeit von Studien scheint dieses System unverzichtbar. Was jedoch die prognostische Relevanz angeht, reicht die Stadieneinteilung nach dem TNM-System nicht aus. Trotz ständiger Modifikation und Verbesserung dieses Stagings wird zunehmend die biologische Wertigkeit des einzelnen Tumors berücksichtigt. Oeser (1974) formuliert seine Kritik folgendermaßen: „Das TNM-System registriert einen statisch aufgefaßten Tumorbefund; es fehlt diesem System zugleich die Differenzierung der biologischen Wertigkeiten der verschiedenen Tumorformen und -lokalisationen. Das TNM-System ermöglicht Tumorbefunde als statische Masse zu registrieren und zu analysieren; es nennt hierbei den Pegelstand der biologischen Tumorgüte im Kollektiv ohne individuell prognostische Aussage. Damit ist das TNM-System ergänzungsbedürftig, und trotzdem wird es nie vollkommen sein können. Es beschwört zugleich die Gefahr herauf, daß die Krebsbehandlung bereits vor Beginn bürokratisiert wird."
Die Beziehung zwischen *Tumorgröße* und Prognose ist heute relativiert, wenn auch umstritten scheint, daß mit der Zunahme des Tumordurchmessers in der Regel häufiger ein metastatischer Befall der regionalen Lymphknoten und eine Fernmetastasierung zu beobachten ist. Bei einem Durchmesser des Primärtu-

mors von 0,5 cm sind in 17% und bei einem Durchmesser von 6 cm in 70% ein Lymphknotenbefall zu erwarten. Daneben sind bei 20% der exzessiv großen Primärtumoren kein Lymphknotenbefall zu erwarten (Smart et al. 1978). Entscheidend ist hier jedoch mehr die Tatsache des Lymphknotenbefalls als die Größe des Tumors, da beispielsweise die Rückfallquote nach 10 postoperativen Jahren sowohl bei Primärtumoren von weniger als 2 cm und über 5 cm etwa gleich hoch zwischen 20 und 30% liegt (Valagussa et al. 1978). Erst bei einem positiven Lymphknotenbefall steigt die Rezidivrate auch mit der Größe des Tumors.

Weiter relativiert wird die prognostische Wertigkeit der absoluten Tumorgröße durch die unterschiedliche Wachstumsgeschwindigkeit einzelner Tumoren und durch einen oft nur scheinbar besseren Therapieerfolg die Überlebensrate betreffend durch lediglich eine Vorverlegung der Diagnose (Aufschubeffekt), ohne daß dies etwas über die therapeutische Beeinflußbarkeit aussagen muß.

Der *Histologie*, d. h. hier den einzelnen histologischen Subtypen des Mammakarzinoms mit ihren vielfältigen Variationen wird mit wenigen Ausnahmen keine prognostische Bedeutung mehr zugesprochen. Etwa 90% der histologischen Subtypen zeigen beispielsweise einen vergleichbaren Befall der regionalen Lymphknoten (Smart et al. 1978). Ausnahmen bilden das Gallertkarzinom (mukoides Karzinom), das Komedokarzinom, das Paget-Karzinom und Sarkom. Prognostisch wichtiger als die histologischen Subtypen ist in der pathohistologischen Diagnostik das Ausmaß des invasiven Wachstums, der Streufähigkeit und der zellimmunologischen Reaktion.

Die *Streufähigkeit* und die *Metastasierungstendenz* des einzelnen Tumors sind neben der Wachstumsgeschwindigkeit die wichtigsten prognostischen Faktoren. Gerade beim Mammakarzinom geht man von einer sehr frühen Metastasierung oft vor einer klinischen Erfaßbarkeit des Primärtumors aus (Brennan 1974). Man muß bei einem Durchmesser des Primärtumors von 1 cm von einer durchschnittlichen Wachstumszeit und damit Existenz des Tumors von 10 Jahren ausgehen, ein Zeitraum, in dem der Tumor fast immer klinisch okkult geblieben ist (Gullino 1977). Bei der Mehrzahl aller Mammakarzinompatientinnen aller Stadien, auch des sog. primär nicht metastasierenden Mammakarzinoms muß mit einem Rezidiv, einer Metastasierung, aber zumindest einem lange klinisch nicht erfaßbaren Spätrezidiv und einer Spätmetastasierung gerechnet werden (Meuret 1980; Zippel 1977; v. Fournier 1980; Martz 1981). Die Streufähigkeit des klinisch okkulten Tumors hängt möglicherweise mit der Fähigkeit des Mammakarzinoms zur Induktion von intensiven Gefäßneubildungen zusammen, die dann zu einer frühen hämatogenen Aussaat führen können (Gullino 1977). Die Streuung selbst muß jedoch noch nicht zu einer Implantation von Metastasen führen. Es wird vermutet, daß erst eine Herabsetzung der natürlichen und erworbenen Tumorresistenz des Wirtes das Angehen von Mikrometastasen ermöglicht (Gutterman et al. 1977; Keller 1977). Der Befall der regionalen Lymphknoten kann nicht im Sinne eines mechanischen Ausbreitungsmodus als erste Etappe einer Metastasierung angesehen werden (Fisher 1971; Oeser 1974), sondern ist vielmehr Ausdruck einer mangelnden Tumorresistenz und insofern indirekt ein Hinweis für eine mögliche Fernmetastasierung. Dies zeigen die geringen therapeutischen Erfolge die Mortalitätsrate betreffend bei optimalem therapeutischen Vorgehen im Bereich des lokoregionalen Tumorgeschehens (Martz 1981).

Die *Wachstumsgeschwindigkeit* ist fraglos eine der aussagekräftigsten prognostischen Kriterien. Seit vielen Jahrzehnten findet aus pathoanatomischer und klinischer Sicht der Malignitätsgrad des Tumors Berücksichtigung. Beim Mammakarzinom hat jedoch beispielsweise die Differenzierung des histologischen Reifegrades zu keiner eindeutigen prognostischen Aussage geführt (Oeser 1974). Collins et al. (1956) haben durch ihre Studien als erste eine Quantifizierung der Wachstumsgeschwindigkeit bei Tumoren entwickelt. Dies ermöglicht heute bei der Annahme einer konstanten Wachstumsrate mit Einschränkung genauere Aussagen über den fiktiven Entstehungszeitpunkt des Tumors und über die Prognose. Beim Mammakarzinom von einem Durchmesser von 1 cm mit konstanter Wachstumsrate muß man durchschnittlich von der Existenz des Tumors von 10 Jahren ausgehen (Gullino 1977). Bei einem Tumor von 2 cm Durchmesser bei Frauen mit dem durchschnittlichen Alter von 55 Jahren liegt der Zeitpunkt der Tumorentstehung durchschnittlich im 35. Lebensjahr (v. Fournier 1980). Einschränkend muß jedoch gesagt werden, daß die Tumor-Wirt-Beziehung bei der Annahme eines konstanten Wachstums hierbei nicht berücksichtigt ist und die Wachstumsgeschwindigkeit von Primärtumor und Metastasen unterschiedlich sein kann. Dies kann einen beim Mammakarzinom beobachteten Wachstumsstillstand (v. Fournier 1980) und einen möglichen foudroyanten Verlauf von z. B. Spätrezidiven bzw. Spätmetastasen beim behandelten Mammakarzinom nach 10- bis 25jähriger Symptomfreiheit erklären (Baldauf u. Möpert 1972).

Bei der Tumor-Wirt-Beziehung spielen *immunologische Faktoren* und damit die zelluläre und humorale Immunkompetenz des Wirtes eine führende Rolle. Man nimmt heute an, daß insbesondere beim Angehen von Mikrometastasen, abgesehen von der Tumorzellstreuung immunologische Faktoren führend beteiligt sind (Fisher et al. 1969; Oeser 1974) und damit einen Einfluß auf die Prognose haben. Eine lymphozytäre Infiltration des Primärtumors und der axillären Lymphknoten korreliert mit einer günstigen Prognose (Berg 1959; Fisher et al. 1969). Ein negativer Lymphknotenbefall weist auf eine positive Abwehrleistung des Wirtes nicht nur regional, sondern des Gesamtorganismus hin. Campos (1972) und Koeppe (1972) konnten zeigen, daß bei Mammakarzinompatientinnen des Stadiums II im Vergleich zum Stadium I kein einfaches Fortschreiten des Tumorgeschehens, sondern vor allem eine veränderte biologische Wertigkeit vorliegt, die im Sinne einer veränderten Abwehr gedeutet wurde. Beim fortgeschrittenen Mammakarzinom zeigt sich im zellulären wie humoralen Bereich eine abnehmende Immunokompetenz (Fisher et al. 1969; Keller 1977; Wanebo et al. 1978; Gutterman et al. 1977).

Die Existenz von *Hormonrezeptoren* gibt einerseits Richtlinien für ein therapeutisches Vorgehen und zeigt andererseits eine Korrelation zwischen der Existenz von Östrogenrezeptoren und Prognose. Östrogenrezeptornegative Mammakarzinome, dies sind etwa 40% (McGuire 1973) zeigen eine höhere Wachstumsrate, kürzere rezidivfreie Intervalle und insgesamt eine schlechtere Prognose als östrogenrezeptorpositive Tumoren (60%) (Meyer 1970).

Die Aussagen über den prognostischen Einfluß des *Alters* sind widersprüchlich. Eine der Hauptfehlerquellen liegt beim Mammakarzinom in der mangelnden Berücksichtigung von Spätmetastasierungen, wo ein Teil der älteren Patientinnen aufgrund der Einschränkung ihrer natürlichen Lebenserwartung nicht einbezogen sind und dadurch in der Statistik einen günstigeren Verlauf vortäuschen können. Es gibt Autoren, die entsprechend dem verlangsamten Lebensrhythmus, „Eigentempo" des Tumorwirtes bei älteren Patientinnen ein langsameres Tumorwachstum registrierten (Nathan et al. 1962; Krokowski 1964). Andererseits gibt es gerade bei Krebs, insbesondere beim Mammakarzinom den Risikofaktor Alter die Inzidenzrate betreffend. Dieser Risikofaktor kann durch eine zeitliche Summation des Exponierens gegenüber karzinogenen Faktoren und/oder durch eine altersbedingte Abnahme der körpereigenen Widerstandskraft gegen die Entstehung eines Karzinoms bedingt sein, da auch die Wachstumskurve vom Tumor-Wirt-Verhältnis abhängig ist (Oeser 1980; v. Fournier 1980). Für einen ungünstigeren Verlauf der sog. prämenopausalen jüngeren Mammakarzinomgruppe spricht die Tatsache, daß diese Gruppe häufiger östrogenrezeptornegativ ist, was mit einer schlechteren Prognose korreliert (Meyer 1970, Kiang u. Kennedy 1977). Allerdings könnten bei prä- und paramenopausalen Frauen die Rezeptoren durch endogenes Östrogen besetzt sein, was eine Fehlerquelle bei der Bestimmung darstellen könnte (Kiang u. Kennedy 1977). Andere Autoren schreiben gerade jüngeren Patientinnen eine günstigere Prognose zu (Berndt et al. 1961; Mustakallio 1972). Insgesamt sprechen die unterschiedlichen Ergebnisse das Lebensalter betreffend für eine eher vergleichbare Prognose bei unterschiedlichem Lebensalter, was mehrere auch neuere Studien bestätigen, wenn auch das Krankheitsrisiko der jüngeren Patientinnen durch ihre höhere Lebenserwartung höher ist (Rhein 1957, Valagussa et al. 1978; Bonadonna u. Valagussa 1981).

3.3 Das Mammakarzinom aus psychoonkologischer Sicht

3.3.1 Psychosomatische, soziosomatische und somatopsychische Aspekte beim Mammakarzinom

Unter den verschiedenen Karzinomerkrankungen ist beim Mammakarzinom am frühesten und häufigsten eine psychosoziale Beteiligung vermutet, beobachtet und beschrieben worden. Dies hängt sicher einmal mit der Häufigkeit des Auftretens, aber sicher auch mit der psychischen Besetzung der Brust als spendendes, mütterliches und sexuelles Organ und der sichtbaren Verstümmelung bei therapeutischen Maßnahmen zusammen. Dieses mehr reaktiv zu sehende Interesse wird ergänzt durch eine Psychopathologie bei brustkrebskranken Frauen, die einen psychosozial-somatischen Zusammenhang zunächst mehr nahelegt, als bei den meisten anderen Karzinomarten.
Risikofaktoren, endokrinologische und immunologische Studien legen psychosomatische, soziosomatische und somatopsychische Verbindungen nahe (Tabelle 2).

Tabelle 2. Risikofaktoren und Hypothesen

Faktoren	Hypothesen
Ethnische Zugehörigkeit	Soziokulturelle, psychosoziale Komponente.
Alter	2 nosologische Gruppen (ältere und jüngere Mammakarzinomträgerinnen). Jüngere Mammakarzinomträgerinnen zeigen eine ausgeprägtere psychosoziale karzinogene Komponente. Ältere Mammakarzinomträgerinnen zeigen eine Abnahme der primären Immunantwort durch den Alterungsprozeß.
Gewicht	Orale Fixierung, depressive Neurosenstruktur.
Menarche, Menopause	Sexuelle Identitäts- und Funktionsstörung.
Psychose	Paranoide Tendenzen mit schlechterer Prognose.
Hormonstatus	Verbindung zwischen Streß und Ovarialfunktion.
Immunstatus	Streß, psychische Abwehrmechanismen verändern über Kortikoide die zelluläre und humorale Immunokompetenz.
Wachstumsrate	Psychosozial beeinflußte Immunokompetenz verhält sich zum Wachstumsgeschehen und Prognose.

Die Epidemiologie hat uns ethnologische Aspekte und Risikofaktoren für das Mammakarzinom in die Hand gegeben. Sie konnte zeigen, daß z. B. Japanerinnen, leben sie in ihrem Ursprungsland, eine durchschnittlich niedrigere Inzidenzrate haben als diejenigen, die in einem westlichen Land leben, wo sich das Niveau dem des Emigrationslandes anpaßt (De Waard 1978). Neben der Vermutung, daß hier Faktoren der Körpergröße und des Gewichtes eine Rolle spielen, ist auch an zivilisatorisch, kulturelle und damit psychosoziale Faktoren zu denken.

Der Risikofaktor des Gewichtes (Adipositas) (Anderson 1976) beim Mammakarzinom kann einerseits pathophysiologisch, aber auch psychodynamisch verstanden werden. In zahlreichen psychoonkologischen Studien (Renneker et al. 1963; Beck et al. 1975; Eicher et al. 1977; Neumeyer et al. 1980) wurde bei Patienten mit einem Mammakarzinom eine depressive Neurosenstruktur, eine orale Fixierung beschrieben, die sich symptomatisch in einer Adipositas ausdrücken kann.

Der Zeitpunkt von Menarche und Menopause kann neben genetischen und physiologischen auch durch psychosexuelle Faktoren mitbestimmt sein, der Zeitpunkt der ersten Schwangerschaft kann physiologische Konsequenzen mit sich bringen, ist aber auch psychosozial zu verstehen. Psychoonkologisch fällt das häufige Vorkommen von sexuellen Identitäts- und Funktionsstörungen bei Mammakarzinompatientinnen auf (Reznikoff 1955; Nemeth u. Mezei 1964; Neumeyer et al. 1980; Becker 1979; Bacon et al. 1952; Renneker et al. 1963; Eicher et al. 1977).

Die Frage der Inzidenzrate bei Patienten mit einer Psychose führte zu unterschiedlichen, sich widersprechenden Ergebnissen. Frühere Forschungsergebnisse gingen davon aus, daß Psychotiker weniger häufig an Krebs erkranken als die Durchschnittsbevölkerung (Rassidakis et al. 1972; Sackler 1973). Dies wird jedoch heute in Frage gestellt (Perrin u. Pierce 1959; Scheflen 1951; Fox u. Howell 1974). Fox (1976) stellt jedoch die Hypothese auf, das evtl. paranoide Tendenzen einen Risikofaktor darstellen können. Fleischmann (1981) erwähnt, daß Mammakarzinompatientinnen mit einer paranoiden Einstellung eine schlechtere Prognose den Krankheitsverlauf betreffend zeigen. Dafür spricht ebenfalls die beobachtete ausgeprägte Kontaktstörung, die paranoiden Tendenzen förderlich ist.

Das Alter, der neben der Geschlechtszugehörigkeit wichtigste Risikofaktor beim Mammakarzinom, ergibt für die psychoonkologische Sichtweise folgende Aspekte: Die altersabhängige Zweigipfligkeit der Inzidenzkurve, die unterschiedliche Zuordnung von Risikofaktoren für Jüngere und Ältere, unterschiedliche pathophysiologische Mechanismen der Altersgruppen (Anderson 1976; De Waard 1978) legen teilweise unterschiedliche Nosologien für das Mammakarzinom jüngerer und älterer Frauen nahe. Grundsätzlich ist zu fragen, warum Frauen in sehr frühen Jahren bereits an einem Mammakarzinom erkranken, an einer Krankheit, die ihren Häufigkeitsgipfel im Alter hat, wo sich hypothetisch die karzinogenen Faktoren summiert oder potenziert haben und möglicherweise die körpereigene Abwehr einem Alterungsprozeß unterliegt. Die primäre Immunantwort ist im Alter vermindert (Walford 1969; Burnet 1961; Gross 1943). Möglicherweise spielen gerade bei jüngeren Frauen, die an einem Mammakarzinom erkrankten, psychosoziale kanzerogene Effekte im multikausalen Geschehen eine größere Rolle als bei älteren. In einer Retrospektivstudie zeigten jüngere Mammakarzinompatientinnen häufiger Störungen in der frühkindlichen Entwicklung und in ihrer Sexualität und häufiger den Verlust eine nahestehenden Beziehungsperson in früher Kindheit (Becker 1979, 1981).

Endokrinologische Aspekte spielen bei der Pathophysiologie des Mammakarzinoms eine bekanntermaßen entscheidende Rolle (MacMahon 1973; McGuire 1978; Cole u. MacMahon 1969).

Die Psychoneuroendokrinologie konnte Wechselwirkungen zwischen psychosozialem Streß und Kortex-Hypothalamus-Hypophyse-Ovar detailliert erforschen (Bulbrook et al. 1960; Wenderlein 1981), d. h. die Produktion von Östrogenen und ihren Antagonisten ist in hohem Maße abhängig von psychosozialen Faktoren. Vielfältig beschrieben wurde die Bedeutung der verschiedenen Östrogenfraktionen und Androgene für Ätiologie und insbesondere Verlauf des Mammakarzinoms (MacMahon 1973; Lemon u. Reilly 1974). In psychoonkologischen Studien zeigte sich der Zeitpunkt der Menarche und Menopause (Levin et al. 1964; Feinleib 1968) und das signifikant häufigere Auftreten von Dysmenorrhoen und Hypermenorrhoen (Eicher et al. 1977) und sexuelle Identitätsstörungen (Renneker et al. 1963; Bacon et al. 1952; Becker 1979) als wichtige Faktoren, die auf eine Wechselwirkung zwischen Endokrinium und Psyche hinweisen.

Marmorston et al. (1969) konnten in ihren Studien spezielle Hormonprofile für unterschiedliche Krebsarten, darunter auch das Mammakarzinom, finden und sie damit für Vorhersagen heranziehen. Katz et al. (1970) konnten beim Mammakarzinom psychische Abwehrprozesse z. B. gegen Angst und Depression mit dem Hydrokortisonspiegel verbinden. Frauen mit einem mehr oder weniger defekten Abwehrsystem zeigten einen höheren Hydrokortison- und Kortisolspiegel und eine schlechtere Prognose dem Verlauf entsprechend als die Gruppe mit intaktem psychischen Abwehrsystem. Hier ergeben sich Bindeglieder zwischen den neurohumoralen Systemen und Immungeschehen.

Nicht allein für das Mammakarzinom, sondern die Frage der Karzinogenese insgesamt und den Verlauf von Krebserkrankungen sind immunologische Aspekte auf humoraler und zellulärer Basis von Wichtigkeit (Everson u. Cole 1966). Tierexperimentelle Studien und Verlaufsbeobachtungen am Menschen legen eine Wechselwirkung zwischen Immunkompetenz und Karzinogenese nahe. Transplantatempfänger, die aus therapeutischen Gründen einer exogenen Immunsuppression unterzogen werden mußten, zeigten eine erheblich erhöhte Krebsmortalität (Doll u. Kinlen 1970). Dies zeigt sich auch bei kongenitalen Immundefekten, die das humorale und/oder zelluläre System betreffen (Miller 1978). Das Mammakarzinom zeigt sich in frühen Stadien vorwiegend immunkompetent, was jedoch nicht bedeuten muß, daß auch eine Immunokompetenz des Tumorträgers zum Zeitpunkt der Entstehung vorlag. Terminale Stadien zeigen jedoch eindeutig eine Abnahme der Immunokompetenz im humoralen und zellulären Bereich (Fisher 1971; Keller 1977; Wanebo et al. 1978).

Speziell im zellulären Bereich verknüpfen sich in allen Stadien unmittelbar Prognose des Mammakarzinoms und das Ausmaß lymphozytärer Infiltration des Primärtumors und der axillären Lymphknoten (Berg 1959; Fisher 1971).

Der Zusammenhang zwischen psychosozialem Streß, vermehrter Ausschüttung von Kortikoiden und seine Wirkung auf das Immunsystem sind hinreichend erforscht (Solomon 1969; Herrmann 1979). In der psychoonkologischen Forschung des Mammakarzinoms konnte Pettingale et al. (1977) zeigen, daß Immunglobuline (IGA-Fraktion) signifikant mit der Unterdrückung aggressiver Gefühle korrelieren, was nach anderen Studien wieder mit einer schlechten Prognose korrelierte (Derogatis et al. 1978; Fleischmann 1981).

Das immer wieder beobachtete Phänomen der chronisch psychosozialen Streßsituation beim Mammakarzinom, was hinter diesem Begriff auch immer an Belastung stehen mag, in retrospektiven Studien auch prämorbid angenommen, könnte hier die Basis für eine psychophysische Wechselwirkung geben.

Die langjährige Existenz eines Carcinoma in situ, die Inkonstanz der Wachstumsrate (v. Fournier 1980) mit Wachstumsstillstand und foudroyantem Verlauf, Remissionen (Dormanns 1957; Wolff et al. 1967; Nakagawa u. Skemi 1975) werden von zahlreichen Autoren mit immunologischen Faktoren verbunden (Everson 1956; Burnet 1961; Boyd 1966; Libansky 1959; Hammerschmidt 1955).

Gerade das Mammakarzinom zeigt unabhängig von seiner Histologie große Unterschiede in der Wachstumsrate und damit in der Prognose und Überlebenszeit, die bisher von somatischer Seite letztendlich ungeklärt geblieben ist (Flesch 1927; Hackmann 1944; Schmidt 1954; Collins et al. 1956; Bloom et al. 1962; Haagensen 1971; Kusama et al. 1972; v. Fournier et al. 1976).

3.3.2 Psychoonkologische Studien

Wie in der psychoonkologischen Forschung allgemein sind auch die zahlreichen Arbeiten zum Mammakarzinom fast ausschließlich Retrospektivstudien.

In einer Vielzahl von psychosozialen Merkmalen zeigen klinische Beobachtungen und Testergebnisse eine überraschend große Übereinstimmung. Wieweit die einzelnen Forscher sich hierbei beeinflußt haben, ist nicht abzuschätzen. Prädiktive und teilweise prospektive Studien den Krankheitsverlauf betreffend sind ohne Zweifel von großer Relevanz, wenn auch heute noch nicht eingeschätzt werden kann, wieweit die psychosoziale Auffälligkeit somatopsychisch

Tabelle 3. Retrospektive Studien

Autor	Methodik	Ergebnisse und Hypothesen
Tarlau u. Smalheiser (1951)	Interview Rorschach Figure-Drawing-Test 11 Mammakarzinompatientinnen	Insgesamt belastende negative Lebenserfahrungen. Vorwiegend Dominanz der Mutter. Meist männliche Identifizierung, Ablehnung der Menarche, gehemmte Sexualität, Eheschwierigkeiten ohne Trennung vom Partner.
Bacon et al. (1952)	Interview 40 Mammakarzinompatientinnen	Masochistischer Charakter, gehemmte Sexualität, gehemmte Mutterrolle, Aggressionshemmung und Fassade von Überfreundlichkeit. Ungelöster Mutter-Konflikt. Neigung zur Verdrängung und unrealistischer Opferbereitschaft. Tendenz zu Behandlungsaufschub. Die Patientengruppe zwischen 55 und 70 Jahren zeigten diese Persönlichkeitszüge und Psychodynamik auffallend weniger.
Wheeler u. Caldwell (1955)	Interview Rorschach Draw-A-Person-Test Family-Rating Rosenzweig-Picture-Frustration-Test	Gehemmte Sexualität, geringer innerer Antrieb (inner-drive). Dominanz der Mutter, psychische Abwesenheit des Vaters.
Neumann (1959)	Interview 11 Mammakarzinompatientinnen	Objektverlust in der Genese. Sexualhemmung, Opferbereitschaft. Rezidivhäufigkeit bei Objektverlust und masochistische Einstellung häufiger.
Leshan u. Reznikoff (1960)	Interview 25 Mammakarzinompatientinnen	Auffälligkeit in der Geschwisterkonstellation. Mammakarzinompatientinnen sind durchschnittlich kürzere Zeit das jüngste Kind in der Familie (26 Monate) als Kontrollpersonen (49 Monate).
Renneker et al. (1963)	Psychotherapie 5 Mammakarzinompatientinnen	Frühkindliche Traumen über gestörte Mutter-Kind-Beziehung. Depressive Grundstruktur. Objektverlust. Masochistischer Charakter. Störung in der Sexualität und Mutterrolle.
Lask (1963)	Interview 32 Mammakarzinompatientinnen	5–7 Jahre vor der klinischen Manifestation chronische Streßsituation. Keine spezifische Persönlichkeit bei Mammakarzinompatientinnen.
Copper u. Nitcalfe (1963)	Interview MPI 32 Mammakarzinompatientinnen	Extroversion bei Mammakarzinompatientinnen signifikant höher als Kontrollgruppe.

Tabelle 3 (Fortsetzung)

Autor	Methodik	Ergebnisse und Hypothesen
Snell u. Graham (1971)	Life-events-Interview (5 Jahre vor klinischer Manifestation) 352 Mammakarzinompatientinnen	Keine signifikanten Unterschiede zur Kontrollgruppe (Kontrollgruppe bestand teilweise aus Patienten mit anderen Karzinomarten).
Pauli u. Schmid (1972)	MMPI 57 Mammakarzinompatientinnen	Allgemein hoher Neurotizismus. Lethargie, Hoffnungslosigkeit, Inaktivität, Hypochondrie, Pessimismus. Sonst keine signifikanten Unterschiede einzelner Persönlichkeitsmerkmale zur Kontrollgruppe.
Pauli u. Trotnow (1973)	Fragebogen 523 Mammakarzinompatientinnen	Erhöhtes Morbiditätsrisiko durch Alter, Übergewicht, Stillen, Trennnung vom Partner, sexuelle Zurückhaltung. Keine Korrelation zwischen Paritätsstatus, sozialen Merkmalen und Morbiditätsrisiko. Allgemein stärkere religiöse Einstellung.
Beck et al. (1975)	Psychoanalytisch orientiertes Interview MMPI 25 Mammakarzinompatientinnen	Überwiegen von "broken homes". Tendenz zur Idealisierung der Vergangenheit, ausgeprägte Verdrängung, Abwehr depressiver Gefühle durch Leistung, häufiges Auftreten von Aborten. Verlust nahestehender Beziehungspersonen. Karzinompatientinnen waren neurotischer als Mastopathiepatientinnen, insbesondere mehr Neigung zur Hypochondrie und Hysterie ("psychosomatische Mechanismen, Konversionsneigung"). Wenig Neigung zur Aggressivität und Hostilität.
Drunkenmölle (1975)	Fragebogen Beschwerdeliste, IQ 113 Mammakarzinompatientinnen	Mammakarzinompatientinnen hatten einen ausgeprägten Neurotizismus. Die Verschleppungszeit korrelierte mit dem Grad des Neurotizismus und war unabhängig vom IQ.
Eicher et al. (1977)	Interview Fragebogen MPI 100 Mammakarzinompatientinnen	Signifikant ausgeprägter Neurotizismus. Signifikant häufiger Objektverlust vor dem 20. Lebensjahr. Häufiges Auftreten von Depression, Sexualhemmung, Dysmenorrhoe. Stillverhalten hatte keine Relevanz.
Cramer et al. (1977)	BACL BPCL Bahnson 30 Mammakarzinompatientinnen	Ausgeprägte Tendenz zur Konformität und freundliche Anpassung. Verdrängung von Emotionen, Konflikten und Aggressivität. Niedriger Neurotizismus.
Becker (1979)	Interview 49 Mammakarzinompatientinnen	Unterschiede in der Lebensgeschichte und Psychodynamik von jüngeren und älteren Mammakarzinompatientinnen. Jüngere Patientinnen zeigten mehr Traumata in früher Kindheit, mehr psychische Auffälligkeit. Im Erwachsenenalter häufiger Objektverluste, sexuelle Gehemmtheit und pathologische Familienatmosphäre.

Tabelle 4. Prädiktive und prospektive Studien

Autor	Methodik	Ergebnisse und Hypothesen
Reznikoff (1955)	Interview Fragebogen TAT 25 Mammakarzinompatientinnen	Verlust von Geschwistern bei der Geburt der Patientin oder in der Kindheit. Verantwortung für jüngere Geschwister. Tendenz mehr zum Vater als zur Mutter. Weibliche Identitätsstörung, Eheschwierigkeiten, Konflikt mit der Mutterrolle.
Muslin et al. (1966)	Interview, Fragebogen, 37 Mammakarzinompatientinnen (ausschließl. Kaukasier und Neger)	Keine Unterschiede in der Häufigkeit frühkindlicher und vor der klinischen Manifestation vorkommender Objektverluste bei gutartigen und bösartigen Brusterkrankungen.
Stavraky et al. (1968)	MMPI DDT Wechsler-BELLEVUE-Test	Klinischer Verlauf korreliert signifikant mit psychischen Faktoren. Günstiger Verlauf korreliert mit erhöhter Aggressivität ohne Verlust emotionaler Kontrolle und mit höherem IQ.
Katz et al. (1970)	Interview, endokrinologischer Status 22 Mammakarzinompatientinnen	Hohe Korrelation zwischen ausgeprägter psychischer Abwehr und niedrigem Hydrokortisonspiegel korreliert zum Krankheitsverlauf. Keine psychologischen oder endokrinologischen Unterschiede zwischen Patientinnen gutartiger und bösartiger Tumoren.
Nemeth (1975)	Interview Fragebogen Rorschach	Prämorbide Neurotisierung. Ausgeprägtes Anpassungsverhalten. Sexualhemmung. Seltene neurotische oder psychosomatische Symptome. Günstigerer Krankheitsverlauf korreliert mit größerer Aggressivität. Vor der Manifestation der Erkrankung häufig psychische Traumata. Grundstimmung von Depression, Hoffnungslosigkeit und Verzweiflung.
Schonfield (1975)	Interview MMPI SRE (Schedule of Recent Experiences) 27 Mammakarzinompatientinnen	Bei jüngeren Mammakarzinompatientinnen ausgeprägtere verdeckte Angst und höherer Lügenscore. Kein Unterschied der Life-events 3 Jahre vor der klinischen Manifestation der Erkrankung zwischen Patienten mit gutartigen und bösartigen Tumoren.
Greer u. Morris (1975) Morris et al. (1981)	Interview EPI EPQ HDHQ 29 Mammakarzinompatientinnen	Mangel an und seltener besonders ausgeprägter Ausdruck von Gefühlen, insbesondere von Aggressivität. Aktives Verleugnen und kämpferisch-aggressive Gefühle korrelieren mit guter Prognose. Hoffnungslosigkeit, stoisches Akzeptieren korreliert mit schlechter Prognose. Unterschiede zwischen älteren und jüngeren Krebspatienten.
Neumeyer et al. (1980)	Fragebogen Gießen-Test (Selbst- und Idealtest) 23 Mammakarzinompatientinnen	Gestörte Mutter-Kind-Beziehung, Objektverlust, Sexualhemmung, psychosoziale Beziehungsstörung, depressive Grundstruktur, Aggressionshemmung.

Tabelle 4 (Fortsetzung)

Autor	Methodik	Ergebnisse und Hypothesen
Becker (1981)	Interview (Life-events) 51 Mammakarzinompatientinnen	Patientinnen mit schlechter Prognose zeigen signifikant häufiger frühen Objektverlust, häufiger pathologisch verarbeitete Traumata in der Lebensgeschichte.
Wirsching et al. (1981)	Interview Rating 18 Mammakarzinompatientinnen	In 80–90% richtige diagnostische Vorhersage über psychosoziale Kriterien. Mammakarzinompatientinnen zeigten häufiger Kontaktstörungen in Arzt-Patienten-Beziehungen, inadäquaten Ausdruck von Gefühlen (Abwehr oder Durchbruch) stärkere Vernunftsorientierung, weniger Angst (eher heroisches Verhalten), eher hoffnungsvoll und selbständig, altruistisch, harmonisierend, konfliktvermeidend.
Fleischmann (1981)	Sprachanalytisches Verfahren nach Gottschalk u. Gleser (1969) 51 Mammakarzinompatientinnen	Patientinnen mit schlechter Prognose haben signifikant häufiger ein masochistisch, paranoides Verhalten, weniger sprachlichen Ausdruck bei nach außen gerichteter Aggressivität.

Tabelle 5. Psychosoziale Faktoren und Persönlichkeit (Annahme vorwiegend prämorbider Persönlichkeitszüge

Frühkindliche Traumata:

– gestörte Mutterbeziehung
– frühkindliche Überforderung im Familienverband
– frühkindlicher Objektverlust

Chronischer Streß

Depressive Neurosenstruktur

– Opferbereitschaft, Altruismus
– Selbstwertproblematik
– Aggressionshemmung
– masochistischer Charakter

Verdrängung und Verleugnung

Sexuelle Identitäts- und Funktionsstörung

Kontaktstörung

Soziale Überangepaßtheit und Aktivität

Objektverlust

oder psychosomatisch zu interpretieren ist, da alle Stichproben aus Frauen bestehen, die bereits an einem Mammakarzinom erkrankt sind.

Die Tabellen 3 und 4 sollen einen Überblick zum gegenwärtigen Stand psychoonkologischer Forschung beim Mammakarzinom geben.

Betrachtet man die bisherigen Forschungsergebnisse der vorliegenden retrospektiven, prädiktiven und prospektiven Studien, so ergeben sich die in den Tabellen 5 und 6 aufgeführten Persönlichkeits- und psychosozialen Faktoren, die

Tabelle 6. Persönlichkeit und Krankheitsverlauf (bedingt prospektiv)

Hoffnungslosigkeit
Stoisches Verhalten
Paranoide Tendenzen
Aggressionshemmung
Masochistischer Charakter
Abwehrverhalten
Pathologische Verarbeitung von psychischen Traumen (z. B. Objektverlust)

sich sowohl auf die prämorbide Persönlichkeit, als auch auf den Krankheitsverlauf beziehen.

3.4 Empirische Studie

3.4.1 Die Untersuchung und ihre Grundhypothesen

Die vorliegende Studie befaßt sich mit der Fragestellung:
1. Wieweit Mammakarzinompatientinnen mit vergleichbarem klinischen Ausgangsstadium zum Untersuchungszeitpunkt in den sich in der Folgezeit bildenden Untergruppen mit günstigem und ungünstigem Krankheitsverlauf hinsichtlich psychosozialer Daten unterscheiden lassen (psychosoziale Faktoren − Prognose) und in wieweit sich hieraus therapeutische Konsequenzen für die Nachsorge ergeben können.
2. Gibt es psychosoziale Faktoren, die sich prämorbid, reaktiv oder als Ausdruck eines psychophysischen Gesamtgeschehens Mammakarzinompatientinnen von einer Kontrollgruppen unterscheiden? Dies implizierte sowohl die Frage nach einer psychosozialen kanzerogenen Komponente als auch Aspekte der Krankheitsverarbeitung im Krankheitsgeschehen.
3. Durch Hinweise von erfahrenen Klinikern und eigene Beobachtungen angeregt, sollte darüber hinaus untersucht werden, wieweit sich auch aufgrund somatisch orientierter nosologischer Unterscheidung jüngere von älteren Karzinompatientinnen auf psychosozialem Gebiet unterscheiden.
Es wurden folgende Hypothesen aufgeteilt:

1. Mammakarzinompatientinnen gleichen klinischen Ausgangsstadiums bei unterschiedlichem klinischen Verlauf unterscheiden sich hinsichtlich psychosozialer Faktoren wie z. B. Aggressivität, Angst, Sexualität, pathologisch verarbeiteter Traumen und psychischer Abwehrmechanismen.
2. Mammakarzinompatientinnen unterscheiden sich in ihrer Lebensgeschichte, im Bereich psychosozialer Faktoren von Nichtkarzinompatientinnen.
3. Jüngere Karzinomträgerinnen zeigen deutlich mehr pathologisch verarbeitete Traumen in ihrer Lebensgeschichte und psychosoziale Auffälligkeiten als ältere Karzinomträgerinnen.

Eine detaillierte Hypothesenbildung findet sich bei der Darstellung der einzelnen Untersuchungsparameter entsprechend der speziellen Fragestellung.

3.4.2 Stichprobe und Kontrollgruppe

Die Stichprobe des prospektiven Studienanteils zur Prognose besteht aus 51 Frauen mit einem Mammakarzinom, die nach der Reihenfolge ihres Erscheinens in der ambulanten strahlentherapeutischen Abteilung der Frauenklinik, Strahlenklinik der Universität Heidelberg und der Strahlenklinik der Universität Mannheim in die Untersuchung aufgenommen wurden. Ausgeschlossen wurden lediglich alle Patientinnen, die das 70. Lebensjahr überschritten hatten, da das Testinstrumentarium und die Dauer der Untersuchung, wie wir annahmen, ältere Patientinnen überfordert hätten. Das klinische Auswahlkriterium bestand mit wenigen Ausnahmen in der Zugehörigkeit zu Stadium II (s. detaillierte Angaben nach TNM und weitere klinische Kriterien S. 60 und Becker 1982 b, Anhang S. 387). Da die Stadieneinteilung nach dem TNM-System nur ein grobes klinisch prognostisches Kriterium darstellt, wurden weitere Daten aus der somatischen Krankengeschichte der Patientinnen wie beispielsweise Histologie, Zahl der befallenen Lymphknoten, Lokalisation des Tumors, therapeutisches Vorgehen und andere somatische Erkrankungen als prognostische Faktoren mitaufgenommen.

Alle 51 Mammakarzinompatientinnen wurden im gleichen Stadium des therapeutischen Vorgehens, nämlich im letzten Drittel der postoperativen Bestrahlung untersucht.

Um der Fragestellung einer unterschiedlichen Psychodynamik älterer und jüngerer Karzinomträgerinnen nachgehen zu können, wurde die Stichprobe um weitere 20 Karzinompatientinnen unter 50 Jahren nach der Reihenfolge ihres Erscheinens in der Universitätsfrauenklinik Heidelberg erweitert. Die Gruppe der zusätzlich einbezogenen 20 Karzinompatientinnen unter 50 Jahren konnte nicht in die Experimentalgruppe der 51 Patientinnen mit vergleichbarem Ausgangsstadium unter der Fragestellung möglicher unterschiedlicher psychosozialer Faktoren bei unterschiedlicher Prognose miteinbezogen werden, da bei ihr zum Zeitpunkt der Untersuchung unterschiedliche Krankheitsstadien und ein unterschiedliches therapeutisches Vorgehen bestand.

Die Gesamtstichprobe besteht also aus 71 Patientinnen mit einem Mammakarzinom.

Als Kontrollgruppe dienten 72 Frauen aus der Chirurgischen Klinik und Frauenklinik der Universität Heidelberg. Die 36 Patientinnen aus der Chirurgischen Klinik waren zum Zeitpunkt der Untersuchung in stationärer Behandlung wegen einer Fraktur, die 36 Patientinnen aus der Frauenklinik in ambulanter gynäkologischer Behandlung wegen gutartiger Brusterkrankungen, Menstruationsbeschwerden, funktioneller Beschwerden und Routinekontrolluntersuchungen. Die Kontrollgruppe wurde hinsichtlich des Alters und Sozialdaten zur Experimentalgruppe parallelisiert. Die Zuordnung fand zunächst nach der Reihenfolge ihres Erscheinens in der jeweiligen Klinik und dann in selektiver Form im Sinne der Zuordnung statt. Bei beiden Untergruppen der Kontrollpopulation von Frauenklinik und Chirurgie wurde getrennt auf eine der Experimentalgruppe vergleichbare Verteilung des Alters und der Sozialdaten geachtet.

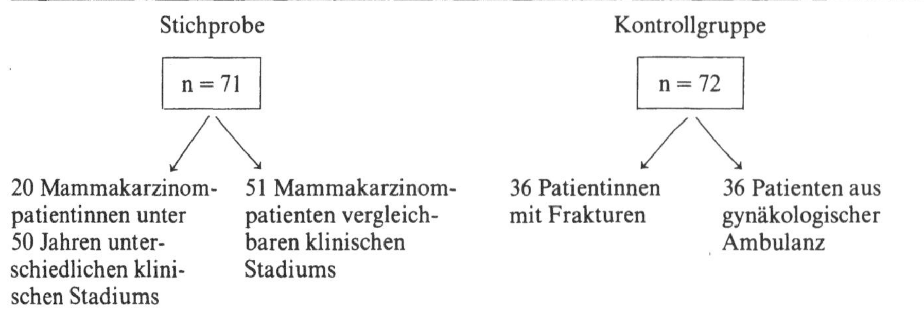

3.4.3 Aufbau und Methodik

Alle Patientinnen, die in die Studie aufgenommen wurden, wurden als erstes von ihrem zur Zeit behandelnden Arzt nach der grundsätzlichen Bereitschaft an der Studie teilzunehmen, gefragt. Bei der Zusammensetzung der Stichprobe wurden insgesamt 87 Patientinnen mit einem Mammakarzinom angesprochen, wovon 71 Frauen bereit waren, an der Studie teilzunehmen. Bei der Zusammensetzung der Kontrollgruppe haben von ca. 86 Patientinnen 72 Frauen zugesagt. Die Zahl der Absagen kann hier möglicherweise geringfügig höher liegen, da die Vermittlung der die Patientin Fragenden zu dem Untersucher nicht so lückenlos erfolgte, wie bei der Experimentalgruppe. Nach ihrer ausdrücklichen Einverständniserklärung wurde ein erster Untersuchungstermin vereinbart. Der Ort der Untersuchung war durchgehend die zur Zeit behandelnde Klinik (Frauenklinik, Strahlenklinik, Chirurgie). Zu Beginn der Untersuchung wurden allen Patientinnen der Arbeitsbereich des Untersuchers und der Inhalt der Studie erläutert, und erneut nach der Bereitwilligkeit einer Teilnahme gefragt. Die Untersuchung fand in allen Fällen in 2 Sitzungen an unterschiedlichen Tagen statt.

Die Reihenfolge des Untersuchungsinstrumentariums war für alle Probanden einheitlich. Das Testinstrumentarium bestand aus einem projektiven Verfahren (Holtzman-Inkblot-Technik, HIT), einem Persönlichkeitsfragebogen mit Selbst- und Idealbild (Gießen-Test), einem Intelligenztest (MWT-B) und einem Fragebogen, der die wichtigsten Sozialdaten festhielt. Schwerpunkt der 2. Sitzung bildete ein semistrukturiertes psychoanalytisch orientiertes Interview, das einheitlich für jeden Probanden von dem gleichen Analytiker durchgeführt wurde. Die ersten tausend Worte des Probanden, etwa die erste halbe Stunde des Interviews wurde auf Tonband aufgenommen und später transkribiert zu einer sprachanalytischen Auswertung (Gottschalk u. Gleser 1969). Anschließend wurde das Tonband für den Probanden sichtbar abgeschaltet. Jedem Probanden wurde nach dem Gespräch angeboten, sich bei Bedarf an den Interviewer wenden zu können. Die Dauer der Untersuchung betrug für das Testinstrumentarium durchschnittlich etwa 2 h, für das Interview 1,5 h.

Die Gruppe der Patientinnen mit einem Mammakarzinom unterlag in der Folgezeit einer klinischen Beobachtungszeit von durchschnittlich 2 – 3 Jahren, eine Zeit zwischen dem psychosozialen Untersuchungszeitpunkt im letzten Drittel

der postoperativen Bestrahlung und einem von uns gesetzten Termin, wo nach
klinischen Prognosekriterien, insbesondere für das Stadium II zu erwarten war,
daß sich innerhalb der Karzinomgruppe eine Untergruppe mit klinisch manifestem Rezidiv gebildet hatte. Die klinischen Daten am Ende der Beobachtungszeit erhielten wir durch Einsicht in die Nachsorgedokumentation der jeweils
behandelnden Institutionen.

Neben der für uns im Vordergrund stehenden Beobachtung des klinisch somatischen Verlaufes wurden alle noch lebenden Patientinnen mit einem Mammakarzinom 2−3 Jahre nach der Erstuntersuchung zu einem erneuten Gespräch
eingeladen. Von den 71 Patientinnen erschienen 43 zu diesem Zweitinterview.
Daß die Anzahl der Patientinnen, die zu einem Zweitgespräch kamen, relativ
niedrig erscheint, hängt einerseits mit der Zahl der gestorbenen und schwer an
einem Rezidiv erkrankten Patientinnen zusammen und andererseits mit der
Tatsache, daß wir bei mangelnder Reaktion auf dieses Zweitgespräch mit
Rücksicht auf die Patientinnen nicht weiter beharren wollten, da wir es auch als
Antwort im Sinne der Belastung auf den ersten Untersuchungstermin ansahen
oder davon ausgingen, daß die Patientinnen nicht mehr an ihr Schicksal als
Krebskranke erinnert werden wollten. Dieses Zweitgespräch wurde wegen der
mangelnden Beteiligung nicht statistisch ausgewertet, diente aber als wichtige
Information für den postoperativen Krankheitsverlauf und seine Interpretationen.

Untersuchungsinstrumentarium (in der Reihenfolge der Erhebung)

1. Projektives Verfahren (Holtzman-Inkblot-Technik, HIT).
2. Persönlichkeitstest (Gießen-Test, Selbst und Ideal).
3. Intelligenztest (Mehrfachwortschatzintelligenztest, MWT-B)[3].
4. Fragebogen (Sozialdaten im objektiven Bereich).
5. Psychoanalytisch orientiertes Interview mit Dokumentation und Auswertung über:
   a) Interviewprotokoll,
   b) Fragebogen objektiver und subjektiver Daten des Patienten (vom Interviewer ausgefüllt),
   c) Verbatimprotokoll zur sprachanalytischen Auswertung nach Gottschalk u.
      Gleser und von Abwehrmechanismen,
   d) qualitative und quantitative Einschätzung von psychosozialen Traumen
      aus der Lebensgeschichte (Life-events).

Zusammenfassung des Studiengrundaufbaus

Der Schwerpunkt der Studie besteht aus einem bedingt *prospektiven* Anteil, wo
sich innerhalb einer klinischen Verlaufszeit von 2−3 Jahren nach der Erstuntersuchung unter den 51 Mammakarzinompatientinnen vergleichbaren klinischen

---

[3] Kurzintelligenztest, der mit dem HAWIE ausreichend korreliert (Merz et al. 1975).

Stadiums 2 unterschiedliche Prognosegruppen (mit und ohne Rezidiv) vergleichen lassen. In dem retrospektiven Anteil der Studie werden Patientinnen mit einem Mammakarzinom mit einer hinsichtlich des Alters und Sozialdaten parallelisierten Kontrollgruppe aus Nichtkarzinomträgerinnen und Untergruppen innerhalb der Karzinomgruppe hinsichtlich ihres Krankheitsverhaltens und prämorbiden psychosozialen Daten verglichen.

3.4.4 Daten der Kollektive

(Vollständige Datensammlung s. Becker 1982 b, Anhang S. 321)

Tabelle 7. Gesamtkarzinomgruppe − Kontrollgruppe (Parallelisierung)

	Mammakarzinomgruppe (n = 71)	Kontrollgruppe (n = 72)
Altersverteilung		
bis 30 Jahre	4,2% (3)	9,7% (7)
31−40 Jahre	26,9% (19)	19,4% (14)
41−50 Jahre	28,2% (20)	25,0% (18)
51−60 Jahre	16,9% (12)	26,4% (19)
61−70 Jahre	23,8% (17)	19,4% (14)
Intelligenz		
(MWT-B, Mehrfachwortschatzintelligenztest)		
durchschnittlich	40,8% (29)	55,6% (40)
überdurchschnittlich	39,4% (28)	25,0% (18)
unterdurchschnittlich	7,0% (5)	2,8% (2)
keine Daten	12,7% (9)	16,7% (12)
Familienstand		
ledig	2,8% (2)	4,2% (3)
verheiratet	74,6% (53)	66,8% (48)
verwitwet	14,1% (10)	13,9% (10)
geschieden	7,9% (5)	9,7% (7)
getrennt lebend	1,4% (1)	5,6% (4)
Schulabschluß der Patientin		
keine Daten	−	1,4% (1)
Hauptschule	78,8% (56)	77,8% (56)
Realschulabschluß	18,3% (13)	13,9% (10)
Abitur	1,4% (1)	2,8% (2)
abgeschlossenes Hochschulstudium	1,4% (1)	4,2% (3)
Abgeschlossene Berufsausbildung der Patientin		
ja	46,5% (33)	43,1% (31)
nein	53,5% (38)	56,9% (41)
Beruf der Patientin		
Hausfrau	59,2% (42)	55,6% (40)
ungelernte Arbeiterin	8,5% (6)	9,7% (7)
Facharbeiterin	2,8% (2)	2,8% (2)

Tabelle 7 (Fortsetzung)

	Mammakarzinom-gruppe (n = 71)	Kontroll-gruppe (n = 72)
Angestellte	23,9% (17)	25,0% (18)
selbständig	4,2% (3)	1,4% (1)
Akademikerin	1,4% (1)	2,8% (2)
Keine Daten	–	2,8% (2)
Schulabschluß des Ehepartners		
entfällt	2,8% (2)	2,8% (2)
keinen	1,4% (1)	–
Hauptschule	80,3% (57)	75,0% (54)
Realschulabschluß	8,5% (6)	11,1% (8)
Abitur	1,4% (1)	4,2% (3)
abgeschlossenes Hochschulstudium	5,6% (4)	6,9% (5)
Beruf des Ehepartners		
entfällt	2,8% (2)	2,8% (2)
ungelernter Arbeiter	11,3% (8)	13,9% (10)
Facharbeiter	42,3% (30)	44,5% (32)
Angestellter	18,3% (13)	19,5% (14)
leitender Angestellter	4,2% (3)	–
einfacher und mittlerer Beamter	2,8% (2)	2,8% (2)
Schulabschluß des Vaters		
keinen	–	1,4% (1)
Hauptschule	88,7% (63)	80,6% (58)
Realschulabschluß	8,5% (6)	6,9% (5)
Abitur	1,4% (1)	8,3% (6)
abgeschlossenes Hochschulstudium	1,4% (1)	1,4% (1)
Keine Daten	–	1,4% (1)
Beruf des Vaters		
ungelernter Arbeiter	9,9% (7)	11,1% (8)
Facharbeiter	36,6% (26)	29,2% (21)
Angestellter	14,1% (10)	8,3% (6)
leitender Angestellter	1,4% (1)	–
einfacher und mittlerer Beamter	11,3% (8)	13,9% (10)
höherer Dienst	–	1,4% (1)
selbständiger Handwerker	15,5% (11)	18,1% (13)
Landwirt	11,3% (8)	16,7% (12)
Akademiker	–	1,4% (1)
Schulabschluß der Mutter		
Hauptschule	95,8% (68)	87,5% (63)
Realschulabschluß	4,2% (3)	11,1% (8)
abgeschlossenes Hochschulstudium	–	1,4% (1)
Beruf der Mutter		
Hausfrau	76,1% (54)	83,3% (60)
ungelernte Arbeiterin	8,5% (6)	2,8% (2)
Facharbeiterin	5,6% (4)	5,6% (4)
Angestellte	9,9% (7)	6,9% (5)
Akademikerin	–	1,4% (1)

Tabelle 8. Mammakarzinompatientinnen ohne Rezidiv (n = 33) und mit Rezidiv (n = 18)

Sozialdaten	Mammakarzinomgruppe	
	Ohne Rezidiv (n = 33)	Mit Rezidiv (n = 18)
Altersverteilung		
Bis 30 Jahre	–	5,5% (1)
31 – 40 Jahre	12,1% (4)	16,6% (3)
41 – 50 Jahre	33,3% (11)	22,2% (4)
51 – 60 Jahre	15,1% (5)	27,2% (5)
Menopause		
Nein	45,5% (15)	38,9% (7)
Funktionell	45,5% (15)	55,6% (10)
Operativ oder durch Bestrahlung	9,1% (3)	5,6% (1)
Intelligenz (MWT-B, Mehrfachwortschatzintelligenztest)		
Durchschnittlich	48,5% (16)	33,3% (6)
Überdurchschnittlich	36,4% (12)	33,3% (6)
Unterdurchschnittlich	9,1% (3)	5,6% (1)
Keine Daten	6,1% (2)	27,8% (5)
Familienstand		
Ledig	3,0% (1)	–
Verheiratet	66,7% (22)	77,8% (14)
Verwitwet	24,2% (8)	5,6% (1)
Geschieden	6,1% (2)	16,7% (3)
Schulabschluß der Patientin		
Hauptschulabschluß	81,8% (27)	83,3% (15)
Realschulabschluß	18,2% (6)	11,1% (2)
Abitur	–	5,6% (1)
Abgeschlossene Berufsausbildung der Patientin		
Ja	45,5% (15)	27,8% (5)
Nein	54,5% (18)	72,2% (13)
Beruf der Patientin		
Hausfrau	63,6% (22)	72,2% (13)
Ungelernte Arbeiterin	9,1% (3)	11,1% (2)
Facharbeiterin	6,1% (2)	–
Angestellte	15,2% (5)	16,7% (3)
Selbständig	6,1% (2)	–
Schulabschluß des Ehepartners		
Entfällt	3,0 (1)	–
Hauptschulabschluß	84,8% (28)	83,3% (15)
Realschulabschluß	9,1% (3)	11,1% (2)
Abitur	3,0% (1)	–
Abgeschlossenes Hochschulstudium	–	5,6% (1)
Beruf des Ehepartners		
Entfällt	3,0% (1)	–
Ungelernter Arbeiter	9,1% (3)	11,1% (2)
Facharbeiter	45,5% (15)	50,0% (9)
Angestellter	18,2% (6)	22,2% (4)

Tabelle 8 (Fortsetzung)

Sozialdaten	Mammakarzinomgruppe	
	Ohne Rezidiv (n = 33)	Mit Rezidiv (n = 18)
Leitender Angestellter	3,0% (1)	–
Einfacher und mittlerer Beamter	6,1% (2)	–
Selbständiger Handwerker	12,1% (4)	11,1% (2)
Akademiker	3,0% (1)	5,6% (1)
Schulabschluß des Vaters		
Hauptschulabschluß	87,8% (29)	88,9% (16)
Realabschluß	9,1% (3)	5,6% (1)
Abitur	3,0% (1)	–
Abgeschlossenes Hochschulstudium	–	5,6% (1)
Beruf des Vaters		
Ungelernter Arbeiter	12,1% (4)	5,6% (1)
Facharbeiter	30,3% (10)	50,0% (9)
Angestellter	24,2% (8)	5,6% (1)
Leitender Angestellter	–	5,6% (1)
Einfacher und mittlerer Beamter	12,1% (4)	–
Selbständiger Handwerker	15,2% (5)	11,1% (2)
Landwirt	6,1%	22,2% (4)
Schulabschluß der Mutter		
Hauptschulabschluß	96,9% (32)	100,0% (18)
Realschulabschluß	3,0% (1)	–
Beruf der Mutter		
Hausfrau	78,8% (26)	77,8% (14)
Ungelernte Arbeiterin	12,1% (4)	11,1% (2)
Facharbeiterin	3,0% (1)	5,6% (1)
Angestellte	6,1% (2)	5,6% (1)
Krankheitsspezifische Daten		
Stadium		
T1 N0 M0	6,1% (2)	5,6% (1)[a]
T1 N1 M0	9,1% (3)	11,1% (2)
T1 N2 M0	12,1% (4)	16,7% (3)
T1 N3 M0	3,0% (1)	–
T2 N0 M0	12,1% (4)	–
T2 N1 M0	12,1% (4)	16,7% (3)
T2 N2–3 M0	45,5% (15)	50,0% (9)
Histologie		
Infiltrierende Karzinome		
1. Duktale		
a) Undifferenziertes Karzinom (80%)		
– solide-szirrhös (einheitliche Prognose)	87,9% (29)	83,3% (15)
– medullär (günstige Prognose)	–	5,6% (1)
b) Sonderformen: Karzinom der großen Milchgänge (5–10%)= Intraduktal Typen:		
– Komedokarzinom	–	–
– cibriformes Karzinom (günstige Prognose)	–	–
– papilläres	–	–

Tabelle 8 (Fortsetzung)

Krankheitsspezifische Daten	Mammakarzinomgruppe	
	Ohne Rezidiv (n = 33)	Mit Rezidiv (n = 18)
2. Lobuläre Karzinome = anaplast	–	5,6% (1)
3. Seltene Formen:		
– tubuläres	6,1% (1)	5,6 (1)
– adenoid-zystisches	9,1% (3)	–
– inflammatorisches	–	–
Sitz des Primärtumors		
Im äußeren oberen Quadranten	45,5% (15)	33,3% (6)
Im äußeren unteren Quadranten	6,1% (2)	22,2% (4)
Im inneren oberen Quadranten	18,2% (6)	11,1% (2)
Im inneren unteren Quadranten	12,1% (4)	–
Keine Angaben	18,2% (6)	33,3% (6)
Operationstechnik		
Subkutane Mastektomie	3,0% (1)	–
Ablatio simplex	–	5,6% (1)
Ablatio + pectoralis + Ausräumung der Axilla	33,3% (11)	22,2% (4)
Ablatio + pectoralis	3,0% (1)	5,6% (1)
Keine Daten	–	5,6% (1)
Bestrahlung		
Supra-infraklavikulär 4500 + parasternal 500 rd	24,2% (8)	22,2% (4)
Supra-infraklavikulär 4500 + parasternal 4500 rd	33,3% (11)	22,2% (4)
Supra-infraklavikulär 4500 + retrosternal 5000 rd	9,1% (3)	5,6% (1)
Supra-infraklavikulär 4500 + axillär 4500 + retrosternal 4800	12,1% (4)	11,1% (2)
Supra-infraklavikulär 4500 + axillär 4500 + parasternal 5000	21,2% (7)	38,9% (7)
Zytostatika		
Keine	84,5% (28)	55,6% (10)
Ja	12,1% (4)	38,9% (7)
Ja, abgebrochen	6,1% (1)	5,6% (1)
Zeit zwischen Operation und Testaufnahme		
1 Monat	12,1% (4)	5,6% (1)
2 Monate	66,7% (22)	72,3% (13)
3 Monate	15,2% (5)	16,7% (3)
4 Monate	3,0% (1)	–
Mehr als 6 Monate	3,0% (1)	5,6% (1)
Zeitraum zwischen Operation und Rezidiv bzw. Metastasen		
Entfällt	100,0% (33)	–
3 Monate	–	5,6% (1)
8 Monate	–	16,7% (3)
11 Monate	–	5,6% (1)
17 Monate	–	5,6% (1)
18 Monate	–	5,6% (1)
20 Monate	–	16,7% (3)
21 Monate	–	5,6% (1)
24 Monate	–	5,6% (1)

Tabelle 8 (Fortsetzung)

Krankheitsspezifische Daten	Mammakarzinomgruppe	
	Ohne Rezidiv (n = 33)	Mit Rezidiv (n = 18)
25 Monate	–	5,6% (1)
28 Monate	–	5,6% (1)
30 Monate	–	5,6% (1)
Keine Daten	–	16,7% (3)
Verstorben		
Nein	100,0% (33)	55,6% (10)
Ja	–	44,4% (8)

N 0 kein Lymphknotenbefall, N 1 ein Knoten, N 2 mehrere Knoten, histologisch nachgewiesen befallen.
[a] Die 3 Patientinnen mit T 1 N 0 M 0 kamen versehentlich in die Experimentalgruppe. Bei erneuter Überprüfung der Krankenblätter am Ende der Studie zeigte sich eine Revision der ursprünglichen Stadieneinteilung.

3.5 Äußere und atmosphärische Bedingungen und methodische Probleme der Studie

Ein wichtiger Faktor für die Studie war die besondere Untersucher-Patienten-Beziehung. Die Besonderheit zeichnete sich dadurch aus, daß der Untersucher selbst nicht zum für den Patienten gewohnten Behandlungsteam gehörte, aus einer anderen Klinik und dazu noch aus einer Psychosomatischen Klinik kam. Da in Deutschland in vorwiegend somatisch orientierten Kliniken und Ambulanzen die Psychosomatik für den Patienten nicht gewohnter integrierter Bestandteil einer ganzheitlichen Medizin darstellt, war es für die meisten Patienten eine völlig ungewohnte Situation im Rahmen einer Behandlung sehr ausführlich mit ihrer psychischen und sozialen Situation konfrontiert zu werden, in einigen Fällen trat sogar ein Gefühl der Diskriminierung auf mit der Befürchtung psychisch auffällig zu sein. Die Patienten wurden über Sinn und Ablauf der Studie informiert und selbstverständlich die Freiwilligkeit der Teilnahme betont. Ihre Zu- oder Absage hing unserer Beobachtung nach meist von der Arzt-Patienten-Beziehung des aktuell behandelnden Arztes und vor allem auch von der Motivation und Einstellung des fragenden Arztes der Studie gegenüber ab, was sich sichtbar auf die Patienten übertrug.
Zur Untersuchung selbst zeigten sich bei den Patientinnen sehr unterschiedliche Motive und Einstellungen, getragen von einer Tendenz der Gefügigkeit, Resignation, Anpassung, Abhängigkeit, Angst, Gefälligkeit dem behandelnden Arzt gegenüber, aber auch Neugier, Interesse, Not, Leidensdruck und Hoffnung.
Auch die Situation des Untersuchers, der sonst im diagnostisch-therapeutischen Rahmen als Psychosomatiker und Psychoanalytiker gewohnt war, vor allem unter der Perspektive einer unmittelbar folgenden therapeutischen Konsequenz ein Gespräch zu führen, war mitbestimmt von der Problematik, vom Patienten

etwas zu nehmen, Informationen zu erhalten, ohne eine langfristig therapeutische Hilfe anbieten zu können, eine Hilfe, die auch zunächst von den meisten Patienten nicht erwünscht schien.

Daneben stellte die Schwere der somatischen Erkrankung bei Krebspatienten und die damit verbundenen Ängste und das Leid für den Untersucher eine neuartige große Belastung dar. Diese Belastung für den Untersucher führte nicht selten zu einer ausgesprochenen Schonhaltung, erhöhter aktiver Hilfsbereitschaft im Vergleich zu dem mehr abstinent-konfrontierenden Verhalten im diagnostisch-therapeutischen Umgang mit psychoneurotischen und psychosomatischen Patienten. Der Untersucher war bemüht, soweit es ihm möglich war, sein eigenes, je nach dem Patienten auch wechselndes Empfinden und Verhalten wahrzunehmen und zu überprüfen. Das Gefühl der eigenen Macht- und Hilflosigkeit, die Konfrontation mit Todesängsten, mit einem verstümmelnden, extrem destruktiven Krankheitsprozeß setzte zeitweise auch beim Untersucher einen Abwehrprozeß in Gang, der über Aktivität, unrealistische Hoffnung, Verleugnung und vor allem Abspaltung lief. Dies soll nicht bedeuten, daß diese Abwehrstrategie beim Untersucher durchgängig in einem diagnostischen Gespräch vorherrschte oder bei allen Patienten auftrat. Gerade durch die oft erstaunliche Entwicklung und Öffnung des Patienten innerhalb des Gespräches war es nicht selten der Patient selbst, der dem Untersucher das Wahrnehmen seiner eigenen Empfindungen und seines Verhaltens ermöglichte. Je gravierender das Schicksal des einzelnen Patienten und je mehr Patienten in einem bestimmten Zeitraum an der Studie teilnahmen, desto mehr steigerte sich das Schutzbedürfnis des Untersuchers. Je länger die Studie dauerte, desto größer war einerseits die Gefahr der Abspaltung beispielsweise durch Gewöhnung an die Belastung und scheinbar widersprüchlich dazu, desto offener konnte der Untersucher werden, wohl weil er zunehmend seine Abwehrstrategie wahrnahm.

Mir scheint in diesem Zusammenhang noch wichtig zu erwähnen, daß der Untersucher selbst eine kurze Phase der Krebsangst (Carcinophobie) durchgemacht hat. Er ließ einen Leberfleck (Naevus pigmentosus), der sich nur unwesentlich vergrößert hatte, untersuchen, ohne daß ein pathologischer Befund erhoben werden konnte (in diesem Zeitraum hatte der Untersucher einen Patienten mit einem malignen Melanom im Rahmen der psychosozialen Nachsorge in Behandlung). Produktiv an diesem Prozeß des Untersuchers war sein zunehmendes Verständnis für die Haltung vieler Krebspatienten selbst und ihrer behandelnden Ärzte. Es stellt sich nämlich z. B. die Frage, wie ein vorwiegend onkologisch tätiges Team ohne ein gewisses Maß an Spaltung und Verleugnung und ohne eine adäquate Hilfe dieser persönlichen Konfrontation und Belastung gewachsen sein kann.

Bei der grundsätzlichen Problematik von Forschungsvorhaben, wo vorwiegend der Patient der Gebende ist, ohne persönlich unmittelbar zu profitieren, stellte vor allem die Testuntersuchung, die sich über ca. 2 h erstreckte, eine enorme Belastung für den Patienten dar, da er trotz einer ausführlichen Information und Instruktion, gerade bei den Testverfahren den Sinn der Untersuchung meist nicht durchschauen kann. So war es um so erstaunlicher, daß die meisten Patienten innerhalb des Interviews, also nach der Testung, nach oft anfänglicher Skepsis eine sehr intensive Arzt-Patienten-Beziehung aufbauen konnten und vor allem ihre Krankheit in einem sehr ursprünglich „psychosomatischen" Krankheitsverstehen vermittelten, mehr oder weniger ähnlich bereitwillig auf ihre Lebensgeschichte eingingen, wie es den Erfahrungen des Untersuchers aus seiner Arbeit mit psychoneurotischen und psychosomatischen Patienten entsprach. Um so konfliktreicher empfand der Untersucher die Tatsache, sicher nicht allen motivierten Patienten aus der Studie ein konstantes Betreuungsangebot über einen längeren Zeitraum machen zu können.

Eine weitere grundsätzliche Schwierigkeit, und dies sollte bei zukünftigen Studienvorhaben im psychoonkologischen Bereich bei der Planung berücksichtigt werden, ist die Belastung für den krebskranken Patienten. Er befindet sich zumindest im akuten Stadium der Diagnostik und Therapie in einer Situation, wo häufig sein ganzer Lebensentwurf auf Hoffnung und Resignation, Verleugnung und angstvoller Konfrontation seine Krankheit betreffend eingeengt ist. Seine Situation ist nicht selten, von ihm und den behandelnden Ärzten sicher ungewollt, eine abhängige Position mit der Hoffnung auf therapeutische Hilfe. Die Anliegen des Forschers an den Patienten sind schwer mit denen der Patienten selbst in Einklang zu bringen. Der Forscher muß sich hierbei fragen, wieweit Ethik und Forderungen methodischer Exaktheit in Einklang zu bringen sind. Für viele Patienten müssen im Stadium existenzieller Bedrohung durch die Erkrankung Fragen, die für ihn nicht in unmittelbarem Zusammenhang mit seiner akuten Erkrankung stehen, teilweise absurd und auch belastend erscheinen, gerade wenn aus methodischen Gründen Forscher und Patient monologisch in einem scheinbaren Dialog „kommunizieren". Die Frage nach der Lebensgeschichte, eine Art Bilanzieren mit dem Patienten muß nicht, aber kann dem häufig anzutreffenden Abwehrverhalten und der auf das aktuelle Krankheitsgeschehen begrenzten Einengung entgegenlaufen. So sind die bei unseren Ergebnissen in manchen Bereichen auftretenden fehlenden Daten zu verstehen, da wir bei besonders belasteten Patienten auf eine weitere Fragestellung verzichteten und sich gerade die Befragung nach mehr objektiven Daten an den mehr freien, analytischen Teil des Interviews anschloß und somit am Ende des Gespräches angesiedelt war.

Die Diskrepanz zwischen den Bedürfnissen des Patienten und des Forschers trat insbesondere bei der psychologischen Testung auf, wo aus methodischen Gründen eine Standardisierung der Testsituation gefordert ist, eine natürliche interindividuelle Kommunikation keinen Raum hat und die Situation vorwiegend von der überindividuellen „Testprovokation" bestimmt wird. Mit am deutlichsten wurde dies bei dem vorgelegten Intelligenztest, der für die Patienten am weitesten entfernt von ihrer aktuellen Lebenssituation erscheinen mußte und sich die Patienten darüber hinaus sehr stark mit einer Situation des möglichen Versagens, der Unzulänglichkeit konfrontiert sahen.

Innerhalb des Untersuchungsinstrumentariums war das Interview trotz der mangelnden Objektivierbarkeit nicht nur unserer Erfahrung nach das Instrument, das die meisten Informationen brachte, sondern für den Probanden ein Korrektiv und geradezu eine therapeutische Hilfe darstellte, die Belastungen durch die Testreihe, aber auch durch die Krankheit zu verarbeiten, vor allem wegen seines kommunikativen Elementes und des Freiraums für die aktuellen individuellen Belange des einzelnen Patienten.

Für die Entscheidung, die Kontrollgruppe nicht aus der sog. Normalpopulation, sondern aus Nichtkarzinomträgern, die sich im Krankenstand befinden auszuwählen, sprechen unserer Meinung nach trotz aller Problematik eine Vielzahl von Gründen. Beim Ansprechen der sog. Normalpopulation an einer Untersuchung teilzunehmen, die insgesamt etwa 3−4 h an 2 aufeinanderfolgenden Terminen in Anspruch nimmt, wären die Untersucher auf die Freiwilligkeit, die auf sehr unterschiedlicher Motivation beruht oder auf eine entsprechende Vergütung angewiesen gewesen. Die Zahl der Absagen hätte sich im Vergleich zu der von uns gewählten Kontrollgruppe fraglos enorm erhöht, so daß im extremen Maße von einer vorwiegend undurchschaubaren Selektion hätte ausgegangen werden müssen. Bei der von uns gewählten Kontrollgruppe handelte es sich um 2 relativ umschriebene Patientenkollektive mit uns bekannter und daher einbeziehbarer Krankheitssituation. Die Zahl der Absagen konnte relativ gering gehalten werden, und kann daher für das entsprechende Klientel als mehr oder weniger repräsentativ angesehen werden. Auch die Tatsache des Krankenstandes der Kontrollgruppe war, allerdings nur in der Tendenz, eher eine Maßnahme der Parallelisierung zur Experimentalgruppe und schien uns so für die Studie sehr nützlich.

Berücksichtigt werden mußte allerdings die Tatsache, daß beispielsweise die Patientinnen mit Frakturen im Sinne der Unfallpersönlichkeit (Menninger 1938; Dunbar 1943) möglicherweise in der Tendenz einem bestimmten Persönlichkeitstypus entsprechen, und daß auch die Gruppe der Patientinnen aus der gynäkologischen Ambulanz einer Selektion im Sinne der psychosomatischen Gynäkologie entsprechen könnte. Nützlich und wichtig für die Studie war die Untergruppe der 19 Patientinnen aus der Kontrollgruppe mit schwerwiegenden gutartigen Brusterkrankungen im Sinne von Risikopatientinnen oder Präkanzerosen, die uns als Kontrolluntergruppe zur Experimentalgruppe diente.

Aus der Tatsache, daß die Person des Testleiters und des Interviewers für alle Patienten der Studie die gleiche war, ergeben sich einwandfrei methodische Vor- und Nachteile. Dies gilt vorwiegend für den Interviewer, der durch seine eigenen Persönlichkeitsvariablen eine einseitige Verzerrung und Tendenz der Wahrnehmung aufweisen kann, jedoch nicht muß, ein möglicher Tatbestand, der durch mehrere Interviewer teilweise hätte ausgeglichen werden können. Ein Vorteil dieses Vorgehens ist jedoch die Tatsache, daß, wenn ein solcher Fehler in die Untersuchung eingegangen ist, dieser Faktor für alle Probanden vergleichbar auftritt.

Auch die bei einer solchen Studie unvermeidbare Tatsache, daß dem Untersucher die Diagnose des Probanden bekannt ist, muß selbstverständlich in der Diskussion der Ergebnisse, insbesondere des retrospektiven Studienanteils Berücksichtigung finden.

3.6 Ergebnisse und Diskussion

3.6.1 Das Interview

Das Interview stellt in der vorliegenden Studie das zentrale Untersuchungsinstrument dar. Gerade in der psychoonkologischen Forschung hat sich nicht selten gezeigt, daß psychoanalytisch orientierte Interviews durchaus zu signifikanten Ergebnissen führten im Gegensatz zu psychometrischen Tests (Schmale u. Iker 1971), was möglicherweise z.B. durch das in der psychoonkologischen Literatur vielfach beschriebene Anpassungs- und Abwehrverhalten von Krebspatienten mitbedingt sein kann (Hürny u. Adler 1981). Da aber nicht auszuschließen ist, daß auch die Ergebnisse über Interviews gewonnen, methodische Fehler anhaften, schien uns die Kombination von Interview und psychometrischen Tests eine methodisch wichtige Verbindung. Wir gingen beim Einsatz des Interviews davon aus, daß dieses Untersuchungsinstrument in seiner dialogischen Form am ehesten in der Lage sein könnte, die möglicherweise unter einem manifesten Anpassungs- und Abwehrverhalten verborgene Psychodynamik zu erkennen, zu verstehen und zu interpretieren. Trotz der methodischen Schwierigkeiten gerade im Rahmen einer Gruppenstudie über eine Einzelfallstudie hinaus schien uns das Interview in seiner Intersubjektivität das „objektivste" Instrument.

Durchführung des Interviews

Die insgesamt 143 Interviews wurden alle von einem Interviewer, einem Psychoanalytiker, durchgeführt und die Dauer des Gesprächs betrug durchschnittlich 1,5 h. Die ersten ⅔ des Gespräches fanden im Sinne eines psychoanalytisch orientierten Interviews und das letzte Drittel als strukturierte Befragung statt. Mit dieser, auch in ihrer zeitlichen Abfolge und Gliederung, sollte erreicht werden, daß einerseits über eine mehr oder weniger freie Assoziation das diagnostische Instrumentarium des psychoanalytisch orientierten Interviews und andererseits über strukturierende Fragen eine vergleichbare Datenerhebung möglich wird.

So diente der freie Teil vorwiegend der Erfassung von Trieb- und Ich-Struktur mit seinen Abwehrmechanismen und der Kommunikationsfähigkeit. Der mehr strukturierte Anteil diente gezielt der Erhebung von Daten zur Lebensgeschichte und Krankenanamnese. Der Akzent des strukturierten Interviewanteils lag auf Fragen nach der frühkindlichen Entwicklung, Objektbeziehung, Sexualanamnese, Ereignissen im Leben des Patienten und der Art der Verarbeitung möglicher Traumen und der Krankenanamnese. Daneben wurden Fragen nach der aktuellen Erkrankung gestellt, gezielt Fragen nach den Jahren vor der klinischen Manifestation, der eigenen Krankheitstheorie und -verarbeitung, der eigenen Einschätzung der therapeutischen Maßnahmen, der eigenen prognostischen Einschätzung und Zukunftsperspektiven.

Als eine gewisse Einschränkung des ersten freien Teils des Interviews muß die Tatsache gewertet werden, daß aufgrund der sprachanalytischen Auswertung des Interviews etwa die ersten 20–30 min ein Tonband lief und der Interviewer sich bei seiner ersten Fragestellung in der Formulierung einer gewissen Standardisierung bediente, die sich jedoch an den natürlichen Ablauf eines Interviews anlehnte. Der Interviewer begann das Gespräch mit der Frage nach der aktuellen Erkrankung und dem Erleben dieser Erkrankung. Es schien uns besonders wichtig, daß dem Patienten nach Abschalten des Tonbandes noch ausreichend Zeit blieb innerhalb des freien Teils des Interviews.

Ein gewisser Widerspruch zwischen dem Forschungsvorhaben und der psychoanalytischen Interviewtechnik darf hier nicht unerwähnt bleiben, nämlich der Bereich der Motivation des Patienten und Interviewers, der zunächst fast einer Umkehrung gleich kommt. Da sich die Studie in soweit nicht als Begleitforschung verstehen kann, daß sie den natürlichen diagnostisch-therapeutischen Verlauf einer Krankengeschichte begleitend erforscht, sondern der Forscher aus dem Motiv einer wissenschaftlichen Fragestellung heraus auf den zunächst im psychosomatischen Bereich unmotivierten Patienten trifft und der Forscher aus seiner Motivation heraus von dem Patienten etwas haben möchte. Dies ist allerdings bedingt vergleichbar mit der nicht seltenen Ausgangssituation eines Patienten in einer psychosomatischen Ambulanz, der von seinem Hausarzt geschickt, unmotiviert auf sein körperliches Symptom fixiert, zum Erstinterview kommt, also eine für den Psychosomatiker nicht seltene, praxisnahe Situation. Trotzdem blieb die Tatsache, daß einerseits die Erkrankung selbst zunächst im Gegensatz zu klassischen psychosomatischen Erkrankungen eine psychogene Beteiligung nicht nahelegt und die Motivation des klinischen Psychosomatikers und des Wissenschaftlers nicht unbedingt vergleichbar ist. Daß das Gespräch mit der aktuellen Erkrankung beginnt, entspricht in den meisten Fällen auch dem natürlichen Ablauf eines psychoanalytischen Interviews und ist außerdem die vor allem verbindende Thematik zwischen Patient und Forscher.

Dies konnte vergleichbar nicht nur bei der Experimentalgruppe, den Mammakarzinompatientinnen, sondern auch bei der Kontrollgruppe durchgeführt werden, da sie ebenfalls wegen einer Erkrankung den Arzt aufgesucht hatten. Dies wäre bei einer Kontrollgruppe aus der sog. „Normalpopulation" nicht möglich gewesen, da der gemeinsame Kristallisationspunkt zwischen Interviewer und Patient, nämlich ein Beschwerdebild und damit der entscheidende Anlaß zu einem Interview, nicht gegeben wäre. Ein methodischer Einwand, der bei Forschungsvorhaben mit dem Instrumentarium des psychoanalytischen Interviews Berücksichtigung finden muß.

Im Anschluß an das Interview füllte der Interviewer einen Fragebogen mit objektiven und subjektiven Daten des jeweiligen Patienten aus, Daten, die über den kurzen Fragenkatalog im rein sachlich-objektiven Bereich hinausgingen, den der Patient bei der Testung selbst ausgefüllt hatte (Becker 1982b, Anhang S. 558) oder anhand der Krankenakte über seine Krankengeschichte bereits erhoben wurde. Inhaltlich besteht dieser Fragenkatalog aus sozialen und biographischen Daten, die frühkindliche Entwicklung, Traumen, Objektbeziehungen, Sexualanamnese, Krankenanamnese, aktuelle Krankheitsverarbeitung, Interviewer-Patienten-Beziehung und psychisches Abwehrverhalten.

Von jedem Patienten wurde ein Diagramm von life-events aus den ersten 20 Lebensjahren und den letzten 20 Lebensjahren vor der Diagnostik mit Berücksichtigung quantitativer und qualitativer Einschätzung der wichtigsten Lebensereignisse aufgestellt (s. Kap. 3.6.3).

Das Transkript der ersten 1000 Worte des Patienten im Interview wurde sprachanalytisch nach Gottschalk u. Gleser (1969) mit Berücksichtigung von manifester Äußerung der Affekte Angst und Aggressivität und nach einer eigenständig entwickelten Kodierung von psychischen Abwehrmechanismen ausgewertet.

Es wurde weiterhin jeweils ein ausführliches Interviewprotokoll erstellt.

3.6.2 Grunddatensammlung

Für jeden Probanden, sowohl aus der Experimental- wie Kontrollgruppe wurde eine Sammlung von Grunddaten erstellt (Becker 1982b, Anhang). Eine weitere Datensammlung ergab sich für die Gruppe von Karzinompatienten (n = 43), die im Rahmen der Nachsorge 2 − 3 Jahre nach der Erstuntersuchung zu einem Zweitgespräch kamen (s. Kap. 4).

Die vorliegenden Daten sind zusammengesetzt aus objektiven Daten aus dem Krankheitsblatt der behandelnden Institution, aus Antworten eines kurzen Fragebogens, den der jeweilige Proband selbst ausfüllte, und im übrigen aus objektiven und subjektiven Informationen und Einschätzungen des Interviewers.

Der Fragebogen, den der Patient selbst zwischen der Testung und dem Interview ausfüllte, wurde bewußt auf wenige unverfängliche, sachlich objektive Daten beschränkt, da wir davon ausgingen, daß der Inhalt der uns interessierenden Fragen für den Patienten belastend sein könnte, und daß aufgrund des Krankheitsgeschehens und einer gewissen Tendenz zur Anpassung die Fragen verzerrt beantwortet worden wären.

Die Grunddatensammlung besteht also aus objektiven Daten des jeweiligen Krankenblattes (Sozialdaten, Gewicht, Diagnostik, Therapie, Hormonstatus etc.), aus objektiven Daten der Lebensgeschichte (Familien-, Wohn-, Arbeitssituation, Krankenanamnese etc.) und mehr subjektiven Daten (Objektbeziehungen, Triebdynamik, Abwehrverhalten und Krankheitsverarbeitung).

Die gesamte umfangreiche Grunddatensammlung dient wie folgt methodischen Voraussetzungen und unseren Fragestellungen:

- Parallelisierung der Experimentalgruppe und Kontrollgruppe.
- Vergleich objektiver Daten zwischen der Gesamtkarzinomgruppe und Gesamtkontrollgruppe.
- Dem Vergleich objektiver und subjektiver Daten der Prognoseuntergruppen (prospektiv).
- Dem Vergleich prämenopausaler, jüngerer und postmenopausaler älterer Probanden.

3.6.2.1 Vergleich objektiver Daten
(Gesamtkarzinomgruppe − Gesamtkontrollgruppe)
(s. auch Becker 1982b bei Grunddatensammlung, Anhang, S. 321)

Tabelle 9. Objektive Daten zur Wohn- und Arbeitssituation

	Mammakarzinom-patientinnen (n = 71)	Kontroll-patientinnen (n = 72)
Wohnsituation in Kleinfamilie	45,1% (32)	37,5% (27)
Wohnungswechsel in den letzten Jahren	32,3% (23)	41,6% (30)
Wohnortwechsel in den letzten Jahren	20,8% (15)	23,6% (17)
Arbeitsplatzwechsel in den letzten Jahren	14,1% (10)	13,9% (10)

Tabelle 10. Objektive Daten zur Krankenanamnese und allgemeine psychosoziale Belastungen (Signifikanzen-Binomialtest, einseitig s. Bortz 1977)

	Mammakarzinom-patientinnen (n = 71)	Kontroll-patientinnen (n = 72)
Schwerwiegende internistische Erkrankungen	7,0% (5)	2,8% (2)
Schilddrüsenerkrankung in der Anamnese	28,2% (20)	9,7% (7)[a]
Vermehrtes Auftreten von Infektionskrankheiten	49,3% (35)	26,4% (19)[b]
Funktionelle Beschwerden	57,7% (41)	40,3% (29)
Psychosomatische Erkrankungen (organdestruktiv)	4,2% (3)	23,6% (17)[a]
Neurosen	53,5% (38)	36,1% (26)
Tod in der Familie in den letzten 20 Jahren	73,2% (52)	72,2% (52)
Schwerwiegende Erkrankungen im engeren Familienverband in den letzten 20 Jahren	50,7% (36)	54,2% (39)
Schwerwiegende Erkrankungen im engen Familienverband in den ersten 14 Lebensjahren und letzten 20 Lebensjahren	43,7% (31)	26,4% (19)
Fluchtgenese	23,9% (17)	20,8% (15)
Kriegsgenese	76,0% (54)	65,3% (47)
Übergewicht	56,3% (40)	44,9% (31)
Mammakarzinom in der Familie	19,7% (14)	9,7% (7)

[a] p < 0,05
[b] p < 0,10

Tabelle 11. Objektive Daten zur Sexualanamnese, weibliche Identität und Objektbeziehungen

	Mammakarzinom-patientinnen (n = 71)	Kontroll-patientinnen (n = 72)
Menarche zwischen dem 12. − 14. Lebensjahr	56,3% (40)	48,6% (35)
Menarche vor dem 12. Lebensjahr	9.9% (7)	8,3% (6)
Menarche nach dem 14. Lebensjahr	33,9% (24)	43,1% (31)
Menopause zwischen dem 33. und 40. Lebensjahr	7,0% (5)	8,3% (6)
Menopause zwischen dem 41. und 48. Lebensjahr	15,5% (11)	19,4% (14)
Menopause zwischen dem 49. und 56. Lebensjahr	26,8% (19)	25,0% (18)
Mittlere bis schwere Menstruationsbeschwerden	28,2% (20)	5,6% (4)[a]
Einnahme hormoneller Antikonzeptiva	26,8% (19)	29,2% (21)
Familienstand − ledig	2,8% (2)	4,2% (3)
Kinderlosigkeit	9,0% (7)	12,5% (9)
Berufstätigkeit in den ersten 6 Lebensjahren der eigenen Kinder	18,3% (13)	8,3% (6)
Aborte in der Genese	26,7% (19)	27,8% (20)
Schwerwiegende Schwangerschaftskomplikationen	18,3% (13)	6,9% (5)[b]
Schwerwiegende Geburtskomplikationen	26,8% (19)	6,9% (5)[a]
Alter bei der ersten Schwangerschaft:		
16−20 Jahre	11,2% (8)	16,7% (12)
21−30 Jahre	66,2% (47)	59,7% (43)
31−40 Jahre	11,2% (8)	8,3% (6)
Komplikationen beim Stillen der Kinder	63,4% (45)	38,9% (28)[b]
Patientin wohnt mit (Ehe-)Partner gemeinsam	81,7% (58)	62,5% (45)
Alkoholikergenese in der Familie	23,9% (17)	15,3% (11)

[a] p < 0,05
[b] p < 0,10

Tabelle 12. Objektive Daten aus der Kindheit

	Mammakarzinom-patientinnen (n = 71)	Kontroll patientinnen (n = 72)
Jüngstes Kind in der Geschwisterreihe	33,8% (24)	16,7% (12)[b]
Selbst gestillt worden	69,0% (49)	72,2% (52)
Bei Mutter und Vater aufgewachsen (bis 7. Lebensjahr)	67,6% (48)	83,3% (60)
Tod in der Familie in den ersten 14 Lebensjahren	45,0% (32)	30,6% (22)
Wechsel der primären Beziehungspersonen in den ersten 7 Lebensjahren (1mal und häufiger)	40,8% (28)	16,7% (11)[a]

[a] $p < 0,05$
[b] $p < 0,10$

Zusammenfassung und Diskussion der Ergebnisse objektiver Daten des Gesamtgruppenvergleiches Mammakarzinom − Kontrollgruppe

Die aus der Gesamtdatensammlung herausgegriffenen psychosozialen Merkmale beziehen sich im wesentlichen auf Fragestellungen unserer Studie und auf bereits vorliegende Ergebnisse aus der Literatur (s. Kap. 3.3.1).

Folgende, in anderen Studien erhobene potentielle Risikofaktoren konnten in der vorliegenden Studie nicht bestätigt werden (s. Tabellen 9−13): Zeitpunkt der Menarche (MacMahon 1973; Eicher 1977). Zeitpunkt der Menopause (MacMahon 1973; Eicher 1977). Alter bei der ersten ausgetragenen Schwangerschaft (MacMahon 1973; Berndt u. Landmann 1969). Hormonelle Antikonzeptiva (Spencer 1979 u.v.a.). Patientin als Kind gestillt (Brennan 1974). Ehelosigkeit (Fox 1976; Pauli u. Schmid 1972). Kinderlosigkeit (MacMahon 1970; Eicher 1977). Aborte in der Genese (Beck et al. 1975).

Dagegen verdienen folgende psychosoziale, pathophysiologische und genetische Aspekte Beachtung als potentielle Risikofaktoren (s. Tabellen 9−13):

− Mammakarzinom in der Familie.
− Übergewicht.
− Schilddrüsenerkrankungen (Reinwein 1980).
− Neigung zu Infektionskrankheiten.
  Neurosen und funktionelle Beschwerden (Pauli u. Schmid 1972; Beck et al. 1975; Drunkenmölle 1975; Nemeth 1975; Eicher 1977).
− Seltenes Auftreten organdestruktiver Psychosomatosen (Nemeth 1975).
− Menstruationsbeschwerden (Eicher 1977).
− Schwangerschafts- und Geburtskomplikationen.
− Komplikationen beim Stillen.
− Verlust einer primären Beziehungsperson in der Kindheit (Neumann 1959; Renneker et al. 1963; Muslin et al. 1966; Beck et al. 1975; Eicher 1977; Neumeyer et al. 1980).

Daneben besteht bei der Karzinomgruppe eine Tendenz zur Bindung und Konstanz in ihren sozialen Bezügen (Partnerschaft, Wohnort) (Tarlau u. Smalheiser 1951).

Tabelle 13. Zusammenfassende Gegenüberstellung unterscheidender Merkmale aus der Anamnese der Mammakarzinompatienten und Kontrollgruppe (vorwiegend objektive Daten retrospektiv erhoben)[a]

Mammakarzinompatientinnen n = 71 Kontrollpatientinnen n = 72	Merkmalsträger (Betroffene)		
Schilddrüsenerkrankung in der Anamnese	n = 27	Mammakarzinompatientinnen Kontrollpatientinnen	n = 20 (87,8% − 50%) n = 7 (22,2% − 50%)	(p < 0,01)
Funktionelle Beschwerden	n = 70	Mammakarzinompatientinnen Kontrollpatientinnen	n = 41 (58,5% − 50%) n = 29 (41,2% − 50%)	(p < 0,09)
Psychosomatische Erkrankungen (organdestruktiv)	n = 20	Mammakarzinompatientinnen Kontrollpatientinnen	n = 3 (13,3% − 50%) n = 17 (86,7% − 50%)	(p < 0,001)
Neurosen	n = 64	Mammakarzinompatientinnen Kontrollpatientinnen	n = 38 (59,4% − 50%) n = 26 (40,6% − 50%)	(p < 0,08)
Schwerwiegende Erkrankungen im engeren Familienverband in den ersten 14 und letzten 20 Lebensjahren	n = 50	Mammakarzinompatientinnen Kontrollpatientinnen	n = 31 (62,0% − 50%) n = 10 (38,0% − 50%)	(p < 0,06)
Mammakarzinom in der Familie	n = 21	Mammakarzinompatientinnen Kontrollpatientinnen	n = 14 (66,6% − 50%) n = 7 (33,3% − 50%)	(p < 0,10)
Mittlere bis schwere Menstruationsbeschwerden	n = 24	Mammakarzinompatientinnen Kontrollpatientinnen	n = 20 (83,9% − 50%) n = 4 (16,1% − 50%)	(p < 0,001)
Schwerwiegende Schwangerschaftskomplikationen	n = 18	Mammakarzinompatientinnen Kontrollpatientinnen	n = 13 (72,3% − 50%) n = 5 (27,7% − 50%)	(p < 0,05)
Schwerwiegende Geburtskomplikationen	n = 24	Mammakarzinompatientinnen Kontrollpatientinnen	n = 19 (79,2% − 50%) n = 5 (20,8% − 50%)	(p < 0,003)
Komplikationen beim Stillen der Kinder	n = 73	Mammakarzinompatientinnen Kontrollpatientinnen	n = 45 (61,7% − 50%) n = 28 (38,3% − 50%)	(p < 0,03)
Patientin wohnt mit (Ehe-)Partner gemeinsam	n = 103	Mammakarzinompatientinnen Kontrollpatientinnen	n = 58 (65,0% − 50%) n = 45 (44,0% − 50%)	(p < 0,06)
Jüngstes Kind in der Geschwisterreihe	n = 36	Mammakarzinompatientinnen Kontrollpatientinnen	n = 24 (66,6% − 50%) n = 12 (33,3% − 50%)	(p < 0,033)
Wechsel der primären Beziehungspersonen in den ersten 7 Lebensjahren (einmal und häufiger)	n = 40	Mammakarzinompatientinnen Kontrollpatientinnen	n = 29 (62,5% − 50%) n = 11 (27,5% − 50%)	(p < 0,003)
Vermehrtes Auftreten von Infektionskrankheiten	n = 54	Mammakarzinompatientinnen Kontrollpatientinnen	n = 35 (64,8% − 50%) n = 19 (35,2% − 50%)	(p < 0,2)

Die Ergebnisse, die auf vorwiegend objektiven Daten beruhen, geben, auch retrospektiv erhoben, Hinweise dafür, daß sowohl genetische, endokrinologische, immunologische als auch psychosoziale Faktoren im Vorfeld der Erkrankung von Bedeutung sind.

Bei der Interpretation der Ergebnisse deutet die vermehrte Neigung zu Infekten (Dunbar 1943) auf eine möglicherweise bestehende Abwehrschwäche hin. Das sehr interessante Ergebnis vermehrt auftretender Neurosen und seltener auftretender organdestruktiver Psychosomatosen in der Anamnese führt uns beim heutigen Kenntnisstand auf Hypothesen, die weiterhin spekulativ bleiben müssen: Es wäre möglich, daß bei Mammakarzinompatienten, bei denen ein psychosozialer Faktor bei der Karzinogenese eine Rolle spielt, zunächst aufgrund frühkindlicher Traumen Neurosen entwickeln (keine Psychosomatosen) und im Verlauf des weiteren Lebens im Sinne der zweiphasigen Verdrängung von Mitscherlich (1967) aufgrund spezifischer auslösender Faktoren einen organdestruktiven Prozeß (analog den organdestruktiven Psychosomatosen) begünstigen.

Die Tendenz zu Menstruationsbeschwerden, Komplikationen bei Schwangerschaft, Geburt und dem Stillakt ergänzen Erhebungen zahlreicher Studien, die von einer ausgeprägten weiblichen Identitätsstörung bei Mammakarzinompatientinnen ausgehen.

Der Objektverlust in früher Kindheit kann im Sinne eines frühkindlichen Traumas Basis für psychosoziale Störungen im Erwachsenenalter werden. Da der Faktor des frühen Objektverlustes eine zentrale Rolle bei der Fragestellung nach möglichen psychosozialen Faktoren in der Karzinogenese des Mammakarzinoms spielt, soll die folgende Übersicht, die in einer früheren Arbeit des Autors bereits veröffentlicht wurde beispielhaft für den Bezug einzelner Faktoren zu den Grundhypothesen unserer Studie stehen (Tabelle 14).

---

[a] *Berechnungen zu Merkmalen:* Es wird ein Merkmal als Risikofaktor bezeichnet, wenn es — umgangssprachlich — ein zusätzliches Risiko birgt. Sicher könnte man auch eine Vergleichsgröße aus der Gruppe der Patienten gewinnen, für die dieses Merkmal nicht gilt. Dies würde aber mit jedem F eine neue Bezugssituation schaffen; der Gewinn an Strenge (hier könnte ein strenger experimenteller Plan eingehalten werden) müßte jedoch mit einem immensen technischen Aufwand (z. B. zur Konrolle potentieller Störfaktoren) erkauft werden.
Von daher ergibt sich ein zweistufiges Vorgehen: In einem ersten Schritt wird die Vergleichsgröße p_0 aus einer geeigneten (hinsichtlich F gemischten) Patientengruppe geschätzt. In einem zweiten Schritt wird für die Gruppe, deren Mitglieder das Merkmal F tragen, das Risiko (Wahrscheinlichkeit) für ein Rezidiv geschätzt und mit p_0 verglichen. Diese beiden Stufen müßten bei strengem Vorgehen unabhängig voneinander durchgeführt werden. Da wir mit dieser Untersuchung nicht nur ein einziges Merkmal prüfen wollen, sondern die Fülle der Daten explorativ nutzen wollen, um einige Merkmale bzw. Merkmalskombinationen als potentielle Risikofaktoren herauszufiltern, wären sehr viele Aufteilungen der Gesamtstichprobe notwendig. Dies würde zu sehr kleinen, unbrauchbaren Stichproben für die einzelnen Vergleiche führen. Daher wollen wir uns hier auf einen eher heuristischen Umgang mit Daten beschränken, was u. E. durchaus dem Stand der Forschung angemessen erscheint. Wir berechnen daher die Vergleichsgröße aus der jeweiligen Gesamtstichprobe, betrachten diese als Zahl und vergleichen dann mit der für die über F spezifizierte Gruppe berechneten relativen Häufigkeit eines Rezidivs. Als heuristische Entscheidungshilfe für die Bewertung des Vergleichs „interpretieren" wir die relative Häufigkeit als Wahrscheinlichkeit, die Vergleichsgröße als Nullhypothese.

Tabelle 14. Endgültiger Verlust einer primären Beziehungsperson durch Tod oder Trennung (Becker 1981)

	n	Objektverlust in Kindheit (*objektiv*)	Pathologische Verarbeitung bei Objektverlust in früher Kindheit (*subjektiv*)
Karzinomgruppe	71	53,5% (38)	47,9% (34)
Kontrollgruppe	72	34,7% (25)	23,6% (17)
Karzinom – 40 Jahre	21	66,7% (14)	66,7% (14)
Karzinom – 41–55 Jahre	29	51,7% (15)	48,3% (14)
Karzinom – 56–70 Jahre	20	40,0% (8)	25,0% (5)
Kontrollgruppe – bis 40 Jahre	21	38,1% (8)	28,6% (6)
Kontrollgruppe – 41–55 Jahre	30	33,3% (10)	20,0% (6)
Kontrollgruppe – 56–70 Jahre	21	33,3% (7)	23,8% (5)
Karzinom vor der Menopause	36	60,0% (21)	55,6% (20)
Karzinom nach der Menopause	35	47,2% (17)	40,0% (14)
Kontrollgruppe vor der Menopause	34	38,2% (13)	23,5% (8)
Kontrollgruppe nach der Menopause	38	31,6% (12)	23,6% (9)
Karzinomrezidiv	18	61,1% (11)	61,1% (11)
Ohne Rezidiv	33	40,4% (13)	30,3% (10)

Wie wir sehen können, trennt der Faktor Objektverlust nicht nur die Gesamtkarzinomgruppe von der Gesamtkontrollgruppe und die Prognoseuntergruppen, sondern er legt entsprechend unserer Ausgangshypothese eine stärkere Betroffenheit der jüngeren und prämenopausalen Patienten nahe.

Da uns die Faktoren *Objektverlust* und Störung in der *Mutterrolle* besonders relevant erscheinen, haben wir zusätzlich für diese beiden Bereiche eine Merkmalskombination auf der Basis einer Oder-Verknüpfung aufgestellt (Tabellen 15 und 16).

Auf die Darstellung der subjektiven Daten im Gesamtgruppenvergleich wird an dieser Stelle verzichtet, da dem Untersucher die Diagnosen der Patienten bekannt waren und wir behalten dies dem prospektiven Studienanteil vor, wo dem Untersucher zum Zeitpunkt der Erhebung der weitere Krankheitsverlauf der Karzinomgruppe vergleichbaren klinischen Ausgangsstadiums per definitionem unbekannt war.

Tabelle 15. Objektverlust primärer Beziehungspersonen in der Kindheit (Tod oder Trennung)

Karzinompatientinnen n = 71 Kontrollpatientinnen n = 72	Merkmalsträger (Betroffene)	Anteil der Betroffenen in den Vergleichskollektiven
Gesamtkollektiv n = 72	n = 57	Karzinompatientinnen n = 37 (64,9% – 50%) Kontrollpatientinnen n = 20 (35,1% – 50%) (p < 0,01)
Kollektiv unter 40 Jahren n = 43	n = 20	Karzinompatientinnen n = 15 (75% – 50%) Kontrollpatientinnen n = 5 (25% – 50%) (p > 0,02)

Tabelle 16. Mutterrolle (Komplikationen bei Schwangerschaft, Geburt oder Stillen)[a]

Karzinompatientinnen n = 71 Kontrollpatientinnen n = 72	Merkmals- träger (Betrof- fene)	Anteil der Betroffenen in den Vergleichs- kollektiven	
Gesamtkollektiv n = 143	n = 86	Karzinompatientinnen n = 50 (58,1% − 50%) Kontrollpatientinnen n = 36 (41,9% − 50%)	(p < 0,08)

[a] Bei der Verknüpfung Stillen und Schwangerschaft (oder Geburt) zeigen die Mammakarzinompatientinnen mit Rezidiv im Vergleich zur Gesamtkontrollgruppe hochsignifikant (p < 0,005) mehr Betroffenheit.

Tabelle 17. Objektive und subjektive Daten (prospektiv)

	Mammakarzi- nompatientinnen mit Rezidiv (n = 18)	Mammakarzi- nompatientinnen ohne Rezidiv (n = 33)
Abgeschlossene Berufsausbildung	27,8% (5)	45,5% (15)
Kein Wechsel der primären Beziehungspersonen in den ersten 7 Lebensjahren	50,0% (9)	75,8% (25)
Kein Tod in der Familie in den ersten 14 Lebensjahren	38,9% (7)	66,7% (22)
Keine Berufstätigkeit bei Geburt der eigenen Kinder	50,0% (9)	69,7% (23)
Vermehrtes Auftreten von Infektionskrankheiten	27,8% (5)	51,5% (17)
Menarche zwischen dem 12. − 14. Lebensjahr	66,7% (12)	39,4% (13)
Menarche vor dem 12. Lebensjahr	11,1% (2)	12,1% (4)
Menarche nach dem 14. Lebensjahr	22,2% (4)	48,5% (16)
Alter bei der ersten Schwangerschaft:		
17 − 25 Jahre	44,4% (8)	66,7% (22)
26 − 40 Jahre	50,0% (9)	21,2% (7)
Selbst gestillt worden	55,6% (10)	72,7% (24)
Beeinträchtigung in früher Kindheit	66,7% (12)	48,5% (16)
Wenig Objektkonstanz in früher Kindheit	33,3% (6)	18,2% (6)
Keine emotionale Beteiligung bei Objektverlust in früher Kindheit (im Interview spürbar)	50,0% (9)	24,2% (8)
Negative bis ambivalente Partnerbeziehung	72,2% (13)	39,4% (13)
Sexuell nicht erlebnisfähig	61,1% (11)	54,5% (18)
Negative bis ambivalente weibliche Identität	83,3% (15)	54,5% (18)
Dominanz der Patientin in der Ehe	38,9% (7)	54,5% (18)
Dominanz der Mutter in der Ehe der Eltern	38,9% (7)	57,6% (19)
Ausgeprägte allgemeine Getriebenheit	44,4% (8)	24,2% (8)
Erleben der Operation belastend	44,4% (8)	72,7% (24)
Pathologische und nicht spürbare Trauerarbeit über Organverlust	72,2% (13)	45,5% (15)
Negative bis ambivalente eigene prognostische Einschätzung und Hoffnung	88,8% (16)	69,7% (23)
Keine bis ambivalente Zukunftsplanung	61,1% (11)	36,4% (12)

3.6.2.2 Vergleich objektiver und subjektiver Daten
(Mammakarzinompatientinnen mit und ohne Rezidiv)

Bei der statistischen Aufarbeitung der Untergruppenvergleiche, also auch der prospektiv eingeschätzten Prognosegruppen werden die einzelnen Kollektive sehr klein, insbesondere wenn, wie in der vorliegenden Studie geschehen, man nur die von dem jeweiligen Merkmal Betroffenen miteinbezieht (s. Anm. Tabelle 13). So sollen die vorgenommenen Signifikanzberechnungen nur einen tendenziellen Anhalt geben.

Bei der Gegenüberstellung prospektiv erhaltender Daten von Patientinnen mit günstigem und ungünstigem Krankheitsverlauf fällt folgende Tendenz auf (Tabelle 17).

Die Gruppe der Mammakarzinompatientinnen mit ungünstigem klinischen Verlauf (Rezidiv oder Tod) zeigen durchgängig häufiger Belastungen in früher Kindheit sowohl im objektiven wie subjektiven Bereich, und dies setzt sich konsequenterweise in psychosozialen Schwierigkeiten im Erwachsenenalter fort und bestimmt die Art der Krankheitsverarbeitung mit (Tabelle 18).

Tabelle 18. Prospektiv erhobene psychosoziale Belastungen in bezug zur Krankheitsverarbeitung bei Mammakarzinompatientinnen mit ungünstigem Verlauf

Belastungen in der Kindheit	→	Psychosoziale Situation im Erwachsenenalter	→	Krankheitsverarbeitung
Objektverlust primärer Beziehungspersonen		Selten abgeschlossene Berufsausbildung		Mangelnde Bewältigung der Operation und des Organverlustes
Allgemeine Beeinträchtigung in früher Kindheit		Häufig Berufstätigkeit bei Geburt eigener Kinder		Ausgeprägte allgemeine Getriebenheit
Wenig Objektkonstanz		Gestörte Partnerbeziehung		Mangelnde Zukunftsplanung
Seltener selbst gestillt worden (als indirektes Anzeichen von gestörter Mutter-Kind-Beziehung)		Störung der weiblichen Identität und sexuellen Erlebnisfähigkeit		Allgemeine Hoffnungslosigkeit
		Mangelnder emotionaler Bezug zu Traumen aus der Kindheit		

Tabelle 19. Hoffnung (Hoffnung oder Zukunftsplanung)

Karzinompatientinnen mit Rezidiv n = 18 Karzinompatientinnen ohne Rezidiv n = 33	Merkmalsträger (Betroffene)	Anteil der Betroffenen in den Vergleichskollektiven
n = 51	n = 16	Karzinompatientinnen mit Rezidiv n = 9 (56,6% − 35,3%) Karzinompatientinnen ohne Rezidiv n = 7 (43,8% − 64,7%) (p < 0,07)

Tabelle 20. Hoffnungslosigkeit (Hoffnungslosigkeit oder mangelnde Zukunftsplanung)

Karzinompatientinnen mit Rezidiv n = 18 Karzinompatientinnen ohne Rezidiv n = 33	Merkmalsträger (Betroffene)	Anteil der Betroffenen in den Vergleichskollektiven
n = 51	n = 18	Karzinompatientinnen mit Rezidiv n = 1 (5,6% − 35,3%) Karzinompatientinnen ohne Rezidiv n = 17 (94,4% − 64,7%) (p < 0,005)

Es läßt sich hypothetisch eine Verbindung zwischen der frühkindlichen Entwicklung und der Art der Krankheitsverarbeitung herstellen, die die Prognose mitbestimmen könnte. Schwerwiegende Traumen in der Kindheit führen demnach zu einer Störung der sozialen und sexuellen Identität und Beziehungsfähigkeit, was zu einer Art von Krankheitsverarbeitung führen kann, die wieder die Prognose z. B. ungünstig beeinflußt. Diese kausale Verknüpfung ist als Verstehensmodell gedacht, begründet sich jedoch auf einen inhaltlichen Sinnzusammenhang.

Da die unterschiedlichen Prognosegruppen sich in den Faktoren Hoffnung und Zukunftsplanung als Ausdruck der Krankheitsverarbeitung deutlich unterscheiden, haben wir auch hier eine Merkmalskombination in Oder-Verknüpfung vorgenommen (Tabellen 19 und 20).

Das Ergebnis legt nahe, wie zahlreiche Studien und Berichte von Klinikern bestätigen, daß der Faktor Hoffnung für den Krankheitsverlauf von Bedeutung ist.

3.6.2.3 Vergleich objektiver und subjektiver Daten (prä- und postmenopausale Mammakarzinompatientinnen)

Um zu unterscheiden, wieweit ausschließlich alters- oder auch krankheitsspezifische Merkmale vorliegen, wurden die Untergruppen des Karzinomkollektivs mit dem entsprechenden prä- und postmenopausalen Kontrollkollektiv verglichen.

Zusammenfassend ergab sich, daß die jüngeren und prämenopausalen Mammakarzinompatientinnen sich insbesondere im Bereich frühkindlicher Traumen tendenziell ausgeprägter von der altersentsprechenden Kontrollgruppe unterscheiden als die ältere postmenopausale Mammakarzinomgruppe. Dies entspricht unseren Ergebnissen bei der Life-event-Erhebung (s. Kap. 3.6.3). Es untermauert unsere Ausgangshypothese, wonach jüngere prämenopausale Mammakarzinompatientinnen ausgeprägter einem psychosomatischen Geschehen ausgesetzt sind als ältere postmenopausale Mammakarzinompatientinnen.

3.6.3 Life-events

3.6.3.1 Methode der Life-event-Erhebung

Von jeder Patientin wurde auf der Basis des Interviews ein Life-event-Diagramm für die ersten 20 Lebensjahre und die letzten 20 Lebensjahre bis zur klinischen Manifestation der Erkrankung (Diagnose) erstellt. Es war dabei beabsichtigt, einen möglichst großen Lebensabschnitt des einzelnen Probanden zu erfassen, wobei eine Life-event-Erhebung der Gesamtbiographie aus methodischen Gründen des Gruppenvergleichs schon aufgrund der Streuung des Alters der Probanden zwischen 27 und 70 Jahren schwer möglich erschien[4]. Die ersten 20 Lebensjahre sollten einen Anhalt für Lebensereignisse und deren Verarbeitung im Rahmen der frühkindlichen Entwicklung und Adoleszenz im Sinne der Persönlichkeitsprägung geben, die letzten 20 Jahre im Vorfeld der Erkrankung sind gerade bei dieser Studie so umfangreich gewählt, da der fiktive Entstehungszeitpunkt und die Entstehungsgeschichte des Mammakarzinoms aufgrund der Tumorwachstumsgeschwindigkeit zum Zeitpunkt der klinischen Diagnosestellung 10 – 20 Jahre zurückliegen kann, ein Faktum, das fast durchgängig bei allen psychoonkologischen Studien, die Lebensereignisse im Vorfeld der Erkrankung untersucht haben, nicht berücksichtigt wurde.

Die Erhebung von Life-events über einen so großen Zeitraum der Lebensgeschichte sollte daneben die grundsätzliche Frage durchleuchten, wieweit möglicherweise nicht ein einmaliges gravierendes Ereignis im Sinne eines auslösenden Faktors, sondern eine chronische Belastungssituation auf dem Boden einer pathologischen Persönlichkeitsentwicklung am Krankheitsgeschehen beteiligt sein könnte.

Die einbezogenen Ereignisse sind grundsätzlich dem individuellen Interview aus seinem unstrukturierten freien und strukturierten Anteil entnommen und vom Interviewer ausgewählt, quantitativ und qualitativ gewichtet. Es wurden dabei nur Lebensereignisse in die Wertung aufgenommen, die im Sinne von „nicht wünschenswert" (Paykel 1980; Kaschnig 1980), eine „Bedrohung" (Brown 1980), also grundsätzlich als Belastung vom Patienten und/oder Interviewer angesehen wurden. Die quantitative Wertung beruht auf einer qualitativen Einschätzung des Interviewers, jedoch auf dem Boden einer überindividuellen Festlegung auf einer vierstufigen Rangskala von 1 – 4. So wurde beispielsweise generell ein Heimaufenthalt oder der Tod eines Elternteils in der Kindheit in der quantitativen Gewichtung immer mit 4 eingestuft, bei Verlust eines Elternteils im erwachsenen Alter höchstens mit 3 oder 2.

Neben der quantitativen Einschätzung wurden die Lebensereignisse qualitativ nach 3 groben Kategorien (Tod einer nahestehenden Beziehungsperson, allgemeine psychosoziale Belastungen und Erkrankungen) unterschieden. Als besonders wichtige qualitative Unterscheidung wurde jeweils individuell eingeschätzt, wieweit das eingestufte Lebensereignis, bzw. Trauma sich weiter auswirkte im Sinne von kurz- oder langfristig (→) und wieweit bei langfristiger

---

[4] Unabhängig von dem Vorgehen aus methodischen Gründen, wurde für jeden Probanden eine Life-event-Erhebung der Gesamtbiographie vorgenommen.

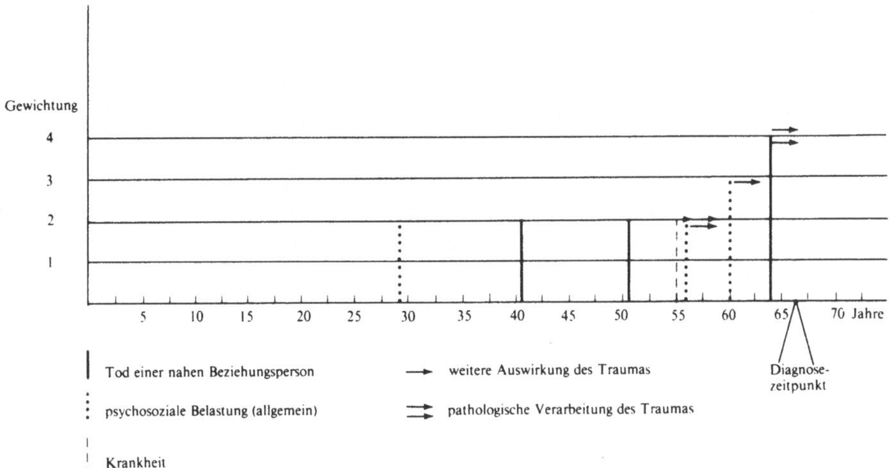

Abb. 1. 66jährige Patientin mit Mammakarzinom ohne Rezidiv. Mit 29 Jahren Tochter schwer erkrankt als Ehemann im Krieg war; mit 41 Jahren Tod der Mutter; mit 51 Jahren Tod des Vaters; mit 55 Jahren Herzinfarkt; mit 56 Jahren letztes Kind aus dem Haus; mit 60 Jahren schwere Krankheit des Ehemannes und dessen Pflege; mit 63 Jahren Tod des Ehemannes

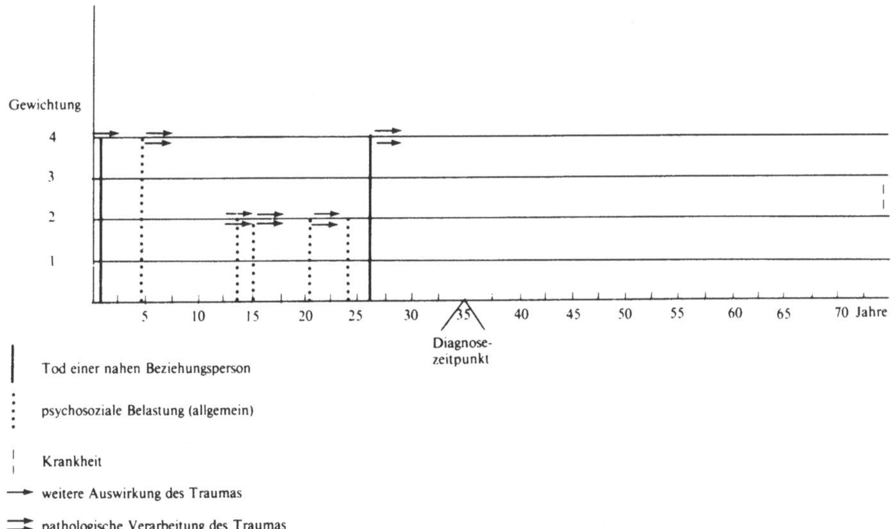

Abb. 2. 35jährige Patientin mit Mammakarzinom mit Rezidiv (Knochenmetastasen). Mit 1 Jahr Tod des Vaters; mit 4 Jahren sechs Monate von der Mutter weggegeben; mit 14 Jahren vom Lehrmeister geschlagen, Drohung in Erziehungsheim eingewiesen zu werden; mit 15 Jahren von Polizei ins Heim eingewiesen, mit 21 Jahren Geburt einer Tochter als höchste Strafe erlebt; wollte das Kind austauschen; mit 24 Jahren Scheidung vom ersten Ehemann (Alkoholiker); mit 27 Jahren Tod des ersten Ehemannes, den sie eigentlich heute noch liebt

Auswirkung eine pathologische Verarbeitung des Traumas vorliegt (⇉). (Definition und Art der Kodierung s. Becker 1982 b, Anhang S. 418.)
Da dem bewertenden Interviewer einerseits die Diagnosen bekannt waren und keine Kontrollinstanz über unabhängige eingeübte Rater, die sich an einer Beispielsammlung orientieren konnten (Brown 1980) zur Verfügung stand, kann bei den Ergebnissen hier nur der bedingt prospektive Anteil der Studie, d. h. die prognostischen Untergruppen von Karzinompatientinnen mit klinischem Verlauf günstiger (n = 33) und ungünstiger Prognose (n = 18) einen Anspruch auf Objektivierung haben.
Zwei Einzelfalldarstellungen von einer Patientin mit und einer ohne Rezidiv soll das methodische Vorgehen näher erläutern. Die Life-event-Diagramme zeigen hier jedoch die gesamte Lebensgeschichte, wohingegen die Gesamtauswertung der Gruppe sich nur auf die ersten 20 Lebensjahre und die letzten 20 Lebensjahre bis zur Diagnose erstrecken (Abb. 1 und 2).

3.6.3.2 Ergebnisse der Life-event-Erhebung

Trotz der Einschränkung durch den retrospektiven Charakter und durch die Kenntnis der Diagnosen bei der Bewertung der Life-events zunächst ein Überblick über die Bewertung der Gesamtkarzinomgruppe und Gesamtkontrollgruppe für die ersten 20 Lebensjahre und die letzten 20 Lebensjahre bis zur Diagnose (Abb. 3 a, b).
Beim Überblick über die Gesamtgruppen fällt zunächst auf, daß sich der Vergleich von pathologisch verarbeiteten Traumen zwischen der Karzinomgruppe und Kontrollgruppe deutlich unterscheidet.
Es zeigt sich sowohl in den ersten 20 Lebensjahren wie in den letzten 20 Lebensjahren vor der Diagnose ein deutliches Überwiegen der pathologisch verarbeiteten Traumen bei der Karzinomgruppe im Vergleich zur Kontrollgruppe. Lediglich der Zeitabschnitt unmittelbar vor der Diagnosestellung weist eine Umkehr auf, ein Überwiegen der pathologisch verarbeiteten Traumen bei der Kontrollgruppe. Diese Tendenz, nämlich ein generelles Ansteigen von Ereignissen vor der Diagnosestellung findet sich interessanterweise bei fast allen Life-event-Studien an Nichtkarzinompatienten wieder (s. Kap. 3.6.3.3 Diskussion).
Die Gesamtkarzinomgruppe weist deutlich einen Gipfel der pathologisch verarbeiteten Traumen in der frühkindlichen Phase bis zum 5. Lebensjahr und einen erneuten Gipfel 15−5 Jahre vor der Diagnose der Karzinomerkrankung, ein Zeitraum wo nach der Wachstumsrate des Mammakarzinoms die Entstehung angesetzt werden muß.
Die Kontrollgruppe hat, wenn auch niedriger in der Bewertung als die Karzinomgruppe, ihren Gipfel in den ersten 10 Lebensjahren und deutlich in den letzten 5 Jahren unmittelbar vor der Diagnose.
Beim Erstellen eines Life-event-Diagramms für jeden Patienten fanden auch nichtpathologisch verarbeitete Lebensereignisse Berücksichtigung. Bei der getrennten Gegenüberstellung pathologisch und nicht pathologisch verarbeiteter Lebensereignisse wird deutlich, daß vor allem die Art der Verarbeitung der Ereignisse (pathologisch − nichtpathologisch) die Experimentalgruppen trennt.

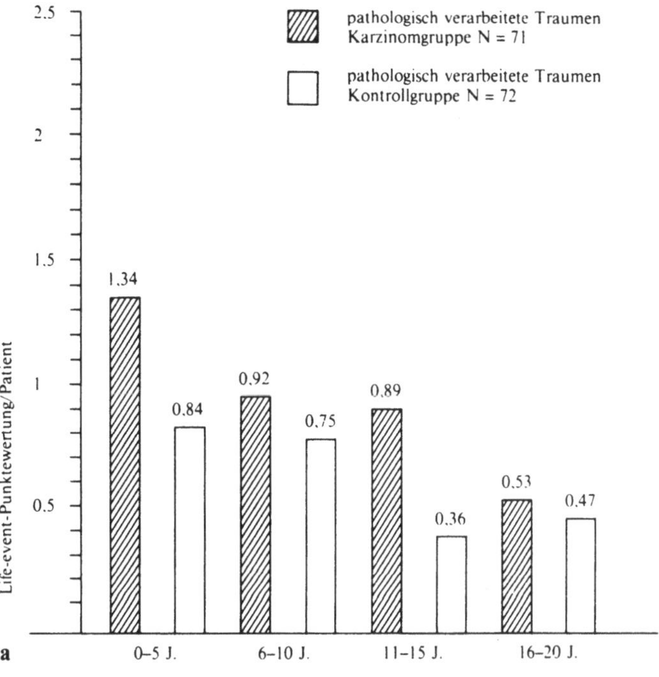

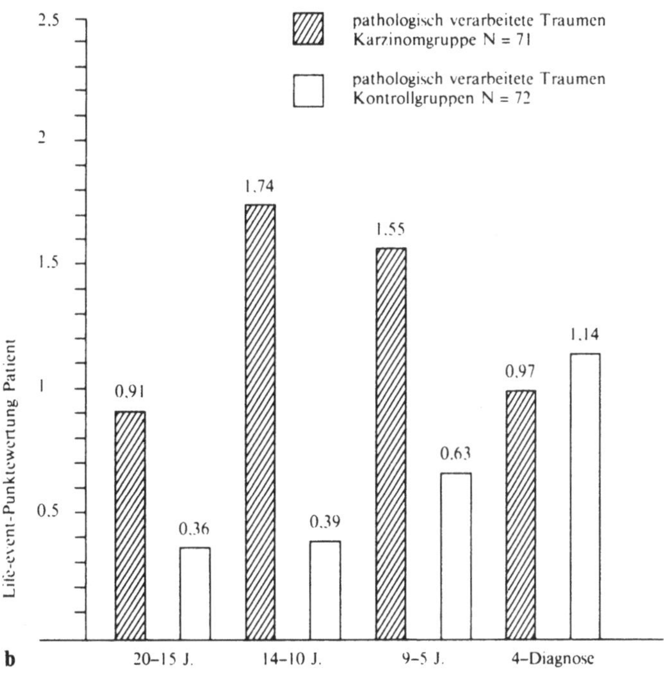

Abb. 3a, b. Life-event-Bewertung: Mammakarzinom- und Kontrollgruppe: **a** in den ersten 20 Lebensjahren, **b** in den letzten 20 Lebensjahren

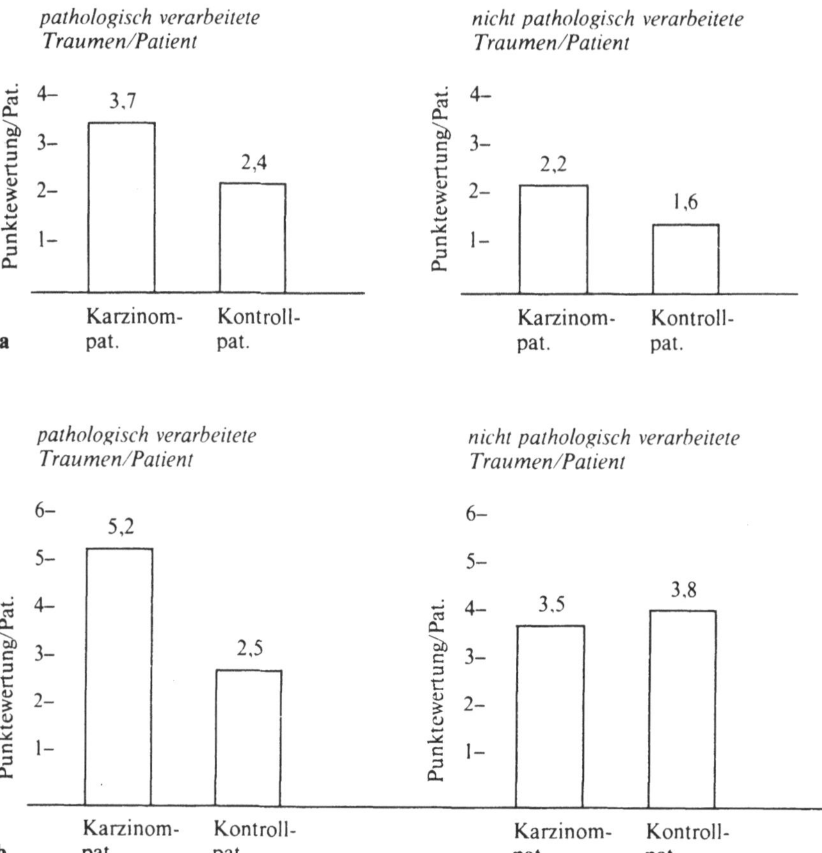

Abb. 4a, b. Gegenüberstellung pathologisch und nichtpathologisch verarbeiteter Tumoren (Gesamtkarzinomgruppe, n = 71; Gesamtkontrollgruppe, n = 72). **a** In den ersten 20 Lebensjahren, **b** in den letzten 20 Lebensjahren vor der Diagnose

Diese Tendenz setzt sich beim Vergleich der prospektiv eingeschätzten Prognoseuntergruppen der Karzinompatienten fort (Abb. 4).

Der Vergleich pathologisch verarbeiteter Traumen bei prä- und postmenopausalen Patientinnen innerhalb der Gesamtkarzinomgruppe zeigt vor allem ein Überwiegen von frühkindlichen Traumen innerhalb der ersten 5 Lebensjahre bei prämenopausalen Krebspatientinnen. Bei der Gruppe postmenopausaler Krebspatientinnen tritt eine zunehmende Belastung durch pathologisch verarbeitete Traumen im Zeitraum der Pubertät (11–15 Lebensjahre) auf (Abb. 5–8).

Das Kernstück der Life-event-Untersuchung stellen die beiden prognostischen Untergruppen der Experimentalgruppe dar (Tabelle 21). Hier wurde prospektiv eine Bewertung vorgenommen. Die Karzinomuntergruppe mit Rezidiv zeigt insgesamt eine höhere Bewertung mit pathologisch verarbeiteten Traumen, insbesondere in den ersten 20 Lebensjahren als die Karzinomuntergruppe ohne Rezidiv. Etwa 90% der Patientinnen mit Rezidiv haben eine Punktewertung pro

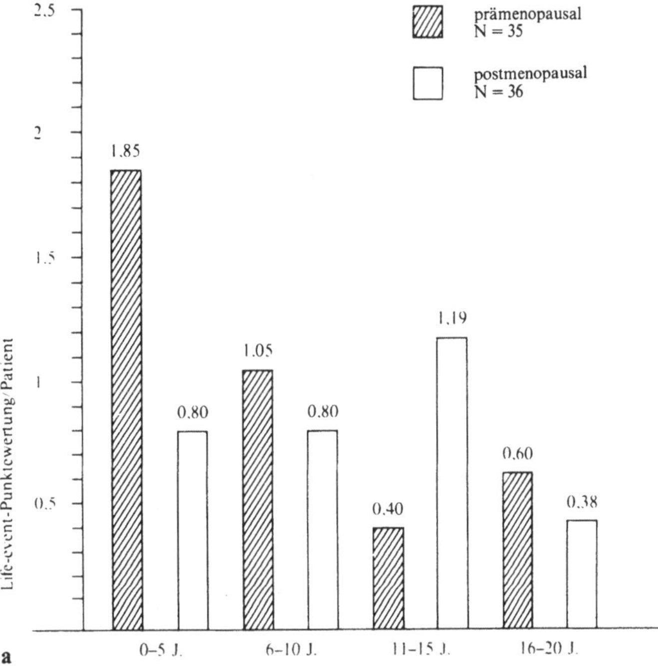

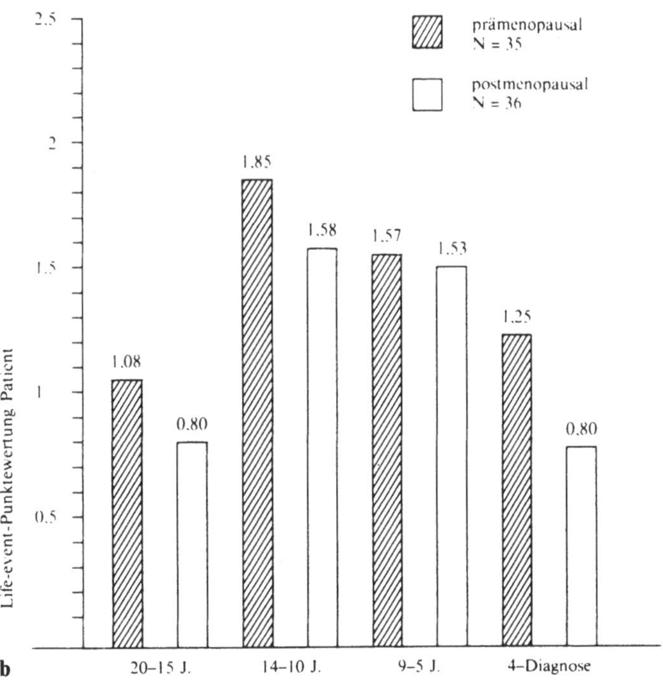

Abb. 5 a, b. Pathologisch verarbeitete Traumen: **a** in den ersten 20 Jahren bei Mammakarzinompatientinnen vor und nach der Menopause, **b** in den letzten 20 Jahren vor der Diagnose

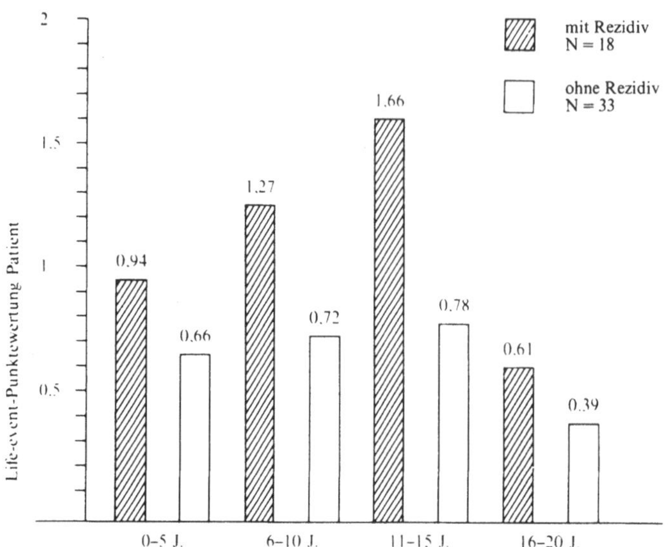

Abb. 6. Pathologisch verarbeitete Traumen in den ersten 20 Jahren prospektiv bei Prognoseuntergruppen. In der Gruppe mit Rezidiv befinden sich 4 Patientinnen mit der Punktewertung 0, d.h. es konnten *keine pathologisch* verarbeiteten Traumen innerhalb der ersten 20 Jahre eruiert werden. In der Gruppe ohne Rezidive befanden sich 13 Patientinnen mit der Punktewertung 0

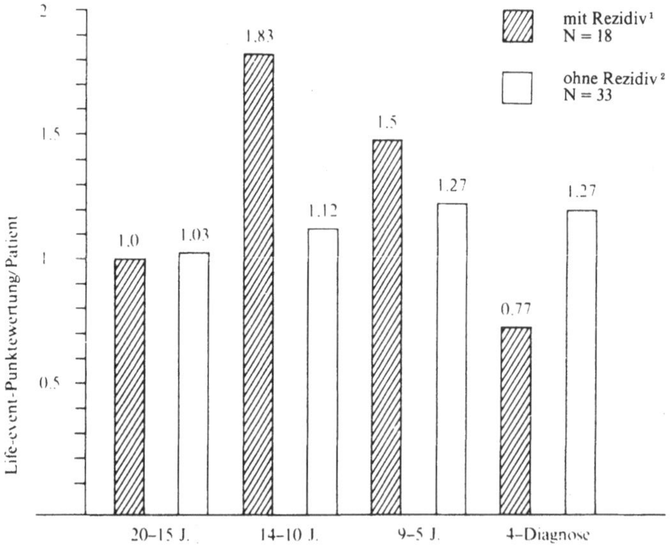

[1] 3 Patientinnen mit der Punktewertung 0
[2] 4 Patientinnen mit der Punktewertung 0

Abb. 7. Pathologisch verarbeitete Traumen in den letzten 20 Jahren vor der Diagnose prospektiv bei Prognoseuntergruppen. Innerhalb der Mammakarzinomgruppe vergleichbaren klinischen Ausgangsstadium (n = 51) befanden sich insgesamt 3 Patientinnen, bei denen in den ersten 20 Lebensjahren und letzten 20 Lebensjahren vor der Diagnose *keine pathologisch* verarbeitete Traumen eruiert werden konnten

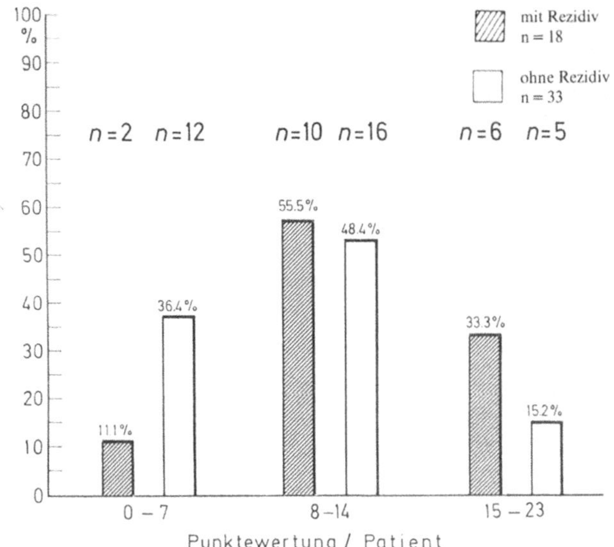

Punktewertung / Patient

Pathologisch verarbeitete Traumen / Patient ($p < 0.06$)

Nicht pathologisch verarbeitete Traumen / Patient

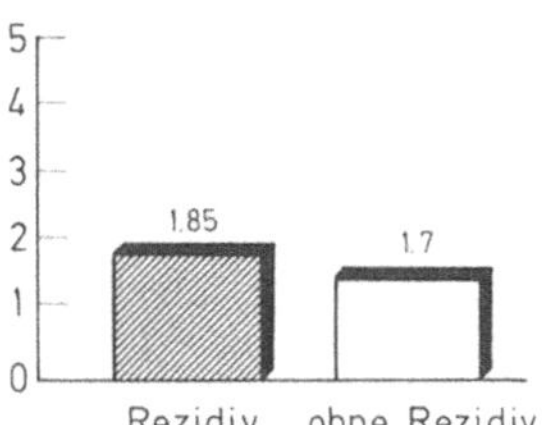

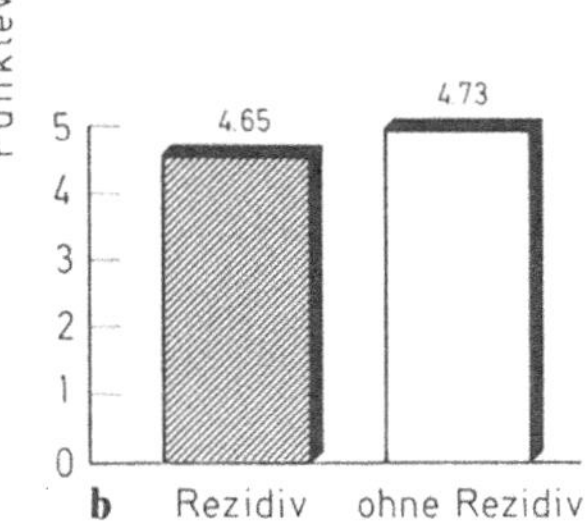

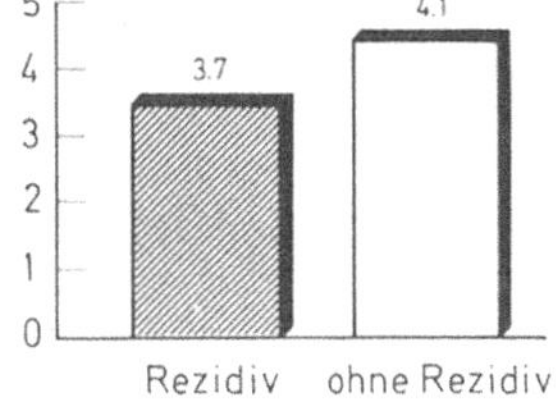

Tabelle 21. Verteilung der pathologisch verarbeiteten Traumen über die ersten und letzten 20 Lebensjahre

Mammakarzinompatientinnen mit Rezidiv (n = 18)		Mammakarzinompatientinnen ohne Rezidiv (n = 33)	
1.–20. Lebensjahr	Letzte 20 Jahre vor Diagnose	1.–20. Lebensjahr	Letzte 20 Jahre vor Diagnose
45% (27)	55% (33)	32,6% (33)	67,4% (68)

Tabelle 22. Mechanismen pathologischer Verarbeitung von Traumen (Häufigkeit des Auftretens in Prozent)

	Mammakarzinom mit Rezidiv (n = 18)	Mammakarzinom ohne Rezidiv (n = 33)
1. Tod einer nahen Beziehungsperson →		
Depression (pathogene Bindung, Isolation, Schuld etc.)	14,4% (11)	11,4% (15)
Ambivalenz	6,5% (5)	5,3% (7)
Verleugnung, Verdrängung	5,2% (4)	5,3% (4)
Somatisierung	3,9% (3)	–
Idealisierung	3,9% (3)	4,5% (6)
Projektion	1,3% (1)	3,0% (4)
2. Allgemeine psychosoziale Traumen → (43% Objektverlust)		
Sadomasochistische Beziehung, Bindung (Alkoholikerehen etc.)	14,4% (11)	10,6% (14)
Destruktive, ambivalente Bindung	10,4% (8)	14,5% (19)
Pathologisch enge Bindung (Lösungskonflikt)	9,2% (7)	12,2% (16)
Sozialfamiliärer Konflikt (durch Flucht, Krieg, Armut etc.)	9,2% (7)	9,9% (13)
Projektion	3,9% (3)	2,3% (3)
Schuld	2,5% (2)	3,8% (5)
Somatisierung	2,5% (2)	5,3% (7)
Neurotische Symptombildung	1,3% (1)	6,1% (8)
3. Krankheiten in der Anamnese →		
Angst	6,5% (5)	2,3% (3)
Selbstwert, Identität	2,5% (2)	0,7% (1)
Mißtrauen, Projektion	1,3% (1)	2,3% (3)

Patient über 7 im Gegensatz zu nur 65% der rezidivfreien Patientengruppe (s. Abb. 7).

Die Rezidivgruppe weist bei der Verteilung über die Lebensjahre einen Gipfel an pathologisch verarbeiteten Traumen zwischen dem 6. und 15. Lebensjahr (ödipale Phase, Latenz und Pubertät) und 15–10 Jahre vor der Diagnose auf. Der Karzinomuntergruppe ohne Rezidiv herrscht vorwiegend in der Tendenz eine Gleichverteilung vor, allerdings mit einem Tief zwischen dem 16. und 20. Lebensjahr und einem minimalen Anstieg vor der klinischen Diagnose, ganz im Kontrast zur Rezidivgruppe.

Bei der Gegenüberstellung der Bewertung nichtpathologisch verarbeiteten zu pathologisch verarbeiteten Traumen die Rezidiv- und Nichtrezidivgruppe betreffend, zeigt sich eine Tendenz zur Nivellierung des Unterschiedes in den ersten 20 Lebensjahren (Abb. 9).
Die Mechanismen, die hinter den als pathologisch verarbeitet eingestuften Traumen stehen, gehen vorwiegend über ein depressives und sado-masochistisches Verhaltens- und Beziehungsmuster. Bei den Traumen selbst stehen wie die Tabelle 22 zeigt, ein realer und subjektiv erlebter Objektverlust mit fast 50% im Vordergrund.

Zusammenfassung der Ergebnisse

1. Nicht die Summe aller Traumen, sondern die Art der Verarbeitung unterscheidet die Gruppen voneinander.
2. Der Anteil der pathologisch verarbeitet bewerteten Traumen ist bei der Gesamtkarzinomgruppe größer als bei der Gesamtkontrollgruppe (retrospektiv).
3. Der Anteil der pathologisch verarbeitet bewerteten Traumen ist 5 Jahre vor der Diagnose bei der Gesamtkarzinomgruppe kleiner als bei der Gesamtkontrollgruppe (retrospektiv).
4. Der Gipfel der pathologisch verarbeiteten Traumen ist bei der Karzinomgruppe in den ersten 5 Lebensjahren und 14−5 Jahre vor der Diagnose (retrospektiv).
5. Prä- und postmenopausale Karzinompatientinnen unterscheiden sich hinsichtlich pathologisch verarbeiteter Traumen am ausgeprägtesten in der frühkindlichen Phase (Überwiegen der prämenopausalen Gruppe) und Pubertät (Überwiegen der postmenopausalen Gruppe) (retrospektiv).
6. Bei prospektiver Einschätzung der Prognoseuntergruppen (Karzinomgruppe mit und ohne Rezidiv) zeigt die Rezidivgruppe durchschnittlich deutlich mehr pathologisch verarbeitete Traumen als die Nichtrezidivgruppe.
7. Die Rezidivgruppe hat die meisten pathologisch verarbeiteten Traumen zwischen dem 6. und 15. Lebensjahr und 14−10 Jahre vor der Diagnose, entsprechend dem fiktiven Entstehungszeitpunkt des Tumors nach der mittleren Wachstumsrate (prospektiv).
8. Die rezidivfreie Gruppe hat die meisten pathologisch verarbeiteten Traumen 9−10 Jahre vor der Diagnose (prospektiv).

3.6.3.3 Diskussion der Ergebnisse der Life-event-Untersuchung

Kritische Betrachter der Life-event-Forschung (Kaschnig 1980; Cooper 1980; Siegrist 1980; Brown 1980) sehen vor allem in einer globalen Summation von Lebensereignissen (Holmes u. Rahe 1967) mit retrospektivem Charakter ein methodisch vielfältig angreifbares Instrument. Hier wird weder berücksichtigt, ob ein gewertetes Ereignis gewünscht oder ungewünscht war, wie dieses Ereignis in seiner Qualität zur spezifischen Persönlichkeit des Probanden steht und wie die Art der Bewältigung („coping") einzustufen ist. Auch die spezifischen pathophysiologischen und ätiologischen Kriterien unterschiedlicher Erkrankungen wie z. B. die Tuberkulose, Depression, Schizophrenie, Herzinfarkt, Suizidversuch (Cooper 1980) finden vor allem in ihrem zeitlichen Ablauf im Vorfeld der Diagnose kaum Berücksichtigung. Kaschnig (1980) legt dar, wie unabhängig vom methodischen Vorgehen und der Erkrankungsart die Belastung durch lebensverändernde Ereignisse stetig bis zum Krankheitsausbruch bzw. bis zur Diagnose zunimmt und unmittelbar zuvor am größten ist. Ohne eine qualitative Analyse der Ereignisse selbst und ohne eine Berücksichtigung der spezifischen Dynamik einzelner Krankheitsbilder erscheint die prophylaktische Bedeutung oder ein möglicherweise kausales Verständnis einzelner Erkrankungen durch Life-event-Untersuchungen weiter problematisch. Gerade der durchgängige Anstieg von lebensverändernden Ereignissen unmittelbar vor der Manifestation bzw. Diagnose der Erkrankung legt die kritische Vermutung nahe, daß beim Probanden durch die Erkrankung selbst seine retrospektive Sichtweise verändernd wirkt, z. B. vergangene Ereignisse anders bewertet werden im Sinne eines Aggravierens, Harmonisierens, Bilanzierens oder Kausalbedürfnisses, als bei einer Versuchsperson, die nicht unter dem Ereignis einer Erkrankung steht. Diese grundsätzliche methodische Schwierigkeit wird wohl nie ganz auszuräumen sein, man kann dem tatsächlichen Ereignis und dessen Bedeutung jedoch näherkommen, indem mehr Gewichtung auf eine inhaltliche Analyse der Ereignisse in Bezug zum Krankheitsgeschehen über einen Dialog mit dem mehr oder weniger neutralen Untersucher gelegt wird.

So lehnt sich unser Vorgehen in der vorliegenden Studie in groben Zügen insofern vorwiegend an das Vorgehen von Brown (1980) an, da das Basismaterial durch ein psychoanalytisch orientiertes Interview gewonnen und die Bewertung vom Interviewer selbst vorgenommen wurde. Der Interviewer kann im Gegensatz zur betroffenen Person weitgehend frei von einem retrospektiven Kausalbedürfnis die Intensität eines belastenden Ereignisses in Zusammenhang der individuellen Lebensumstände des Probanden und die Art der Verarbeitung einschätzen. Wie bereits erwähnt, haftet unserem Vorgehen im Gegensatz zu Brown (1980) der Mangel an, daß neben dem Interviewer selbst nicht noch ein weiteres Teammitglied eine unabhängige Einschätzung vornimmt. Da der gleiche Interviewer bei allen Probanden die Einschätzung vornahm, ist jedoch bei dem prospektiven Studienanteil eine Aussage durchaus möglich, allerdings mit der Einschränkung einer möglicherweise tendenziellen Verzerrung, jedoch für alle Patienten unter vergleichbaren Bedingungen.

Beim Betrachten der Gesamtkarzinomgruppe und Kontrollgruppe über die ersten 20 Lebensjahre und die letzten 20 Jahre vor der Diagnose (s. Abb. 4a, b) kann die höhere Bewertung für die Karzinomgruppe aus methodischen Gründen nicht beweiskräftig für eine gezielte Aussage sein. Beachtenswert ist jedoch die *Zunahme* von pathologisch verarbeiteten Traumen bei der Karzinomgruppe *14–10 Jahre* vor der Diagnose, wohingegen die *Kontrollgruppe* unmittelbar *vor der Diagnose* den Gipfel erreicht. Dies könnte einem psychophysischen Parallelismus insoweit entsprechen, daß man beim Mammakarzinom entsprechend der Wachstumsrate von einer durchschnittlich vordiagnostischen Entstehungsgeschichte von über 10 Jahren ausgehen muß. Dies würde bedeuten, daß dem stummen somatischen Geschehen vor der Diagnose ein psychisches Korrelat beigefügt werden kann, ohne letztlich entscheiden zu können, ob dies mitursächlich, also ätiologisch, reaktiv oder als paralleles Geschehen anzusehen ist. Im Gegensatz dazu die Kontrollgruppe mit Frakturen und gynäkologischer Symptomatik, wo von einer, insbesondere bei den Frakturen, relativ kurzen Entstehungsgeschichte auszugehen ist und entsprechend bisheriger Life-event-Forschungsergebnisse bei allen Erkrankungen regelmäßig ein stetiger Anstieg der bewerteten Ereignisse bis zur Diagnostik anzutreffen ist, als vorwiegend unspezifischer Effekt (Kaschnig 1980).

Für die hier vorliegende Studie und die Life-event-Forschung insgesamt ist wohl das wichtigste Ergebnis, daß das *Unterscheidungskriterium* nicht die quantitative Auflistung von Ereignissen allgemein ist, sondern die *Art der Verarbeitung* der Ereignisse, also ein qualitatives Kriterium. Die quantitative Auflistung von Ereignissen, die nach unserer Einschätzung nicht pathologisch verarbeitet wurden, unterscheidet die Gruppen kaum. Insgesamt spricht dies für die Notwendigkeit einer *individuellen Differenzierung der zu wertenden Ereignisse*, was nur auf dem Hintergrund eines dialogischen Vorgehens im Rahmen eines Interviews, nicht jedoch über Fragebogen zu gewährleisten ist.

Der Vergleich der sich nach dem klinischen Verlauf unterscheidenden Karzinomgruppen prospektiv zeigt zunächst insgesamt eine erheblich höhere Wertung pathologisch verarbeiteter Traumen bei der Karzinomgruppe mit Rezidiv (s. Abb. 6a, b), d.h. fast 90% der Gruppe mit Rezidiv liegt bei einer Punktewertung pro Patient über 7 im Vergleich zu ca. 65% der Gruppe ohne Rezidiv (s. Abb. 7). Dies spricht zunächst für eine ausgeprägte psychosoziale Belastung im ursächlichen, reaktiven oder parallel verlaufenden Sinne bei prognostisch ungünstigem Verlauf.

Für eine gewisse Prädisposition bei der Untergruppe mit ungünstigem klinischen Verlauf spricht die Tatsache, daß die Verteilung pathologisch verarbeiteter Formen hier einen stärkeren Akzent in den ersten 20 Lebensjahren mit 45% der pathologisch verarbeiteten Traumen im Gegensatz zu 32% der Untergruppe ohne Rezidiv ergeben (s. Tabelle 21).

Bei der Betrachtung der pathologisch verarbeiteten Traumen über die ersten 20 Lebensjahre und letzten 20 Jahren vor der Diagnose der Vergleichsuntergruppen mit und ohne Rezidiv bei gleichem klinischen Ausgangsstadium zeigt die Untergruppe ohne Rezidiv in den ersten 15 Lebensjahren eine relative Gleichverteilung der Belastungen über diesen Zeitraum und einen allmählichen Anstieg ab dem 9. Jahr vor der Diagnose (Abb. 6a). Dies ist der einzige Zeitabschnitt, wo die Untergruppe ohne Rezidiv die mit Rezidiv in der Summe pathologisch verarbeiteter Traumen übertrifft. Die Untergruppe mit Rezidiv zeigt einen Gipfel um das 6. bis 10. und deutlicher zwischen dem 11. und 15. Lebensjahr (s. Abb. 6b), was im Kontrast zur Untergruppe ohne Rezidiv für eine möglicherweise ausgeprägte Belastung in der ödipalen Phase, Latenz und Pubertät spricht. Dies kann in einen inhaltlichen Zusammenhang mit den bei Mammakarzinompatientinnen häufig beobachteten Schwierigkeiten der Übernahme der weiblichen Rollenidentität gesehen werden. Hierbei muß jedoch auch diskutiert werden, wieweit diese Untergruppe retrospektiv mit der Konfrontation einer Brusterkrankung, als Gefährdung der weiblichen Identität verstanden, sich besonders mit der Phase der Identitätsbildung in der ödipalen Phase und Pubertät auseinandersetzt, auch im Sinne einer rückläufigen Determinierung. Es bleibt also 1. die Frage, ob Mammakarzinompatientinnen mit einem ausgeprägten konflikthaften und bedrohlichen Erleben ihrer weiblichen Rollenidentität ausgelöst durch eine bösartige Brusterkrankung einen schlechteren klinischen Verlauf nehmen als Patientinnen vergleichbaren klinischen Ausgangsstadiums ohne eine solche konflikthafte Verarbeitung. Und 2., ob eine Traumatisierung in der Phase der ödipalen Situation und Pubertät zu einem ungünstigen Verlauf prädestinieren.

Die letzten 20 Jahre vor der Diagnose ergeben ein äußerst relevantes Ergebnis. Der eindeutige Höhepunkt pathologisch verarbeiteter Traumen für die Untergruppe mit Rezidiv ergibt sich zwischen 14 bis 10 Jahre vor der Diagnose, während die Gruppe ohne Rezidiv einen leichten Anstieg zum Diagnosezeitpunkt hin, also weniger deutlich und später nahelegt (Abb. 6 b). Die Interpretation dieses Ergebnisses kann lauten, daß z. B. vorwiegend bei der Rezidivgruppe psychosoziale Faktoren für den Verlauf relevant sind, daß man hier mit aller Einschränkung von einem „psychosomatischen Mammakarzinom" sprechen könnte, wohingegen die Untergruppe ohne Rezidiv den üblichen Anstieg vor der Diagnose, wie bei allen Life-event-Forschungsergebnissen, aufweist, auch möglicherweise im Sinne eines retrospektiven Kausalbedürfnisses zu interpretieren. Andererseits muß auch diskutiert werden, ob der zeitlich unterschiedliche Gipfel der Traumen mit der Fehlerquote der klinischen Stadieneinteilung zusammenhängt, also die Untergruppe mit Rezidiv sich bereits zum Ausgangszeitpunkt der prospektiven Studie in einem latent fortgeschrittenen Stadium befand als die Untergruppe ohne Rezidiv. Dies ändert jedoch nichts an dem frappanten Ergebnis, daß sich parallel zur fiktiven Wachstumskurve, etwa entsprechend dem Stadium II, der Höhepunkt der pathologisch verarbeiteten Traumen ausschließlich bei der Rezidivgruppe um den Zeitpunkt der fiktiven Entstehung des Karzinoms bewegt, sich also die klinisch stumme Entstehung des Karzinoms möglicherweise frühzeitig durch psychosoziale Kriterien aufzeigen läßt.

Wir haben gesehen, daß nicht die einfache Summation belastender Ereignisse, sondern vor allem die Art der Bewältigung die Untergruppen unterscheidet. Bei den Traumen selbst überwiegen real und subjektiv erlebte Objektverluste (s. Tabelle 22). Bei den Mechanismen der pathologischen Verarbeitung überwiegen depressive und sadomasochistische Bewältigungsformen, was unseren Ausgangshypothesen entspricht, wo davon die Rede war, daß Mammakarzinompatientinnen gehäuft ein masochistisches Verhalten aufweisen. Es hat sich jedoch gezeigt, daß hier vor einer Generalisierung zu warnen ist, man eher davon ausgehen muß, daß dies nur für eine Untergruppe der Mammakarzinompatientinnen zutrifft, nämlich für die Untergruppe, die einen ungünstigeren Verlauf mit schnellerem Fortschreiten des Krankheitsgeschehens. Dies trifft jedoch nur zu, wenn man den Einwand vernachlässigt, daß die Unterschiede durch eine primär fehlerhafte Stadieneinteilung zustandekam und das Ganze als ein reaktives Geschehen bei okkultem klinischen Verlauf anzusehen ist.

3.6.4 Sprachanalytisches Verfahren
(Kontentanalyse nach Gottschalk u. Gleser 1969) zur qualitativen
und quantitativen Erfassung der Affekte Angst und Aggressivität

Das sprachanalytische Verfahren soll die grundsätzliche Frage nach dem affektiven Zustand von Krebspatienten im Vergleich zu einer Kontrollgruppe und von Krebspatienten unterschiedlichen klinischen Verlaufes klären helfen.

3.6.4.1 Zur Methodik des Gottschalk u. Gleser-Verfahrens

Die seit 1955 von Gottschalk und Gleser (1969) und Gottschalk et al. (1969) entwickelte objektivierende Methode zur Erfassung von Affekten wurde insbesondere von Schöfer (1974, unveröffentl. Manuskript) vom englischen in den deutschsprachigen Raum mit Berücksichtigung unterschiedlicher kultureller und zivilisatorischer Tradition übersetzt und bereits in zahlreichen Studien erprobt (Schöfer 1976a, b). Die sprachlichen Äußerungen des Probanden werden transskribiert und nach vorgegebenen Kriterien kodiert. Parasprachliche Affektäußerungen finden keine Berücksichtigung, d.h. nur die manifesten sprachlichen Äußerungen finden Eingang in die Auswertung. Bei einer vergleichenden Studie, wo den Auswertern Tonbandaufnahmen und/oder Transkripte zur Verfügung standen, zeigten sich nur geringe Unterschiede der kodierten Angstscores (Gottschalk et al. 1966; Gottschalk u. Frank 1967), so daß die Autoren davon ausgingen, daß die Vernachlässigung von parasprachlichen Äußerungen keine wesentliche Verzerrung der Ergebnisse bewirken. Die in die Auswertung methodisch einbezogenen Affekte sind nach Gottschalk u. Gleser (1969) weniger Ausdruck von bleibenden Charakter- und Persönlichkeitszügen („traits"), sondern vielmehr Ausdruck des aktuellen affektiven Zustandes des Probanden („states"). Bei dieser Einschränkung muß jedoch berücksichtigt werden, daß ohne Zweifel der aktuelle affektive Zustand mit seinen verbalen Äußerungen von der Grundpersönlichkeit des Probanden mitbestimmt ist. Gerade für den Psychoanalytiker bleibt die Frage, wieweit eine Verzerrung des affektiven Zustandes des Probanden durch eine hier vorliegende objektivierende Methode entsteht, da bekanntlich Affekte dem Prozeß der Abwehr in besonderem Maße unterliegen. Teilweise trägt die vorliegende Methode dem Rechnung, indem manifeste sprachliche Affektäußerungen, die dem Abwehrprozeß der Verneinung, Verschiebung, Verkehrung ins Gegenteil, Wendung gegen das Selbst und Projektion unterliegen in die Kodierung miteinbezogen werden. Abwehrvorgänge, die die sprachliche Äußerung eines Affektes verhindern, können jedoch nicht miteinbezogen werden.

Die Kodierungskriterien für Angst und Aggressivität

Das in Kodierungseinheiten eingeteilte Transskript wird von 2 unabhängigen Auswertern nach verbalen Affektäußerungen, in unserem Falle beschränkt auf Angst und Aggressivität, durchgesehen und kodiert. Die Autoren gehen dabei davon aus, daß die Bewertung unabhängig davon geschieht, ob die Äußerung der Vergangenheit, Gegenwart oder Zukunft zugeschrieben wird. Die Größe des kodierten Affektes ist abhängig von der Häufigkeit des Auftretens bestimmter Inhaltskategorien, dem Ausmaß, in dem der sprachliche Ausdruck direkt die psychologische Aktivierung eines spezifischen Affektes repräsentiert und dem Ausmaß persönlicher Beteiligung. Die Größe des Affektes, die auch durch den Grad der Direktheit mitbestimmt wird, wird durch eine vorgenommene Gewichtung festgehalten, d. h. die quantitative Einschätzung beinhaltet auch eine qualitative Bewertung. Ein vollständig unterdrückter oder unbewußter Affekt wird gering oder gar nicht bewertet. Neben der mehr quantitativen Gewichtung durch Zahlen findet eine weitere präzise qualitative Kennzeichnung nach Art des Affektes durch Buchstaben vorgenommen statt. Gottschalk u. Gleser (1969) haben die einzelnen Kodierungskriterien in einer ausführlichen Anweisung festgehalten und dies zur besseren Verdeutlichung durch eine Sammlung von Beispielsätzen präzisiert. Um zu einer zu fordernden Interraterreliabilität von über 0,85 zu kommen, ist ein langwieriges Kodierungstraining der Auswerter notwendig. Unserer Studie ging ein halbjähriges Training der Auswerter voraus.

Methodisches Vorgehen

Bei Gottschalk u. Gleser (1969) besteht die Sprachprobe entweder aus einem Text, der aufgrund einer Standardinstruktion („Dies ist eine Sprachuntersuchung. Bitte berichten Sie 5 min über irgendetwas Interessantes oder Bewegendes aus Ihrem Leben. Ich werde Ihnen in dieser Zeit nur zuhören und keine Fragen beantworten.") Oder aus einer natürlichen Gesprächssituation.
Wir entschieden uns, nach einigen Probeläufen auch mit der Standardinstruktion, für die klinische Gesprächssituation des Interviews, da uns für Patienten, die sich noch im akuten therapeutischen Stadium ihrer Krebserkrankung befanden, die konfrontierende Testsituation bei der Standardinstruktion zu belastend erschien. Eine gewisse Annäherung an eine standardisierte Situation liegt bei unseren Sprachproben in soweit vor, daß immer die ersten tausend Worte der Probandenäußerungen von einer Tonbandaufnahme transskribiert wurde und der Interviewer das Gespräch mit nur geringen Abweichungen mit den gleichen Worten begann: „Vielleicht können Sie einmal erzählen, wie das mit Ihrer Erkrankung war und wie Sie es erlebt haben." Im übrigen wurden alle 143 Interviews von dem selben Psychoanalytiker durchgeführt. Auf die Auswertung der Äußerungen des Interviewers wurde verzichtet.
Die Kodierungen der Texte wurden nach einem etwa halbjährigen Training unter meiner Supervision von Herrn Fleischmann (1981) und Herrn Wahl (1981) vorgenommen, wobei die Texte anschließend alle erneut zu dritt durchgegangen wurden, um vor allem bei strittigen Kodierungen zu einer Einigung zu kommen.
Bei der Verrechnung der Kodierungswerte, die das Ausmaß der verschiedenen Affektqualitäten repräsentieren sollen, wird das Gewicht der Kategorie mit der Anzahl der betreffenden Aussagen der Sprachprobe multipliziert und alle In-

haltskategorien, die den Affekt enthalten, summiert, um so zu dem Maß der Intensität des Affektes zu kommen (Gottschalk u. Gleser 1969). Um bei einer möglicherweise unterschiedlichen Wortzahl (unsere Sprachtexte bestanden allerdings bis auf geringe Abweichungen alle aus tausend Worten) oder bei nicht auswertbaren Items in den Sprachproben zu einer uniformen Transformation über alle Samples zu kommen und damit eine Diskontinuität zu verhindern, wird zum Rohwert 0,5 addiert, mit 100 multipliziert und das ganze durch die Wortzahl dividiert. Daneben wird eine Wurzelbildung des so korrigierten Wertes vorgenommen, um einmal die Schiefheit der Verteilung zu korrigieren, und um die Werte einem parametrischen statistischen Verfahren zugängig zu machen (Schöfer 1980).

So ergibt sich die folgende mathematische Formel zur Errechnung der Affektgrößen:

$$\sqrt{\frac{100 \times (\text{Rohwert} + 0,5)}{\text{Wortzahl}}} \ .$$

Das statistische Verfahren zur Berechnung der nach den Hypothesen aufgestellten Gruppenvergleiche besteht aus einem U-Test nach Mann-Whitney (Bortz 1977), ein nonparametrischer Test, der keine Normalverteilung und kein Intervallskalenniveau voraussetzt. Es wird berechnet zu welchem p sich die Gruppen hinsichtlich ihrer zentralen Tendenz unterscheiden. Die in der Studie durchgeführten Korrelationsberechnungen sind nonparametrische Korrelationen (s. ausführlicher bei Fleischmann 1981; Wahl 1981).

3.6.4.2 Aggressivität bei Patientinnen mit einem Mammakarzinom

Fragestellung und Hypothesen

Die bei Mammakarzinompatientinnen beschriebene Abwehr von Affekten (Bahnson et al. 1971), insbesondere auch von Aggressivität (Renneker et al. 1963; Bacon et al. 1952), das Auftreten einer masochistischen Charakterstruktur (Renneker et al. 1963), aber auch die Studienergebnisse von Derogatis (1978), die eine geringere Überlebenszeit bei Mammakarzinompatientinnen mit gehemmter Aggressivität ergaben, führten uns zu der spezifischen Fragestellung nach der Art des Umgangs mit Aggressivität bei Mammakarzinompatientinnen im Vergleich zu einer Kontrollgruppe und insbesondere in unserem prospektiven Studienansatz zu der Frage, wieweit der unterschiedliche Umgang von Mammakarzinompatientinnen mit Aggressivität evtl. den Krankheitsverlauf beeinflussen können. Kompliziert wird diese Fragestellung vor allem dadurch, daß neben der in der Literatur beschriebenen Aggressionshemmung und einer Tendenz zu nach innen gerichteter Aggressivität im Sinne des Masochismus und der Depression, auch der Charakterzug der im sozialen Rahmen überangepaßten, aber aktiven Frau beschrieben ist (Becker 1978), eine Verhaltensweise die, versteht man Aggression im Sinne des „Aggredi", mit aggressiven durchsetzungsfähigen Elementen übereinstimmen kann. So können wir erwarten, daß unsere

Fragestellungen und Hypothesen teilweise gegenläufig sein können, soweit das Untersuchungsinstrument hier nicht ausreichend differenziert. Auch muß berücksichtigt werden, daß die Texte vorwiegend durch die Eingangsfrage des Interviewers durch Hinweis auf die aktuelle Krankheitssituation in Richtung einer sog. gebahnten, an ein „Sachthema", in diesem Falle der Erkrankung, angelehnte Affektäußerung mitbestimmt wird.

Bei einem Gruppenvergleich Mammakarzinompatientinnen − Kontrollgruppe und Karzinompatientinnen unterschiedlicher Prognose und unterschiedlichen Alters gehen wir von folgenden Hypothesen aus:

1. Mammakarzinompatientinnen mit ungünstigem Krankheitsverlauf zeigen weniger offene und mehr abgewehrte gehemmte Aggressivität als Mammakarzinompatientinnen mit günstigem Verlauf (prospektiv).
2. Mammakarzinompatientinnen zeigen in ihrer verbalen Äußerung weniger nach außen gerichtete Aggressivität, bei ihnen liegt eine generelle Aggressionshemmung vor im Gegensatz zur Kontrollgruppe.
3. Jüngere und prämenopausale Mammakarzinompatientinnen zeigen die oben genannten Merkmale im stärkeren Ausmaß als ältere und postmenopausale Mammakarzinompatientinnen.
4. Mammakarzinompatientinnen zeigen insgesamt mehr Abwehr aggressiver Äußerungen, bei ihnen findet man häufiger den Abwehrmechanismus der Verneinung und seltener den Abwehrmechanismus der Projektion.

(S. detaillierte Hypothesenbildung bei Fleischmann 1981.)

Zum näheren Verständnis der Ergebnisse,
Kodierungszeichen für die verschiedenen Aggressionssubkategorien

Die von Gottschalk u. Gleser (1969) entwickelten 3 Aggressionsskalen betreffen „abwertende, ärgerliche, verletzende, asoziale Impulse und Regungen gegenüber Objekte außerhalb des Selbst" (nach außen gerichtete Aggressivität, AOA), Selbsthaß und Selbstkritik, Gefühle ängstlicher Depression und Masochismus (nach innen gerichtete Aggressivität, IA) und destruktive Gedanken und Handlungen gegenüber dem Selbst, die anderen unterstellt werden (ambivalente Aggressivität, AA). Die erste Skala (nach außen gerichtete Aggressivität) enthält eine offene Subkategorie (AOA) und eine nach außen gerichtete verdeckte Subkategorie (AVA). Die dritte Skala (ambivalente Aggressivität) enthält sowohl Anteile von ins Gegenteil verkehrten nach außen gerichteten Aggressionen und von projizierten nach innen gerichteten Aggressionen. Es sei noch einmal festgestellt, daß vollständig verdrängte Aggressivität aus methodischen Gründen nicht zur Auswertung kommt.

Ergebnisse und deren Diskussion

1. Für den prospektiven Anteil der Studie, der Gegenüberstellung von Mammakarzinompatientinnen mit ungünstigem (mit Rezidiv) und günstigem (ohne Re-

zidiv) klinischem Verlauf bei zunächst übereinstimmendem klinischem Stadium zum Erhebungszeitpunkt zeigen Mammakarzinompatientinnen mit Rezidiv signifikant (p < 0,04) weniger offene, nach außen gerichtete Aggressivität (AOA) im Unterschied zu Patientinnen ohne Rezidiv. Weiter zeigten die Patientinnen mit Rezidiv hochsignifikant (p < 0,009) mehr relative ambivalente Aggressivität (AA/A, ambivalente Aggressivität/Gesamtaggressivität) als Patientinnen ohne Rezidiv.

Das Kernstück der vorliegenden Studie war die Suche nach psychischen Faktoren, die Mammakarzinompatientinnen von zunächst vergleichbarem klinischen Ausgangsstadium zum Zeitpunkt der Erhebung mit unterschiedlichem somatischen Krankheitsverlauf, also unterschiedlicher Prognose unterscheiden. Dieser prospektive und damit auch methodisch günstige Ansatz hat signifikante bis hochsignifikante Ergebnisse gezeigt. Das Ergebnis, wonach Mammakarzinompatientinnen, die später innerhalb von 30 Monaten ein Rezidiv entwickelten signifikant weniger offene, nach außen gerichtete Aggressivität äußern, als Patientinnen ohne Rezidiv, legt die Vermutung nahe, daß entweder eine Aggressionshemmung den klinischen Verlauf ungünstig beeinflußt hat oder zumindest mit ihm korreliert. Die Möglichkeit der Patientinnen sich auch aggressiv zu entäußern, trägt offenbar zu einem günstigeren Verlauf bei, korreliert zumindest mit einem günstigeren Verlauf. Dem Einwand, daß hier auch ein reaktives Geschehen im somatopsychischen Sinne vorliegen könnte, daß nämlich z.B. ein somatisch ungünstiger Verlauf eine Aggressionshemmung zur Folge haben könnte, sind wir insoweit begegnet, daß die klinischen Parameter zum Zeitpunkt der Testaufnahme bei der Experimentalgruppe weitgehendst übereinstimmte. Mit letzter Sicherheit ist jedoch ein somatopsychisches reaktives Geschehen nicht auszuschließen, allein schon weil die klinische Einteilung immer noch zu viele Unsicherheiten in sich birgt.

Unsere Ergebnisse bestätigen eine Vielzahl von Studien (Stavraky et al. 1968; Nemeth 1975; Derogatis et al. 1978; Morris et al. 1981). Der Gynäkologe Wenderlein (1980) geht basierend auf seinen Studienergebnissen bereits soweit, daß er im Bereich der Nachsorge die Empfehlung ausspricht, als Arzt ein aggressives Verhalten von Mammakarzinompatientinnen möglichst nicht zurückzuweisen, da er gerade dieses Verhalten als einen möglicherweise gesundheitsfördernden Faktor ansieht.

Das hochsignifikante Überwiegen ambivalenter Aggressivität bei Patientinnen mit Rezidiv kann als Ausdruck des Vorherrschens einer masochistischen und paranoiden Einstellung angesehen werden, eine Interpretation der ambivalenten Aggressivität, die Gottschalk u. Gleser (1969) vorgenommen hat. Dieses Ergebnis bestätigt Beschreibungen von Bacon et al. (1952) und Renneker et al. (1963) einer masochistischen Charakterstruktur bei Mammakarzinompatientinnen und die von Neumann (1959) festgestellte Zunahme der Rezidivhäufigkeit bei masochistischer Einstellung und die von Fox (1976) aufgestellte Hypothese, daß paranoide Tendenzen einen Risikofaktor für Karzinompatienten darstellen könnten.

Durch Korrelationsbildungen zwischen ambivalenter Aggressivität und anderen Aggressionssubkategorien zeigte sich (Fleischmann 1981), daß es sich hierbei vor allem um eine ins Gegenteil verkehrte nach außen gerichtete Aggressivität handelt, als eine Aggressivität, die einem aktiven Abwehrprozeß unterliegt. Es ist zu vermuten, daß hier eine der wichtigsten psychischen Faktoren beim Auftreten eines Rezidivs vorliegt, der vielleicht sogar bei der Entstehung des Karzinoms von ätiologischer Bedeutung ist, da die Gesamtgruppe der Karzinompatientinnen im Vergleich zur Kontrollgruppe ebenfalls hochsignifikant mehr ambivalente Aggressivität zeigt.

2. Entgegen der in der Literatur vorwiegend beschriebenen Aggressionshemmung bei Mammakarzinompatientinnen zeigt die Gesamtgruppe hochsignifikant mehr nach außen gerichtete offene und nach außen gerichtete verdeckte Aggressivität (AOVA, $p < 0,01$) als die Kontrollgruppe. Das gleiche gilt für die Gesamtaggressivität (A, nach außen gerichtete offene und verdeckte + nach innen gerichtete + ambivalente Aggressivität, $p < 0,0000$), was sich bei Mammakarzinompatientinnen unter 55 Jahren auf lediglich signifikante Unterschiede abschwächt.

Unsere Annahme, daß Mammakarzinompatientinnen mehr nach innen gerichtete Aggressivität (IA) zeigen, konnte bestätigt werden (IA, $p < 0,05$). Die Ergebnisse werden hochsignifikant ($p < 0,004$), betrachtet man die Subkategorie IAb (Ausdruck von Gefühlen der Hoffnungslosigkeit, Mutlosigkeit, Entbehrung, Enttäuschung).

Bei der Betrachtung der ambivalenten Aggressivität, eine Kombination von nach innen gerichteter und im Sinne der Verkehrung ins Gegenteil abgewehrter Aggressivität, zeigen die Mammakarzinompatientinnen hochsignifikant (AA, $p < 0,0000$) höhere Werte als die Kontrollgruppe, desgleichen gilt auch für die relative ambivalente Aggressivität (AA/A, $p < 0,005$).

Zur Interpretation dieses zunächst überraschenden Ergebnisses muß deutlich gemacht werden, aus welchen unterschiedlichen Formen die Gesamtaggressivität bei Gottschalk u. Gleser (1969) besteht. Es ist nämlich auffallend bei diesem Ergebnis, betrachtet man die einzelnen Subkategorien getrennt, daß lediglich bei der nach außen gerichteten offenen Aggressivität (AOA) kein signifikanter Unterschied zwischen der gesamten Mammakarzinomgruppe und Kontrollgruppe besteht. Signifikante und hochsignifikante Unterschiede sind nur bei nach außen gerichteter verdeckter (AVA), nach innen gerichteter (IA) und ambivalenter Aggressivität (AA) zu verzeichnen, Formen der Aggressivität, die man global als abgewehrte Aggressivität ansehen kann, und dies würde wieder unserer Ausgangshypothese entsprechen. Es bleibt jedoch das Faktum und dies entgegen unserer Ausgangshypothese, daß die nach außen gerichtete offene Aggressivität bei den Mammakarzinompatientinnen genauso ausgeprägt in Erscheinung tritt, wie bei der Kontrollgruppe. Nach Freuds energetischem Modell wäre bei signifikant ausgeprägter abgewehrter Aggressivität bei den Mammakarzinompatientinnen zu erwarten gewesen, daß die offene Aggressivität entsprechend signifikant niedriger wäre. So bleibt festzuhalten, daß Mammakarzinompatientinnen signifikant bis hochsignifikant mehr projizierte, ins Gegenteil verkehrte und nach innen gegen das Selbst gerichtete Aggressivität aufweisen als die Kontrollgruppe.

3. Die Hypothese, daß jüngere und prämenopausale Mammakarzinompatientinnen eine ausgeprägtere Aggressionshemmung aufweisen, konnte mit dem

Gottschalk-Gleser-Verfahren insgesamt nicht bestätigt werden. Hier zeigen sich nur in Subkategorien der Aggressivität unseren Hypothesen entsprechende Unterschiede. Während die Gesamtmammakarzinomgruppe bei der absoluten nach außen gerichteten Aggressivität hochsignifikant ($p < 0,01$) höhere Werte aufwiesen, zeigte sich dieser Unterschied bei Mammakarzinompatientinnen unter 41 Jahren nur noch tendenziell ($p < 0,08$). Dies betrifft vor allem die nach außen gerichtete offene Aggressivität, denn zieht man den nach außen gerichteten verdeckten Anteil ab, werden die Ergebnisse wieder signifikant. Bei der Betrachtung der Gesamtaggressivität zeigt sich eine ähnliche rückläufige Tendenz mit Abnahme des Alters. Während die Gesamtmammakarzinomgruppe hochsignifikant mehr Gesamtaggressivität (A, $p < 0,0000$) im Gegensatz zur Kontrollgruppe aufzeigt, bleibt dies für die Gruppe von Mammakarzinompatientinnen unter 55 Jahren nur noch signifikant.

Bei der Korrelationsbildung von nach innen gerichteter Aggressivität und ambivalenter Aggressivität zeigt die prämenopausale Karzinomgruppe hochsignifikant (Korr, A/AA, $p < 0,001$) höhere Werte als die postmenopausale Karzinomgruppe. Zieht man bei der Bewertung der ambivalenten Aggressivität Äußerungen der Mammakarzinompatientinnen, die z. B. das Operationsgeschehen betreffen („Die wollten mir die Drüsen rausreißen." „Der Arzt machte den ersten Schnitt."), von den übrigen kodierten Äußerungen ab, zeigt die Gesamtkarzinomgruppe weiter hochsignifikant mehr ambivalente Aggressivität ($p < 0,002$), die Gruppe der Mammakarzinompatientinnen über 55 Jahren jedoch keine Signifikanz ($p < 0,023$) mehr.

Ähnlich wie bei der Gegenüberstellung der Gesamtkarzinomgruppe zur Gesamtkontrollgruppe trifft die globale Hypothese einer ausgeprägten Aggressionshemmung bei jüngeren prämenopausalen Mammakarzinompatientinnen so nicht zu. Erst bei näherer Betrachtung der Inhalte der Subkategorien zeigt sich zumindest in der Tendenz entsprechend unserer Hypothese, daß Mammakarzinompatientinnen unter 41 Jahren, also jüngere relativ weniger offene nach außen gerichtete Aggressivität aufweisen, die prämenopausale Mammakarzinomgruppe (hochsignifikant) mehr nach innen gerichtete Aggressivität projizieren als die postmenopausale ältere Mammakarzinomgruppe. Auch zeigte sich entsprechend bei älteren Patientinnen über 55 Jahren, daß sie im Vergleich zur altersentsprechenden Kontrollgruppe weniger ins Gegenteil verkehrte und nach innen gerichtete projizierte Aggressivität aufweisen als jüngere. Es gibt also einen Anhalt dafür, daß jüngere prämenopausale Mammakarzinompatientinnen eine ausgeprägte Tendenz zur abgewehrten Aggressivität zeigen als ältere. Dies bedeutet jedoch nicht, daß sie weniger Aggressionen insgesamt ausdrücken.

4. Die Hypothese einer ausgeprägten Abwehr aggressiver Äußerungen bei Mammakarzinompatientinnen konnte nur teilweise bestätigt werden, vor allem jedoch das in der Literatur (Bahnson et al. 1971) beschriebene Vorherrschen von Verneinung und Verleugnung im Gegensatz zur Projektion wurde nicht bestätigt. Mammakarzinompatientinnen neigen ebenfalls signifikant mehr zu Projektionen als die Kontrollgruppe. Dieses Ergebnis stimmt interessanterweise

mit unserer im Rahmen dieser Studie selbst entwickelten Abwehrkodierung
überein (s. Kap. 3.6.5).
Entgegen der Hypothesen von Bahnson et al. (1971), die bei Karzinompatienten
eine ausgeprägte Tendenz zur Verneinung und ein Defizit an Fähigkeit zur Projektion beschreiben, überwiegt bei Mammakarzinompatientinnen der Abwehrmechanismus die Verkehrung ins Gegenteil und Projektion. Diese Tendenz tritt
in stärkerem Maße bei jüngeren, prämenopausalen Karzinompatientinnen und
wie oben beschrieben in Teilaspekten bei Patientinnen mit Rezidiv auf.

Folgende zusammenfassende Interpretation liegt aufgrund der Ergebnisse nahe:
Mammakarzinompatientinnen mit ungünstigem klinischen Verlauf können ihre
Aggressivität weniger offen ausdrücken, neigen zur Abwehr aggressiver Gefühle, bei ihnen herrscht eine masochistische, paranoide Verarbeitung ihrer aggressiven Gefühle vor. Mammakarzinompatientinnen zeigen insgesamt nicht
weniger Ausdruck von Aggressivität als Kontrollpatientinnen, sondern unterscheiden sich durch ihren Umgang mit aggressiven Gefühlen, indem sie signifikant häufiger zu Projektionen und Verkehrung ins Gegenteil aggressiver Gefühle neigen. Diese Abwehrstrategie aggressiver Gefühle zeigen relativ ausgeprägter jüngere, prämenopausale Mammakarzinompatientinnen im Vergleich
zur gleichaltrigen Kontrollgruppe.
Aufgrund der genauen Analyse der Texte gehen wir davon aus, daß die auffal-
lende Neigung der Karzinompatientinnen zu nach innen gerichteter Aggressivität mit ihrer Betonung von Äußerungen von Mut- und Hoffnungslosigkeit einen
mehr reaktiven Charakter auf das bedrohliche Krankheitsgeschehen repräsentieren, während wir bei der ins Gegenteil verkehrten nach außen gerichteten
und projizierten nach innen gerichteten Aggressivität (ambivalente Aggressivität) einen mehr ätiologischen und für den Krankheitsverlauf bedeutsamen Faktor vermuten.

3.6.4.3 Angst bei Patientinnen mit einem Mammakarzinom

Fragestellung und Hypothesen

Grundsätzlich hatten wir erwartet, daß die Gruppe der Mammakarzinompatientinnen reaktiv auf das Krankheitsgeschehen mehr Ängsten ausgesetzt sind
als die Patientinnen aus der Kontrollgruppe. Wir stellten uns jedoch einerseits
die Frage, welche Angstformen von besonderer Bedeutung sind und andererseits wie die Verarbeitungsmechanismen der Angst aussehen, und ob sich hier
Unterschiede in den verschiedenen Untergruppen auch in bezug auf den
Krankheitsverlauf ergeben.
Das Gottschalk-Gleser-Verfahren ermöglicht zumindest auf der manifesten
sprachlichen Ebene eine Differenzierung verschiedener Angstformen, wie Todesangst, Verletzungsangst, Trennungsangst, Schuldangst, Schamangst und diffuse unspezifische Angst. Zu erwarten wäre vor allem eine reaktiv hohe Todesangst, Verletzungsangst und Schamangst und nach den Forschungsergebnissen
von Renneker et al. (1963) ein hoher Grad an Trennungsangst bei Mammakarzinompatientinnen.

So ergaben sich folgende Hypothesen:

1. Mammakarzinompatientinnen zeigen insgesamt mehr Angst als die Kontrollgruppe.
2. Mammakarzinompatientinnen mit schlechter Prognose zeigen entweder mehr oder weniger Angst (2 Extremgruppen von unterschiedlicher Abwehr) als Mammakarzinompatientinnen mit guter Prognose (prospektiv).
3. Jüngere und prämenopausale Mammakarzinompatientinnen zeigen relativ mehr oder aufgrund der Abwehr weniger Angst als ältere Mammakarzinompatientinnen im Vergleich zur altersentsprechenden Kontrollgruppe.

Ergebnisse und deren Diskussion

Zu 1. Mammakarzinompatientinnen drücken entgegen unserer Ausgangshypothese, betrachtet man die kodierten Werte der Gesamtangst, nicht mehr Angstaffekte aus, sondern zeigen hier eher eine Tendenz der Übereinstimmung mit der Kontrollgruppe. Betrachtet man die einzelnen Angstsubkategorien, ergibt sich ein hochsignifikantes Überwiegen von Schamangst ($p > 0,005$) bei der Mammakarzinomgruppe entsprechend der Ausgangshypothese.
Beck et al. (1975) kamen aufgrund tiefenpsychologisch fundierten Interviews zu dem Ergebnis, daß entgegen normalpsychologisch zu erwartender Reaktionsweise Mammakarzinompatientinnen höchst selten offene Angst zeigen. Sie erklären dies mit der ausgeprägten Tendenz von Mammakarzinompatienten zur Abwehr, Verleugnung und Verdrängung der karzinomatösen Erkrankung. Zum Beispiel über Fehlleistungen glauben sie indirekt festgestellt zu haben, daß sie letztlich wie eigentlich zu erwarten, schwer geängstigt sind. Wir konnten diese Tendenz zur verstärkten Abwehr bei Mammakarzinompatientinnen anhand einer von uns entwickelten Kodierung von Abwehrmechanismen an den gleichen Texten bestätigen. Mammakarzinompatientinnen zeigen insgesamt hochsignifikant ($p > 0,0001$) mehr Abwehr als die Kontrollgruppe (s. Kap. 3.6.5 und bei Wahl 1981).
Auch Schonfield (1975) fand bei der Anwendung der IPAT-Skalen zur Messung von chronischer offener und verdeckter Angst keine signifikanten Unterschiede zwischen Mammakarzinompatientinnen und Mastopathiepatientinnen. Betrachtet man die Affekte Angst und Aggressivität gemeinsam (Mammakarzinompatientinnen zeigen insgesamt hochsignifikant mehr nach außen gerichtete Aggressivität als die Kontrollgruppe), so kann man zu dem Schluß kommen, daß das Bewußtwerden des Affektes Angst mehr Unlustempfindungen bereitet als Aggressionen, also ausgeprägter einem Abwehrprozeß unterliegen. Die hochsignifikant ausgeprägte Schamangst bei Mammakarzinompatientinnen im Gegensatz zu Kontrollpatientinnen ist wohl vorwiegend als reaktives Geschehen auf die Karzinomerkrankung mit ihrem auch kosmetisch verstümmelnden Charakter zu betrachten.
Insgesamt scheint gerade die Tatsache, daß beim Affekt Angst, der normalpsychologisch als Reaktion auf eine Krebserkrankung zu erwarten ist, bei Krebspatienten im therapeutischen Stadium keine signifikant höheren Werte mani-

fest geäußerter Angst zu registrieren waren, als bei Kontrollpatienten mit im Vergleich dazu erheblich weniger bedrohlichen Erkrankungen, ein Beweis für ein Vorherrschen von Abwehr, vergleicht man dies mit dem Eindruck aus Interviews, wo ein hohes Ausmaß an verdeckter Angst bei Karzinompatienten deutlich vorherrscht.

Zu 2. Auch die Hypothese, wonach sich Mammakarzinompatientinnen mit ungünstiger Prognose von denen mit günstiger Prognose hinsichtlich manifest geäußerter Angst unterscheiden, führte zu keinem signifikanten Ergebnis. Dies widerspricht den Ergebnissen von Derogatis (1978), wonach Mammakarzinompatientinnen mit längerer Überlebenszeit mehr Angst zeigten, als die Gruppe mit kürzerer Überlebenszeit, eine Beobachtung, die auch Davies et al. (1973) bei Krebspatienten allgemein machten.

Zu 3. Die Gegenüberstellung jüngerer und älterer (3 Altersgruppen, jünger als 40 Jahre, 41 − 55 Jahre, 56 − 70 Jahre) und prä- und postmenopausaler Patienten ergab folgende Ergebnisse: Sowohl beim Altersvergleich als auch bei der Unterscheidung prä- und postmenopausal innerhalb der Mammakarzinomgruppe ergab sich für die Angstskalen kein signifikantes Ergebnis. Vergleicht man die Mammakarzinomuntergruppen mit den entsprechenden Kontrolluntergruppen ergibt sich jedoch eine deutliche Tendenz von mehr geäußerter Angst bei den älteren Mammakarzinompatientinnen (älter als 40 Jahre).
Betrachtet man hierzu das Ausmaß der Abwehr, so zeigen die jüngeren Mammakarzinompatientinnen signifikant mehr relative repressive Abwehr, die prämenopausalen Mammakarzinompatientinnen hochsignifikant (p > 0,005) mehr repressive Abwehr.
Der Vergleich mit der entsprechenden Kontrolluntergruppe bestätigt, daß dies nicht allein alters-, sondern auch krankheitsbedingt sein muß. Mit aller gegebener Einschränkung wäre denkbar, daß jüngere Mammakarzinompatientinnen durch repressive Abwehr ihre Angst unterdrücken im Sinne eines Krankheitsbewältigungsmechanismus. Nach Schonfield (1975) ist bei jüngeren Mammakarzinompatientinnen ausgeprägter verdeckte Angst zu finden als bei älteren.

Korrelationen von Aggression und Angst (s. Fleischmann 1981)

Die Korrelationsbildung von Aggressivität und Angst soll die mögliche intrapsychische Dynamik und die spezifischen Verarbeitungsmechanismen erhellen. Es stellt sich beispielsweise die Frage, ob eine Aggressionshemmung mit einem erhöhten Angstlevel oder umgekehrt eine Hemmung des Affektes Angst mit ausgeprägterer Aggressivität verknüpft ist im Sinne einer negativen Korrelation. Vorstellbar wäre auch die Verknüpfung eines erhöhten Angstlevels mit erhöhter Aggressivität im Sinne einer positiven Korrelation. Unsere Fragestellung war nun, ob es bei Mammakarzinompatientinnen und insbesondere bei Patientinnen mit ungünstigem Verlauf im Vergleich zur Kontrollgruppe spezifische Angst-Aggressions-Verknüpfungen gibt.
Gottschalk u. Gleser (1969) fanden bei ambulanten psychiatrischen Patienten (die Diagnosen sind leider nicht genau zu bestimmen) signifikante Korrelatio-

nen zwischen Schuldangst und nach außen gerichteter und ambivalenter Aggressivität. Diesen Befund konnte v. Rad (1977) in seiner vergleichenden Studie zwischen Neurotikern und psychosomatischen Patienten für die Neurotikergruppe bestätigen. Die Gruppe der psychosomatischen Patienten zeigte hier eine signifikante Korrelation zwischen Schamangst und nach innen gerichteter Aggressivität und ambivalenter Aggressivität.

Ergebnisse und Diskussion

Bei der Betrachtung der Korrelation Angst und Aggressivität für die Gesamtkarzinomgruppe, die Karzinomgruppe mit Rezidiv und die Kontrollgruppe zeigen alle 3 Untergruppen eine signifikante Korrelation zwischen nach innen gerichteter Aggressivität und Schamangst, Schuldangst und ambivalenter Aggressivität. Ausschließlich bei der Gruppe der Karzinompatientinnen mit Rezidiv zeigte sich eine signifikante Korrelation zwischen nach außen gerichteter Aggressivität und Schuldangst.

Bei dem Vergleich von Kontrollgruppe und Karzinomgruppe mit Rezidiv ergab sich ein signifikanter Unterschied, nämlich bei der Rezidivgruppe eine signifikant negative Korrelation zwischen nach außen gerichteter Aggressivität und Todesangst ($p > 0{,}03$).

Der Vergleich zwischen Kontrollgruppe und Gesamtkarzinomgruppe ergab signifikante Unterschiede für die Korrelation von ambivalenter Aggressivität und Todesangst, ambivalente Aggressivität und diffuse Angst.

Daneben zeigte die Karzinomgruppe mit Rezidiv eine signifikant höhere Korrelation zwischen ambivalenter Aggressivität und Schuldangst im Vergleich zur Kontrollgruppe ($p > 0{,}04$) und zur Gesamtkarzinomgruppe ($p > 0{,}03$).

Diese Teilergebnisse über Korrelationen zwischen Angst und Aggression erlauben zunächst keine kausalen Verknüpfungen, geben aber eine Interpretationshilfe für die bisherigen Ergebnisse des sprachanalytischen Verfahrens. Gehen wir zunächst dem Interpretationsrahmen von v. Rad (1977) nach, wo die Verbindung von Schuldangst und ambivalenter Aggressivität (sowie nach außen gerichteter Aggressivität) signifikant häufiger bei Psychoneurotikern anzutreffen ist und auf einem theoretischen psychoanalytischen Hintergrund auf eine ödipale Konfliktsituation zurückgeführt wurde und die Verbindung Schamangst mit ambivalenter Aggressivität (sowie nach innen gerichteter Aggressivität) signifikant häufiger bei psychosomatischen Patienten auf dem Interpretationshintergrund einer präödipalen Problematik auftritt, zeigen die Kontrollgruppe und Karzinomgruppe keine eindeutige Einordnung weder in Richtung Psychoneurose noch psychosomatische Erkrankung.

Allerdings und dies ist ein wichtiges Ergebnis, zeigte die Karzinomgruppe mit Rezidiv signifikant höhere Korrelationen zwischen Schuldangst und ambivalenter Aggressivität. Da sich bei der Mammakarzinomgruppe mit Rezidiv hochsignifikant mehr relative ambivalente Aggressivität (Gesamtaggressivität/ ambivalente Aggressivität) im Vergleich zur Gruppe ohne Rezidiv und zur Kontrollgruppe gezeigt hatte, messen wir der ambivalenten Aggressivität eine besondere Bedeutung für den Krankheitsverlauf zu und finden in der Kombination mit Schuldangst eine Interpretationshilfe. Es könnte beispielsweise bei den Mammakarzinompatientinnen mit ungünstigem Verlauf häufiger eine neurotische Konfliktsituation auf ödipaler Basis (Schuld) vorliegen, die nach der Interpretation von Gottschalk u. Gleser (1969) zu einer sadomasochistischen Verarbeitung im Sinne Rennekers et al. (1963) führte. Bei der Gesamtkarzinomgruppe im Vergleich zur Kontrollgruppe führt möglicherweise diffuse Angst und Trennungsangst, die in den Fallstudien bei der Krankheitsverarbeitung im Gegensatz zu unseren Ergebnissen über das sprachanalytische Verfahren von großer Relevanz sind, möglicherweise zu einer sado-masochistischen paranoiden Grundeinstellung, eine Hypothese, die durch diese Ergebnisse wahrscheinlicher wurde, jedoch sicher nicht nachgewiesen werden konnte.

Zusammenfassend sei festgestellt, daß sich die *ambivalente Aggressivität,* eine Kombination von ins Gegenteil verkehrter, also abgewehrter, nach außen gerichteter Aggressivität und projizierter, nach innen gerichteter Aggressivität bei Krebspatienten im Vergleich zur Kontrollgruppe signifikant häufiger mit Trennungsangst und diffuser Angst, bei der Karzinomgruppe mit Rezidiv im Vergleich zur Kontroll- und Gesamtkarzinomgruppe mit Schuldangst verbindet.

3.6.5 Quantitative und qualitative Erfassung von Abwehrmechanismen bei Mammakarzinompatientinnen

Bei der Diskussion psychosozialer Faktoren in der Karzinogenese, dem Krankheitsverlauf und reaktiven Geschehen im Sinne der Krankheitsverarbeitung werden in der vorliegenden Literatur psychische Abwehrmechanismen vorherrschend miteinbezogen (s. Kap. 2.2.−2.5., S. 17). Nach zahlreichen Retrospektiv- und Verlaufsstudien (Bacon et al. 1952; Greene u. Swisher 1969; Blumberg et al. 1954; Kissen et al. 1969; Renneker et al. 1963; Bahnson et al. 1971; Beck et al. 1975) stehen vor allem die psychischen Abwehrmechanismen wie Verleugnung und Verneinung im Vordergrund. Bahnson et al. (1971) haben über die Dynamik der Abwehrmechanismen eine spezifische Krebstheorie entwickelt, wonach repressive Abwehr im besonderen Maße zu einer Somatisierung, projektive Abwehr zu psychischen Störungen wie Neurosen und Psychosen prädestinieren, Krebskranke also mehr zu repressiven und weniger zu projektiven Abwehrmechanismen neigen.

Daß insgesamt bei Krebskranken von einer ausgeprägten psychischen Abwehr auszugehen ist, wobei offen bleiben muß, ob es nun reaktiv oder prämorbid anzusehen ist, bestätigen ein Großteil psychoonkologischer Studien. Wie die Neigung zu verstärkter Abwehr mit dem Verlauf einer Krebserkrankung korreliert, wird in der vorliegenden Literatur unterschiedlich beschrieben. Katz et al. (1970) kamen zu dem Ergebnis, daß ein mehr oder weniger defektes psychisches Abwehrsystem mit einem höheren Hydrokortison- und Kortisolspiegel und einem schlechten klinischen Verlauf beim Mammakarzinom korreliert. Greer u. Morris (1975) fanden eine Korrelation zwischen aktivem Verleugnen und einer guten Prognose. Andererseits ergab eine Verlaufsuntersuchung von Blumberg et al. (1954) mit malignen Tumoren unterschiedlicher Lokalisation, daß eine hohe Abwehr mit einer schlechten Prognose korrelierte.

Fragestellung

Die Erfassung psychischer Abwehrmechanismen bei Mammakarzinompatientinnen und einem Kontrollkollektiv ging von folgenden Fragen aus:

1. Zeigen Mammakarzinompatientinnen grundsätzlich ausgeprägter psychische Abwehrmechanismen als eine Kontrollpopulation?
2. Bei der Differenzierung der unterschiedlichen Abwehrprozesse interessierte uns das Verhalten mehr repressiver zu projektiver Abwehr.
3. Zeigen sich innerhalb der unterschiedlichen Verlaufsgruppen der Mammakarzinompatientinnen eine unterschiedliche Abwehrstrategie (prospektiv)?
4. Unterscheiden sich jüngere und prämenopausale Patientinnen von älteren, postmenopausalen Patientinnen in ihrer Abwehrstrategie.

Methodisches Vorgehen

Auf der Basis psychoanalytischer Theoriebildung wurden die wichtigsten psychischen Abwehrmechanismen definiert und durch eine Sammlung von Beispielsätzen soweit möglich operationalisiert (s. Wahl 1981).

Liste der in die Untersuchung einbezogenen Abwehrmechanismen

Verneinung	Code: Vn
Verleugnung	Vl
Verleugnung in der Phantasie	VlPh
Projektion	P
Altruismus	Al
Generalisierung	G
Identifizierung und Introjektion	Id
Identifizierung mit dem Angreifer	IdA
Verdrängung	Vd
Reaktionsbildung	Rb
Sublimierung	S
Verschiebung	Vs
Verkehrung ins Gegenteil	ViG
Wendung gegen das Selbst	WgS
Regression	Rg
Rationalisierung	Ra
Intellektualisierung	In
Isolierung	Is
Ungeschehenmachen	U

Repressive Abwehr: Vn, Vl, VlPh, Vd, Ra, In
Projektive Abwehr: P, Al, G, Vs

Die Kodierungskriterien und die statistische Auswertung lehnt sich an das sprachanalytische Verfahren von Gottschalk u. Gleser (1969) an. Die Kodierungseinheit ist wie bei Gottschalk u. Gleser ein grammatikalisch vollständiger Satz, unabhängig ob die sprachliche Äußerung sich auf die Vergangenheit, Gegenwart oder Zukunft bezieht. Im Gegensatz zu Gottschalk u. Gleser wird jedoch nicht nur das sprachlich manifest geäußerte, sondern gerade die Latenz in die Kodierung miteinbezogen, was wie zu erwarten, eine Operationalisierung erschwert. Neben der Kodierung der unterschiedlichen Abwehrmechanismen wurde eine Gewichtung des Ausmaßes der Abwehr durch arabische Ziffern von 1−3 eingeführt. Entgegen den Kodierungskriterien von Gottschalk u. Gleser war es möglich, bei einer Kodierungseinheit mehr als eine Abwehrkodierung einzuführen, allerdings nicht über die Maximalgewichtung von insgesamt 3 hinaus, d. h. mehrere Abwehrmechanismen konnten sich die Gewichtung für einen grammatikalisch vollständigen Satz teilen. Dies schien uns angebracht, da nicht selten an einem Abwehrprozeß verschiedene Abwehrmechanismen beteiligt sind. Entsprechend den Grundvoraussetzungen des sprachanalytischen Verfahrens von Gottschalk u. Gleser unterzogen sich 2 unabhängige Rater einem Kodierungstraining mit dem Ziel, eine Interrater-Übereinstimmung von minimal 0,85. Als Sprachproben dienten entsprechend der sprachanalytischen Auswertung von Angst und Aggression die ersten 1000 Worte eines semistrukturierten Interviews, wobei die gleichen Texte verwandt wurden, die für die Auswertung von Angst und Aggression vorlagen. Obwohl wir davon ausgingen, daß die Operationalisierung latenter Inhalte nur beschränkt möglich ist, waren wir innerhalb des Interratertrainings überrascht, wie hoch die Übereinstimmung der Kodierungen war. Es setzt allerdings eine Kenntnis psychoanalytischer Theoriebildung voraus und kann daher entgegen dem Gottschalk-Gleser-Verfahren nicht von Laien übernommen werden. Als methodische Kritik muß vorausgeschickt werden, daß den Ratern aufgrund der Texte, die Art der Erkrankung bekannt war, also keine Verschlüsselung der Texte vorgenommen wurde. Dies bedeutet fraglos eine enorme Einschränkung der Aussage, insbesondere beim Vergleich der Mammakarzinomgruppe zur Kontrollgruppe, gilt allerdings weniger für die Untergruppenvergleiche innerhalb der Karzinomgruppe.

Ergebnisse und Diskussion

Zu 1 und 2. Bei der insgesamt ermittelten Abwehr zeigen erwartungsgemäß die Mammakarzinompatientinnen hochsignifikant mehr Abwehr (p > 0,0001) als die Kontrollgruppe. Dieses Ergebnis überrascht nicht, da schon reaktiv auf das aktuelle Krankheitsgeschehen mit einem Einsetzen verstärkter psychischer Abwehr zu rechnen ist.
Betrachtet man die einzelnen Abwehrmechanismen, so ergab sich für die Mammakarzinomgruppe im Vergleich zur Kontrollgruppe für die mehr projektiven Abwehrmechanismen (Projektion, Altruismus, Generalisierung, Verschiebung) im Gegensatz zu den mehr repressiven Abwehrmechanismen (Verneinung, Verleugnung, Verleugnung in der Phantasie, Verdrängung, Rationalisierung, Intellektualisierung, Verweigerung) zwar noch ein signifikant häufigeres Auftreten

(p > 0,03), jedoch eine relative Reduktion des Unterschiedes. Bei der Relationsbildung von Gesamtabwehr/projektiver Abwehr zeigt sich sogar ein signifikantes Überwiegen der Kontrollgruppe zur Mammakarzinomgruppe (p > 0,05). Dies gilt insbesondere für den Abwehrmechanismus der Projektion (p > 0,0005).

Der Abwehrmechanismus der Verschiebung zeigte sich bei der Gruppe der Mammakarzinompatientinnen hochsignifikant (p > 0,0001) häufiger als bei der Kontrollgruppe, fällt also bei den mehr projektiven Abwehrmechanismen im Vergleich deutlich aus dem Rahmen.

Die Mammakarzinompatientinnen zeigen zwar insgesamt mehr absolute repressive und auch projektive Abwehr als die Kontrollgruppe, setzt man jedoch die Gesamtabwehr zur projektiven Abwehr in Relation, zeigen die Kontrollpatienten signifikant mehr projektive Abwehr. Insoweit lassen sich die Thesen Bahnsons, wonach Krebspatienten mehr zu repressiven Abwehrformen im Gegensatz zu Projektionen neigen, bestätigen. Absolut gesehen gebrauchen jedoch Krebspatienten signifikant mehr projektive Abwehrmechanismen als Kontrollpatienten. Nach C.B. Bahnson u. M.B. Bahnson (1969) schließen projektive und repressive Abwehrmechanismen einander aus. Sie gehen soweit, daß sie von einem „lack of projection" bei Krebspatienten sprechen. Unsere Ergebnisse sprechen gegen eine solche absolute These.

Der Abwehrmechanismus der *Verschiebung* erscheint den Ergebnissen unserer Studie nach ein spezifischer Abwehrmechanismus bei Mammakarzinompatientinnen zu sein, er erscheint herausragend als das am deutlichsten unterscheidende Merkmal zwischen der Karzinomgruppe und Kontrollgruppe. Unter Verschiebung versteht man die Verlagerung oder das Ersetzen einer Vorstellung durch eine andere, meist weniger ängstigende. Sie ist ein Grundphänomen des primärprozeßhaften Denkens und kann daher z.B. eine Ich-Regression anzeigen. Verschiebung findet sich vor allem im Phänomen der neurotischen Symptombildung wie z.B. bei den Phobien, aber auch bei der Konversionsbildung wieder, d.h. Somatisierung eines Konfliktes. Sieht man sehr spekulativ Verschiebung als einen prämorbiden Persönlichkeitsfaktor, so könnte er ätiologisch zur Symptombildung beitragen. Viel wahrscheinlicher ist der Abwehrmechanismus der Verschiebung bei Krebskranken als ein reaktiver schützender Mechanismus vor ängstigenden Vorstellungen einer möglicherweise todbringenden Krankheit im Sinne einer phobischen Reaktion zu verstehen. Strittig muß bleiben, ob die Verschiebung mehr als repressiver oder projektiver Abwehrmechanismus zu verstehen ist, da er sicherlich beide Elemente enthält. Immerhin unterliegt die Gefühlskomponente bei der Verschiebung keiner totalen Verdrängung, da sie erhalten bleibt und lediglich der Vorstellungsinhalt verschoben wird, weiterhin mit der Assoziationskette verbunden bleibt.

Zu 3. Zwischen den Prognoseuntergruppen innerhalb der Mammakarzinomgesamtgruppe zeigen sich hinsichtlich der Abwehr keine signifikanten Unterschiede. Dies stimmt insofern mit unseren Ergebnissen der sprachanalytischen Studien überein, da wir bei der manifest geäußerten Angst keine Unterschiede zwischen den Mammakarzinomverlaufsgruppen feststellen konnten. Hinsichtlich der manifesten Äußerung von Aggressivität überrascht jedoch das Ergebnis, da hier die signifikanten bis hochsignifikanten Unterschiede innerhalb der Verlaufsgruppen gerade durch eine unterschiedliche Abwehrstrategie bestimmt waren (Fleischmann 1981).

Zu erklären ist diese Diskrepanz in den Ergebnissen damit, daß die generell bei Karzinompatienten zu findende sehr hohe Abwehr den sehr wichtigen Detailaspekt zwischen Abwehr und Aggression möglicherweise überlagert hat und vor allem durch unsere Methode nicht spezifisch erfaßt wurde. Wir konnten also mit der vorliegenden Methode der quantitativen und qualitativen Einschätzung von Abwehr die Ergebnisse von Katz et al. (1970), Greer u. Morris (1975) und Blumberg et al. (1954), den Krankheitsverlauf in Korrelation zur Abwehr betreffend, nicht bestätigen.

Zu 4. Bei der Gegenüberstellung von jüngeren und älteren, prä- und postmenopausalen Mammakarzinompatientinnen ergaben sich bei der Differenzierung von repressiven und projektiven Abwehrmechanismen signifikante bis hochsignifikante Unterschiede, Ergebnisse, die bei entsprechendem Vergleich in der Kontrollgruppe keine Signifikanzen mehr zeigen und daher nicht allein altersspezifisch sein können.

Ältere Mammakarzinompatientinnen (55–70 Jahre) zeigen signifikant mehr projektive Abwehr als jüngere Mammakarzinompatientinnen (bis 40 Jahre) und umgekehrt zeigen jüngere Mammakarzinompatientinnen signifikant mehr relative repressive Abwehr als ältere.

Mammakarzinompatientinnen in der Postmenopause zeigen hochsignifikant mehr projektive Abwehr (p > 0,0028) und umgekehrt zeigen Mammakarzinompatientinnen in der Prämenopause hochsignifikant mehr relative repressive Abwehr (p > 0,005), insbesondere den Abwehrmechanismus der Verleugnung (p > 0,001).

Man kann also davon ausgehen, daß jüngere und prämenopausale Mammakarzinompatientinnen nicht mehr Abwehr, sondern vermehrt repressive Abwehrmechanismen einsetzen im Gegensatz zu älteren und postmenopausalen Mammakarzinompatientinnen, bei denen mehr projektive Abwehrmechanismen anzutreffen sind. Da diese Unterschiede entsprechend der Altersverteilung in der Kontrollgruppe nicht auftraten, kann man, wie bereits erwähnt, einen nur altersspezifischen Faktor ausschließen und muß von einer möglicherweise altersabhängigen unterschiedlichen prämorbiden Persönlichkeit und/oder wahrscheinlicher Krankheitsverarbeitung bei Mammakarzinompatientinnen ausgehen. Die Ergebnisse von C. B. Bahnson u. M. B. Bahnson (1969), wonach Krebspatienten vorwiegend repressive Abwehrmechanismen zeigen, trifft also unseren Ergebnissen nach vorherrschend für jüngere, prämenopausale Mammakarzinompatientinnen zu. Es bleibt zu diskutieren, geht man davon aus, daß das Vorherrschen repressiver Abwehrmechanismen bei relativem Zurücktreten von projektiven Abwehrmechanismen ein Spezifikum für die Psychodynamik bei Krebskranken darstellt, ob jüngere Mammakarzinompatientinnen in ausgeprägterem Maße ein psychosomatisches Krankheitsgeschehen zeigen.

Zusammenfassung der wichtigsten Ergebnisse

1. Mammakarzinompatientinnen zeigen im Gegensatz zu Kontrollpatientinnen hochsignifikant mehr Abwehr.
2. Mammakarzinompatientinnen zeigen nicht absolut, aber relativ weniger projektive Abwehr als Kontrollpatientinnen und mehr absolute repressive Abwehr.
3. Der Abwehrmechanismus der Verschiebung tritt am deutlichsten als Unterscheidung von der Kontrollgruppe bei Mammakarzinompatientinnen auf.
4. Mammakarzinompatientinnen zeigen keinen absoluten Mangel an Projektion.
5. Jüngere und prämenopausale Mammakarzinompatientinnen zeigen weniger projektive und mehr repressive Abwehrmechanismen und dabei insbesondere Verleugnung.
6. Mammakarzinompatientinnen unterschiedlichen klinischen Verlaufes zeigen bei dem vorliegenden methodischen Vorgehen keine Unterschiede im Abwehrverhalten.

(S. detaillierte Darlegung der Methodik und der Ergebnisse bei Wahl 1981.)

3.6.6 Die Holtzman-Inkblot-Technik (HIT)[5]

Da wir aufgrund unserer Grundhypothesen bei Mammakarzinompatientinnen von einer ausgeprägten Tendenz zur Anpassung und Abwehr ausgehen, erschien uns neben dem psychoanalytisch orientierten Interview vor allem ein projektives Verfahren relevant, um Zugang zu latentem, unbewußtem Material zu bekommen.

3.6.6.1 Methodik und Hypothesen

Nach Engel (1980) gilt die HIT innerhalb der projektiven Tests als wesentliche Weiterentwicklung des Rorschach hinsichtlich der Gütekriterien, was eine methodische Verbesserung für Forschungsvorhaben, vor allem auch für Gruppenvergleiche beinhaltet. Kritisch ist zu bemerken, daß mit der methodischen Verbesserung nicht selten eine Reduktion der Differenzierung einhergeht. Laut standardisierter Testanweisung darf bei der HIT für jede der 45 Tafeln nur eine Antwort gegeben werden, alle weiteren Assoziationen des Patienten, tragen sie nicht zur Aufklärung der ersten verbalisierten Deutung des Patienten bei, müssen unberücksichtigt bleiben, d. h. die im Rorschach vorgenommene Sequenzanalyse findet in der HIT nicht statt (Bautz 1975). Die Zahl der vorgelegten Tafeln wurde von 10 (Rorschach) auf 45 Tafeln erweitert. Bei der vorliegenden Studie bedeutete dies eine enorme Belastungsprobe, insbesondere für wenig motivierte, primär mißtrauische und ältere Patientinnen. Am Beispiel der Signierungsanweisung von Sexualinhalten wird die Reduktion der Aussage der

---

[5] Primär am Rorschach-Verfahren validiert.

HIT im Vergleich zum Rorschach besonders deutlich. Im Gegensatz zum Rorschach, wo auch die Sexualsymbolik einbezogen wird, werden bei der HIT lediglich manifeste Deutungen von sexuellem Verhalten signiert. Da solche Äußerungen des Probanden aufgrund einer natürlichen „normentsprechenden" Scham zwischen Proband und Untersucher zu erwarten ist, ist diese Variable aufgrund mangelnder Deutungen des Probanden kaum verwertbar. Eine Einschränkung, die gerade bei der Bedeutung der Sexualität in der psychoanalytischen Theoriebildung nicht zu unterschätzen ist.

Testverfahren und methodisches Vorgehen s. bei Hartmann (1977).

Entsprechend unserer Grundhypothesen gingen wir bei den 22 Holtzman-Variablen davon aus, daß Mammakarzinompatientinnen im Vergleich zu Kontrollpatientinnen folgende Tendenzen zeigen:

- Verlängerte Reaktionszeit Rt und erhöhte Versagerquote R (im Sinne der verstärkten Abwehr).
- Höhere Rate an Detailantworten L (Angstabwehr).
- Geringere Zwischenfigurantworten S (verstärkte Anpassung).
- Höhere Rate an Formbestimmtheit FD (erhöhte Kontrolle von Affekten).
- Niedrigere Formangemessenheit FA (erhöhter psychischer Störungsgrad, Hill 1972).
- Niedrigere Farbantworten C (geringere Affektivität).
- Höhere Schattierungsdeutungen Sh (verstärkt dysphorisch-ängstlich).
- Niedrigere Bewegungsdeutungen M (niedrigeres Phantasie- und Empathievermögen).
- Niedrigere Menschinhalte H (Beziehungsstörung).
- Niedrigere Sexualinhalte Sx (Sexualhemmung).
- Erhöhte Angstinhalte Ax.
- Erhöhte Feindseligkeit Hs.
- Erhöhte Symmetriedeutungen B (erhöhte Abwehr).
- Erhöhte Populärantworten P (Anpassungsverhalten).

Für die Variablen abwegige Verbalisation V, Integration I, Tierinhalte A, Anatomiedeutungen At, Begrenzung Br, Durchdringung Pn und Abstraktinhalte Ab wurden keine Hypothesen aufgestellt.

3.6.6.2 *Ergebnisse und Diskussion* (s. auch Lotz 1982)

Bei der Gegenüberstellung der Gesamtkarzinomgruppe und Gesamtkontrollgruppe ergeben zunächst 4 Variablen signifikante Unterschiede:

1. Die Mammakarzinompatientinnen zeigen hochsignifikant weniger Formangemessenheit ($p < 0{,}000$).
2. Die Mammakarzinompatientinnen zeigen hochsignifikant mehr Farbantworten ($p < 0{,}0023$).
3. Die Mammakarzinompatientinnen zeigen hochsignifikant mehr Schattierungsdeutungen ($p < 0{,}0001$).
4. Die Mammakarzinompatientinnen zeigen signifikant mehr abwegige Verbalisationen ($p < 0{,}03$).

Zu 1. Die im Vergleich zur Gesamtkontrollgruppe hochsignifikant niedrigere Formangemessenheit (FA) bei der Gesamtmammakarzinomgruppe bestätigt unsere Ausgangshypothese. Die niedrigere Formangemessenheit kann für eine geringere Konzentrationsfähigkeit auf äußere Gegebenheiten aufgrund intrapsychischer Vorgänge wie Phantasie, Emotionen angesehen werden. Nach Hill (1972) ist der Störungsgrad des Individuums um so höher, je niedriger das Formniveau. Auch Holtzman et al. (1961) fanden einen geringeren Ausprägungsgrad der Formangemessenheit bei Neurotikern.

Bautz (1975) geht bei einer gegenläufigen Tendenz von Formbestimmtheit FD (hoch) und Formangemessenheit FA (niedrig) von einem eher autistischen Denken des Probanden aus. Diese gegenläufige Tendenz liegt bei der Karzinomgruppe im Vergleich zur Kontrollgruppe in diesem Sinne vor, wenn auch der Unterschied bei der Formbestimmtheit nur tendenziell ($p < 0{,}25$) ist. Beim Vergleich der Gesamtkarzinomgruppe zur Kontrolluntergruppe aus der Ambulanz der Frauenklinik verstärkt sich diese gegenläufige Tendenz insofern, daß hier der Unterschied in Formbestimmtheit hochsignifikant wird ($p < 0{,}004$), wohingegen der Unterschied zur Kontrolluntergruppe mit Frakturen die gegenläufige Tendenz aufhebt.

Bei der Interpretation dieses Ergebnisses liegt zunächst ein reaktives Geschehen auf die aktuelle Krankheitssituation und auf die Testsituation nahe. Mangelnde Konzentration auf äußere Gegebenheiten und autistischer Rückzug sind in der Phase des aktuellen therapeutischen Krankheitsgeschehens zu erwarten. Erst Unterschiede bei Karzinomuntergruppen speziell der prospektiv erhobenen Prognoseuntergruppen untereinander können den reaktiven Anteil von der prämorbiden Persönlichkeit unterscheiden helfen.

Zu 2. Die hochsignifikant vermehrten Farbdeutungen C bei der Karzinomgruppe im Vergleich zur Kontrollgruppe entsprechen nicht unserer Ausgangshypothese. Jedoch muß man sehen, daß sowohl die Gesamtkarzinomgruppe als auch die Gesamtkontrollgruppe absolut gesehen unterhalb der Norm liegen.

Man muß sich jedoch fragen, ob nicht bereits die Ausgangshypothese insoweit fragwürdig erscheint, da projektive Verfahren gerade auch latente Inhalte erfassen und die Grundhypothesen in der Psychoonkologie weniger von einem Mangel an Affekten als vielmehr von Abwehr von Affekten ausgehen.

Farbdeutungen spiegeln vor allem die Emotionalität und Affektivität des Probanden wider. Dies würde bedeuten, daß die Gesamtkarzinomgruppe im projektiven Verfahren im Vergleich zur Gesamtkontrollgruppe mehr Emotionalität und Affektivität zum Ausdruck bringen, aber immer noch unterhalb der Norm liegen.

Bei einem getrennten Vergleich der Gesamtkarzinomgruppe zur Kontrolluntergruppe mit Frakturen ($p < 0{,}004$) und der Gesamtkarzinomgruppe zur Kontrolluntergruppe von Patientinnen aus der Ambulanz einer Frauenklinik ($p < 0{,}045$) verringert sich der Abstand in der Anzahl der Farbdeutungen. Da die Kontrolluntergruppe aus der Frauenklinik zu einem Großteil aus Patientinnen mit funktionellen Beschwerden, Neurosen und gutartigen Brusterkrankungen besteht, gibt dies ein Hinweis darauf, daß die Karzinomgruppe diesem Patientenkollektiv in ihrer Affektivität näher steht, als die Gruppe von Patientinnen mit Frakturen, wo man hypothetisch eher von einer sehr heterogenen Gruppe ausgehen muß, wo Zufall, Einwirkung von außen ohne Zutun des Betroffenen, Selbstschädigungstendenzen und gehemmte Aggressivität zu vermuten sein wird (Dunbar 1943).

Zu 3. Die hochsignifikant vermehrten Schattierungsdeutungen bei der Gesamtkarzinomgruppe im Vergleich zur Gesamtkontrollgruppe entsprechen unserer Ausgangshypothese, wenn sie auch insgesamt unterhalb der Norm stehen, d.h. überraschend wenig Schattierungsdeutungen gegeben wurden. Schattierungsdeutungen werden als Ausdruck einer ängstlichen, dysphorischen Stimmung und als Wunsch nach Zuwendung und Sozialkontakten angesehen (Klopfer u. Davidson 1967).
Dieses Ergebnis gibt genau den klinischen Eindruck des Untersuchers aus dem Interview wieder, wo gerade Karzinompatienten sehr stimmungslabil und ängstlich wirken und gleichzeitig eine ausgeprägte Furcht vor Isolation zu spüren war.

Zu 4. Das signifikante Überwiegen von abwegiger Verbalisation V bei der Gesamtkarzinomgruppe im Vergleich zur Kontrollgruppe spricht, wenn überhaupt zu interpretieren nicht für ein psychopathologisches Phänomen, da der Wert sogar noch knapp unterhalb der Norm liegt. Es spricht vielmehr für Kreativität und Originalität des Denkens. Der Unterschied ist beim Vergleich der Gesamtkarzinomgruppe zur Kontrolluntergruppe der Patientinnen aus der Frauenklinik nicht mehr signifikant ($p < 0,10$), so daß sich auch hier zeigt, daß die Gruppe der Karzinompatientinnen denen der gynäkologischen Ambulanz in diesem Bereich näher sind.
Nun zu den Variablen, die nur tendenzielle oder statistisch keine Unterschiede zeigen, aber in der Ausrichtung unseren Ausgangshypothesen entsprechen:

- höhere Versagerquote R ($p < 0,07$),
- vermehrte Feindseligkeitsdeutungen Hs ($p < 0,11$),
- höhere Formbestimmtheit FD ($p < 0,25$),
- niedrigere Sexualdeutungen Sx ($p < 0,58$),
- vermehrte Populärdeutungen P ($p < 0,60$),
- weniger Zwischenfigurdeutungen S ($p < 0,79$),
- längere Reaktionszeit RT ($p < 0,83$).

Aufgrund der enormen Belastung durch das Testinstrument in einer Zeit schwerwiegender therapeutischer Eingriffe bei der Gruppe der Mammakarzinompatientinnen und aufgrund der Vermutung einer verstärkten psychischen Abwehr waren wir von einer hohen Versagerquote und einer verlängerten Reaktionszeit ausgegangen. Die nur tendenziellen Ergebnisse in Richtung unserer Ausgangshypothese sind möglicherweise mit der Tendenz von Mammakarzinompatientinnen zur Anpassung und Leistung und mit ihrer extremen Abhängigkeit nach Hilfe durch die Institution zu verstehen.
Die nur tendenziell vermehrten Feindseligkeitsdeutungen werden signifikant, vergleicht man die Gesamtkarzinomgruppe mit der Kontrolluntergruppe der Patientinnen aus der gynäkologischen Ambulanz ($p < 0,021$). Beim Vergleich

mit der Kontrolluntergruppe mit Frakturen verringert sich die Tendenz ($p < 0{,}77$) erheblich, entsprechend den psychologischen Hypothesen bei Unfallpersönlichkeiten (Dunbar 1943), wo aggressive Impulse von Bedeutung zu sein scheinen.

Gegenläufig zu unseren Ausgangshypothesen verhielten sich zumindest in der Ausrichtung folgende Variablen:

– weniger Detailantworten, Lokalisation L ($p < 0{,}29$),
– mehr Bewegungsdeutungen M ($p < 0{,}32$),
– mehr Menschinhalte H ($p < 0{,}43$),
– weniger Angstinhalte Ax ($p < 0{,}59$),
– mehr Symmetriebetonung B ($p < 0{,}60$).

Das für uns sehr überraschende Ergebnis, daß bei der Gesamtkarzinomgruppe schon allein reaktiv auf das Krankheitsgeschehen im Vergleich zur Kontrollgruppe nicht mehr Angstinhalte aufgetreten sind, stimmt mit den Ergebnissen aus der sprachanalytischen Erhebung nach Gottschalk u. Gleser (1969) überein (s. S. 99). Wir haben dies mit einer verstärkten psychischen Abwehr zu erklären versucht. Zu berücksichtigen ist jedoch, daß die Gruppe der Karzinompatientinnen über der Norm der Angstdeutungen liegen, wenn sie sich auch nicht von der in der Studie vorgegebenen Kontrollgruppe (die ebenfalls in einer therapeutischen Situation sind) unterscheiden.

Zusammenfassender Interpretationsversuch

Die Gruppe der Mammakarzinompatientinnen zeigen im Vergleich zur Kontrollgruppe einen höheren psychischen Störungsgrad im Sinne von ausgeprägteren neurotischen Tendenzen (FA ↑), ein eher autistisches Denken (FD ↑, FA ↓), ausgeprägtere Affektivität (allerdings im Vergleich zur Norm geringere Affektivität), eine ängstlichere, dysphorischere Stimmungslage mit dem Wunsch nach Zuwendung (allerdings im Vergleich zur Norm geringer) und eine ausgeprägtere Aggressivität (im Vergleich zur Kontrollgruppe aus der Frauenklinik und Norm). Die Frage wieviel hier krankheitsdependente oder prämorbide Phänomene vorliegen, wird mit aller Einschränkung der prospektive Gruppenvergleich der Karzinomprognosegruppen unterscheiden helfen.

Vergleich Mammakarzinompatientinnen mit Rezidiv und ohne Rezidiv

Bei der Gegenüberstellung von Mammakarzinompatientinnen mit und ohne Rezidiv zeigen sich in den Variablen keine signifikanten, sondern nur tendenzielle Unterschiede, die sich erst beim Vergleich der Prognoseuntergruppen (mit und ohne Rezidiv) mit der Gesamtkontrollgruppe zu Signifikanzen auswachsen. Ein Grund für die Schwierigkeiten bei den Prognoseuntergruppen Differenzen darzustellen ist die Kleinheit der einzelnen Kollektive, so daß Unterschiede, die objektiviert werden sollen, sehr große Differenzen aufweisen müssen.

Mammakarzinompatientinnen mit Rezidiv zeigen in der Ausrichtung oder tendenziell:

- mehr Populärantworten P (p < 0,12),
- weniger Menschdeutungen H (p < 0,18),
- weniger Zwischenfigurantworten S (p < 0,23),
- weniger Formbestimmtheit FD (p < 0,26),
- mehr Durchdringung Pn (p < 0,22),
- weniger Begrenzung Br (p < 0,36),
- mehr Anatomiedeutungen At (p < 0,48).
- weniger Bewegungsdeutungen M (p < 0,64).
- weniger Feindseligkeitsdeutungen Hs (p < 0,70).
- weniger Angstdeutungen Ax (p < 0,85).

Die Frage ist nun, wo die tendenziellen Unterschiede für die Rezidivpatientinnen 1. den Unterschied zwischen Gesamtkarzinomgruppe und Gesamtkontrollgruppe bestätigen oder noch verstärken, und 2. wo möglicherweise spezifische Merkmale, vielleicht sogar in gegenläufiger Tendenz, die Rezidivgruppe von der Nichtrezidivgruppe unterscheiden. Dies läßt sich am besten im getrennten Vergleich Mammakarzinomgruppe mit Rezidiv − Gesamtkontrollgruppe und Mammakarzinomgruppe ohne Rezidiv − Gesamtkontrollgruppe aufzeigen.

Bestätigung oder Verstärkung des Unterschiedes Gesamtkarzinomgruppe − Gesamtkontrollgruppe durch die Karzinomgruppe mit Rezidiv

- Höhere Reaktionszeit (wird beim Vergleich Mammakarzinompatientinnen ohne Rezidiv − Gesamtkontrollgruppe fast aufgehoben),
- höhere Versagerquote (wächst sich bei dem Vergleich Karzinomgruppe ohne Rezidiv und Gesamtkontrollgruppe zur Signifikanz aus),
- niedrigere Formangemessenheit,
- weniger Sexualinhalte,
- weniger Abstraktinhalte (wächst sich beim Vergleich Mammakarzinomgruppe ohne Rezidiv − Gesamtkontrollgruppe zur Signifikanz aus),
- weniger Populärantworten.

Spezifische Tendenzen bei Mammakarzinomgruppe mit Rezidiv
(Tabelle 23),
(Gegenläufigkeit zum Gesamtgruppenvergleich oder unterscheidende Tendenzen der Karzinomuntergruppen mit und ohne Rezidiv)

- Formbestimmtheit,
- Farbe,
- Schattierung,
-'Bewegung,
- abwegige Verbalisation,
- Menschinhalte,
- Anatomieinhalte,

Tabelle 23. Zusammenfassende Gegenüberstellung der Experimentalgruppen im projektiven Test (Holtzman-Inkblot-Technik HIT)

In der Ausrichtung, tendenziell oder spezifisch ↑ mehr ↓ weniger	Mammakarzinompatientinnen mit Rezidiv n = 18 zeigen im Vergleich zu Patientinnen ohne Rezidiv n = 33	Mammakarzinompatientinnen mit Rezidiv n = 18 zeigen im Vergleich zur Gesamtkontrolle n = 72	Mammakarzinompatientinnen ohne Rezidiv n = 33 zeigen im Vergleich zur Gesamtkontrolle n = 72
Weniger Menschinhaltsdeutungen H	$p < 0,18$ ↓	$p < 0,15$ ↓	$p < 0,77$ (↓)
Reaktionszeit RT	$p < 0,52$ (↑)	$p < 0,37$ (↑)	$p < 0,97$ (↑)
Versager R	$p < 0,82$ (↑)	$p < 0,03$ ↑ +	$p < 0,04$ ↑ +
Formbestimmtheit FD	$p < 0,26$ (↓)	$p < 0,68$ (↑)	$p < 0,08$ ↑ (+)
Formangemessenheit FA	$p < 0,57$ (↓)	$p < 0,0000$ ↓ +	$p < 0,0000$ ↓ +
Farbe C	$p < 0,93$ (↓)	$p < 0,20$ (↑)	$p < 0,08$ ↑ (+)
Schattierung Sh	$p < 0,94$ (↓)	$p < 0,02$ ↑ +	$p < 0,01$ ↑ +
Bewegung M	$p < 0,64$ (↓)	$p < 0,87$ (↓)	$p < 0,62$ (↑)
Abwegige Verbalisation	$p < 0,81$ (↓)	$p < 0,36$ (↑)	$p < 0,15$ ↑
Anatomieinhalte At	$p < 0,48$ (↑)	$p < 0,92$ (↓)	$p < 0,40$ (↓)
Sexualinhalte Sx	$p < 0,56$ (↓)	$p < 0,59$ (↓)	$p < 0,89$ (↑)
Abstraktinhalte Ab	$p < 0,95$ (↓)	$p < 0,13$ ↓	$p < 0,05$ ↓ +
Feindseligkeit Hs	$p < 0,70$ (↓)	$p < 0,57$ (↑)	$p < 0,20$ (↑)
Begrenzung Br	$p < 0,36$ (↓)	$p < 0,36$ (↓)	$p < 0,92$ (↑)
Durchdringung Pn	$p < 0,22$ (↑)	$p < 0,57$ (↓)	$p < 0,09$ ↓ (+)
Populärantworten P	$p < 0,12$ ↓	$p < 0,19$ ↓	$p < 0,98$ (↓)

- Sexualinhalte,
- Feindseligkeit,
- Begrenzung,
- Durchdringung,
- Populärdeutungen.

Stellt man die Gruppenvergleiche Mammakarzinom mit Rezidiv − Gesamtkontrollgruppe und Mammakarzinom ohne Rezidiv − Gesamtkontrollgruppe gegenüber, fallen besonders die Variablen *Formbestimmtheit, Farbe, Abstraktinhalte* und *Durchdringung* in der Unterscheidung Rezidiv − nicht Rezidiv auf und stellen daher spezifische Unterscheidungsmerkmale der Prognoseuntergruppen bei prospektiv erhobener Testsituation dar:

Formbestimmtheit wird als Zeichen für Konzentrationsfähigkeit, Aufmerksamkeit, Artikulations- und Differenzierungsfähigkeit, Kontrolle von Affekten, Ich-Stärke, Abwehr- und Anpassungsfähigkeit angesehen (Schafer 1954; Bautz 1975; Engel 1980).

Beim Vergleich der Prognoseuntergruppen (mit und ohne Rezidiv prospektiv erhoben) jeweils mit der Gesamtkontrollgruppe zeigt die Karzinomgruppe ohne Rezidiv in ausgeprägter Tendenz höhere Werte für Formbestimmtheit ($p < 0,08$) im Gegensatz zur Karzinomgruppe mit Rezidiv ($p < 0,68$).

Farbdeutungen sind Zeichen für Affektivität, Gefühle die sich auf ein Objekt richten, emotionales Verhalten im sozialen Kontakt und Impulsivität (Klopfer u. Davidson 1967).

Die Karzinompatienten ohne Rezidiv zeigen wieder in der jeweiligen Relation zur Gesamtkontrollgruppe in ausgeprägter Tendenz (p < 0,08) mehr Farbdeutungen als die Gruppe mit Rezidiv (p < 0,20).

Abstraktinhalte gelten u. a. als Ausdruck von Empfindsamkeit, Stimmungsempfänglichkeit und treten u. a. gehäuft bei schizoiden Persönlichkeiten und Neurotikern allgemein auf (Bautz 1975).

Die Karzinompatienten ohne Rezidiv zeigen in Relation zur Gesamtkontrollgruppe signifikant (p < 0,05) weniger Abstraktinhalte als die Gruppe mit Rezidiv.

Durchdringungsdeutungen sprechen für gestörte Ich-Grenzen, Verletzlichkeit, Verletzlichkeit der Body-Image-Grenzen. Fisher (1970) fand u. a. höhere Scores für Durchdringung bei Depressionen. Nach Herrone (1963) sprechen Durchdringungsdeutungen für große Objektabhängigkeit.

Die Karzinompatienten ohne Rezidiv zeigen in Relation zur Gesamtkontrollgruppe in ausgeprägter Tendenz (p < 0,09) weniger Durchdringungsdeutungen als die Karzinomgruppe mit Rezidiv.

Da die Variablen Durchdringung und Begrenzung auch im Zusammenhang gesehen werden können (Fisher u. Cleveland 1956) sei hier noch erwähnt, daß die Begrenzungsdeutungen allerdings in einer schwachen Tendenz bei der Karzinomgruppe mit Rezidiv niedriger liegen als bei der Karzinomgruppe ohne Rezidiv. Dazu muß bemerkt werden, daß bei allen Vergleichsgruppen sowohl der Kontrollgruppe als auch Gesamtkarzinomgruppe die Begrenzungsdeutungen unter der Norm und die Durchdringungsdeutungen über der Norm liegen. Hierbei ist zu berücksichtigen, daß die Kontrollgruppe wie die Karzinomgruppe auch aus akut erkrankten Probanden besteht. Niedrige Begrenzungsdeutungen werden meist wie hohe Durchdringungsdeutungen interpretiert, bestätigen also im großen und ganzen die Merkmale bei hohen Durchdringungsdeutungen.

Problematisch sind gerade die Ergebnisse Fishers, übertragen auf das Mammakarzinom postoperativ einzuschätzen (Fisher 1970). Er untersuchte die Variablen Durchdringung und Begrenzung nach ihrer unterschiedlichen Ausprägung bei Patienten mit Krankheiten innerer Organe (Herz, Magen) und äußerer Organe (Haut, Muskeln), wobei die Patienten mit Erkrankungen innerer Organe weniger Begrenzungsantworten und mehr Durchdringungsantworten geben. Obwohl die Brust eher als „äußeres Organ" betrachtet werden kann, ist im postoperativen Stadium die Aufmerksamkeit des Patienten doch wohl mehr durch Metastasenangst auf innere Organe gerichtet und entspräche nach Fisher u. Cleveland (1956) mehr der Körperschemastörung bei Erkrankungen innerer Organe (niedrige Begrenzung − hohe Durchdringung).

Zusammenfassende Beurteilung der Differenzierung Mammakarzinom mit und ohne Rezidiv in Relation zur Gesamtkontrollgruppe

Die Rezidivgruppe (prospektiv erhoben) zeigt einerseits weniger Konzentrationsfähigkeit, Ich-Stärke und Kontrolle von Affekten (FD ↓), andererseits weniger Affektivität, weniger auf Beziehungspersonen und äußere Objekte gerichtete Affektivität und Emotionalität (C ↓). Dies läßt sich erklären durch ihre höhere Empfindsamkeit und Stimmungsempfänglichkeit, die sich im schizoiden Verhalten ausdrückt (Ab ↑) und durch einen Mangel an Abgrenzung, d.h. größere Durchlässigkeit und damit Verletzlichkeit aufgrund mangelnder Ich-Grenzen.

Die undifferenzierte These, wonach Karzinompatienten mit schlechter Prognose generell eine ausgeprägte psychische Abwehr zeigen als Karzinompatienten mit guter Prognose, läßt sich aufgrund dieser Befunde differenzierter betrachten. Mammakarzinompatientinnen mit Rezidiv scheinen in besonderem Maße ihrer Emotionalität aufgrund ihrer Ich-Schwäche ausgesetzt zu sein und man kann daher eher von einem „Leck in der Abwehr", Abwehr als Schutz verstanden, sprechen. Aus dieser Schutzlosigkeit heraus ergibt sich der Eindruck einer verstärkten Abwehr der Umwelt gegenüber, d.h. aufgrund einer defizienten Abwehr inneren Reizen gegenüber.

Abwehrverhalten von Mammakarzinompatienten mit ungünstiger Prognose

Defiziente Abwehr gegenüber inneren Reizen	Rigide Abwehr gegenüber äußeren Reizen

Dieses Ergebnis wird durch die prädiktive Studie von Wirsching et al. (1981) in soweit unterstützt, daß diese Forschergruppe bei einem Teil der Mammakarzinompatientinnen in der Interviewsituation einen Wechsel von starker Abwehr (Verleugnung) und Durchbrüchen beobachtete.

Prämenopausale jüngere und postmenopausale ältere Mammakarzinompatientinnen im HIT

Bei der Relation der prä- und postmenopausalen Mammakarzinomgruppe zu der prä- und postmenopausalen Kontrollgruppe zeigen

- die prämenopausalen jüngeren Mammakarzinompatientinnen hochsignifikant mehr relative Formangemessenheit (FA (p<0,001),
  - im Vergleich zur prämenopausalen Kontrollgruppe jedoch hochsignifikant niedrigere Formangemessenheit (p < 0,0000);
- die prämenopausalen jüngeren Mammakarzinompatientinnen hochsignifikant mehr Durchdringungsdeutungen Pn (p < 0,002),
  - im Vergleich zur prämenopausalen Kontrollgruppe ebenfalls mehr Durchdringungsdeutungen (p < 0,03);
- die postmenopausalen älteren Kontrollpatientinnen hochsignifikant weniger Farbdeutungen C (p < 0,009), ein Unterschied, der sich beim Karzinomgruppenvergleich auf p < 0,13) reduziert,
  - im Vergleich zur prämenopausalen Kontrollgruppe signifikant mehr Farbdeutungen (p < 0,04);

- die postmenopausalen älteren Kontrollpatientinnen hochsignifikant weniger Schattierungsdeutungen (p < 0,0003), ein Unterschied, der sich beim Karzinomgruppenvergleich auf p < 0,07 reduziert,
  - im Vergleich zur prämenopausalen Kontrollgruppe hochsignifikant mehr Schattierungsdeutungen (p < 0,008);
- die postmenopausalen älteren Kontrollpatientinnen hochsignifikant mehr Anatomiedeutungen (p < 0,006), was sich beim Karzinomgruppenvergleich auf p < 0,19 reduziert,
  - im Vergleich zur prämenopausalen Kontrollgruppe nur noch tendenziell mehr Anatomieantworten (p < 0,66);
- die prämenopausalen jüngeren Kontrollpatientinnen signifikant mehr Bewegungsdeutungen (p < 0,035), was sich bei dem Karzinomgruppenvergleich auf p < 0,22 reduziert.

Wo prämenopausale jüngere Kontrollpatientinnen nur tendenziell mehr Populärdeutungen geben (p < 0,17), wächst sich dies beim Karzinomgruppenvergleich für die prämenopausale Gruppe zur Signifikanz aus (p < 0,02). Prämenopausale jüngere Mammakarzinompatientinnen scheinen also im Gegensatz zu postmenopausalen älteren Mammakarzinompatientinnen verletzlicher, aktiver, ängstlicher, dysphorischer, abwehrender und angepaßter zu sein. Inhalte, die man vorwiegend als Reaktion auf die Krankheit verstehen kann, geht man davon aus, daß jüngere Patientinnen von der Krankheit mehr betroffen sind als ältere. Prämorbide Persönlichkeitsanteile können nur aufgrund der Lebensgeschichte rückgeschlossen werden.

3.6.7 Gießen-Test (Selbstbild, Idealselbstbild)

Der Gießen-Test (Beckmann u. Richter 1972) ist ein Persönlichkeitstest zur psychometrischen Erfassung der emotionalen Befindlichkeit und der Umweltbezüge des Probanden. Er ist ein vom Probanden auszufüllender Fragebogentest, der die erforderlichen Testgütekriterien gewährleistet und vorwiegend auf der Basis psychoanalytischer Theorie Ich- und Überich-Funktionen zu erfassen sucht.

3.6.7.1 Methode und Hypothesen

Der Test besteht aus 40 Items, wobei jedes Item bipolar auf einer Siebener Skala angeordnet ist. Die Items werden 6 Unterkategorien, Standardskalen (soziale Resonanz, Dominanz, Kontrolle, Grundstimmung, Durchlässigkeit, soziale Potenz) zugeordnet.
Neben dem Selbstbild kam in der Untersuchung das Idealselbstbild zur Anwendung, wo der Proband danach gefragt wird, wie er sich gerne sehen möchte.
Wir erwarteten, entsprechend den für die Gesamtstudie aufgestellten Grundhypothesen auf der Standardskalenebene, bei der Gesamtkarzinomgruppe eine ausgeprägtere soziale Resonanz, Kontrolle und Depressivität und eine geringe-

re Durchlässigkeit und soziale Potenz. Für die Standardskala Dominanz wurde keine Hypothese aufgestellt, da hier auf Itemebene in bezug zu unseren Hypothesen gegensätzliche Inhalte subsummiert werden. Insgesamt gingen wir davon aus, daß sich die differenzierteren Inhalte auf Itemebene verdeutlichen werden. Beim Idealselbstbild scheint uns eine Festlegung durch Hypothesen nicht sinnvoll, da auch hier 2 gegenläufige Tendenzen wirksam sein könnten: Einmal die Tendenz zur Angepaßtheit, die Selbst und Ideal näher aneinander rücken lassen können, und auf der anderen Seite können sich aufgrund der vermuteten emotionalen Störung bei Mammakarzinompatientinnen signifikante Unterschiede zwischen den Kollektiven auftreten. Dieses vermutete Spannungsfeld beträfe besonders das Selbstwertgefühl und die Beziehungsfähigkeit.

Beim Vergleich der Mammakarzinompatientinnen mit und ohne Rezidiv erwarten wir vor allem eine Trennung im Bereich Beziehungsfähigkeit, Depressivität und Aggressionsgehemmtheit. Bei der Standardskalakontrolle haben wir für die Prognoseuntergruppen ebenfalls keine Hypothese aufstellen können, da wir bei ihnen einerseits von einer ausgeprägten Kontrolle im Sinne der Abwehr und andererseits von einer mangelnden Kontrolle im Sinne eines Abwehrdefektes ausgehen, also gegenläufige Tendenzen erwarten.

Beim Idealselbstbild gehen wir aufgrund der signifikant ausgeprägten Hoffnungslosigkeit bei Rezidivpatienten davon aus, daß die Gruppe der Mammakarzinompatienten ohne Rezidiv eine größere Amplitude zwischen Selbstbild und Idealselbstbild aufweisen.

Bei der Gegenüberstellung prä- und postmenopausaler Mammakarzinompatientinnen gehen wir von der Hypothese aus, daß sich die prämenopausale Gruppe n icht alleine altersabhängig, sondern krankheitsspezifisch von der postmenopausalen Gruppe unterscheidet.

Bei der Auswertung der Ergebnisse wurde eine schrittweise Diskriminanzanalyse (SPSS nach N. H. Nie et al. 1975) durchgeführt (Lotz 1982).

3.6.7.2 *Ergebnisse und Diskussion*

Beim Vergleich der Mammakarzinomgruppe mit der Gesamtkontrollgruppe (die Gesamtkontrollgruppe beträgt bei den Erhebungen des Gießen-Tests n = 70, da bei 2 Probanden kein Persönlichkeitstest erhoben wurde), zeigt sich für die Karzinomgruppe eine stärkere Tendenz zur Mittelwertankreuzung, was unsere Hypothese der Anpassung zur Norm unterstützt. Die Gesamtmammakarzinomgruppe und Gesamtkontrollgruppe zeigt folgende tendenzielle Unterschiede:

Die Gesamtmammakarzinomgruppe zeigt im Vergleich zur Gesamtkontrollgruppe:

– mehr soziale Resonanz PR ($p < 0{,}63$).

Entgegen unserer Ausgangshypothese:
– weniger Kontrolle ZW ($p < 0{,}13$),
– weniger Depression DE ($p < 0{,}11$),
– weniger Retentivität RE ($p < 0{,}71$),
– mehr soziale Potenz PO ($p < 0{,}94$).

Beim Vergleich der Gesamtmammakarzinomgruppe mit der Gesamtkontrollgruppe muß berücksichtigt werden, daß die Kontrollgruppe in der vorliegenden Studie aus Patienten besteht, die sich ebenfalls in einer aktuellen Krankheitssituation befinden. Vergleicht man nämlich die Gesamtmammakarzinomgruppe mit der standardisierten Norm im Gießen-Test, so schätzen sich die
Mammakarzinompatientinnen entsprechend unserer Ausgangshypothese kontrollierter und depressiver ein. Es bleibt jedoch das erstaunliche Faktum, daß
sich die Mammakarzinompatientinnen bei einem unvergleichlich gravierenden
Krankheitsgeschehen als bei den Patientinnen aus der Kontrollgruppe weniger
depressiv und weniger kontrolliert einschätzen, was vorwiegend für ein ausge-
prägtes psychisches Abwehrgeschehen spricht.

Für die Standardskala Dominanz (Gefügigkeit) hatten wir keine Hypothese
aufgestellt, da wir bei den Mammakarzinompatientinnen einerseits von einem
sozial aktivem, leistungsorientierten Verhalten, aber auch von einer Tendenz
zur Opferhaltung und zum Masochismus ausgingen. Hier schien uns die Itemebene, die mehr die einzelnen Inhalte berücksichtigt aussagekräftiger.

Auf Itemebene (Diskriminanzanalyse), in der Reihenfolge der Diskriminierung, zeigen die Mammakarzinompatientinnen im Vergleich zur Kontrollgruppe folgendes Selbstbild:

– sie haben den Eindruck, sie schaffen sich im Leben mehr Mühe ($p < 0,02$);
– sie machen sich weniger oft große Sorgen um andere Menschen ($p < 0,09$).

Auf Itemebene, in der Reihenfolge der Diskriminierung, zeigen die Mammakarzinompatientinnen im Vergleich zur Kontrollgruppe folgendes Idealselbstbild:

– sie wünschen sich weniger ausgeprägt im Vergleich zu anderen es leichter zu
  haben bei einer Sache zu bleiben ($p < 0,007$);
– sie wünschen sich stärker, daß andere mit ihrer Arbeitsleistung besonders zufrieden sind ($p < 0,01$);
– sie wünschen sich stärker, sich eher Bequemlichkeit zu schaffen ($p < 0,02$);
– sie wünschen sich stärker, daß sie mehr Wert darauf legen, schön auszusehen
  ($p < 0,02$);
– sie wünschen sich stärker, für wertvoll gehalten zu werden ($p < 0,04$);
– sie wünschen sich stärker, von anderen gelenkt zu werden ($p < 0,08$);
– sie wünschen sich stärker, besonders eigensinnig zu sein ($p < 0,09$).

***Amplituden Selbstbild – Idealselbstbild im Vergleich Gesamtmammakarzinom-
gruppe mit der Gesamtkontrollgruppe und Mammakarzinompatienten mit Rezidiv
und ohne Rezidiv***

Insgesamt besteht in beiden Vergleichsgruppen auf Skalenebene eine große
Differenz zwischen Selbstbild und Idealselbstbild, wobei die Tendenzen in beiden Gruppen parallel verlaufen. Auf der Standardskala Dominanz (Dominanz
– Gefügigkeit) zeigt die Mammakarzinomgruppe eine signifikant größere Amplitude als die Gesamtkontrollgruppe ($p < 0,064$), wobei das Idealselbstbild
deutlich in Richtung Gefügigkeit GE geht.

Auf der Standardskala Grundstimmung ist die Amplitude auffälligerweise bei der Gesamtmammakarzinomgruppe ausgeprägt kleiner (p < 0,503) im Vergleich zur Gesamtkontrollgruppe, wobei das Idealselbstbild in Richtung hypomanisch Hm geht.

Beide Ergebnisse können in Richtung unserer Ausgangshypothese im Sinne der Anpassung (Standardskala Dominanz – Gefügigkeit) und Abwehr (Standardskala Grundstimmung) als Reaktion auf die Krankheit interpretiert werden. Nehmen wir jedoch den prospektiv erhobenen Amplitudenvergleich für die Prognoseuntergruppen (Mammakarzinompatientinnen mit Rezidiv und Mammakarzinompatientinnen ohne Rezidiv) zur Interpretation zu Hilfe, so zeigt sich die gleiche Tendenz auf der Standardskala Dominanz – Gefügigkeit mit dem Idealselbstbild ebenfalls in Richtung Gefügigkeit.

Obwohl die Mammakarzinomgruppe mit Rezidiv auf Skalenebene tendenziell mehr Dominanz zeigt, wird inhaltlich auf Itemebene die Standardskala Dominanz betreffend die Unterscheidung der Gruppen deutlich. Hier zeigen die Patientinnen mit Rezidiv vor allem eine ausgeprägte Ungeduld und mangelnde Kooperation, Ergebnisse, die mit den Erhebungen im projektiven Verfahren übereinstimmen (s. Kap. 3.6.6.2).

Da die Prognoseuntergruppen zum Testzeitpunkt ein vergleichbares klinisches Ausgangsstadium aufwiesen, spricht der signifikante Unterschied in der Idealeinschätzung in Richtung Gefügigkeit für eine Spezifität der Krankheitsverarbeitung bei Mammakarzinompatientinnen mit schlechter Prognose. Dies ist ein Ergebnis, das für eine Aggressions- und Schuldproblematik (s. Kap. 3.6.4.2), für eine Spannung und Konflikthaftigkeit im sadomasochistischen Bereich spricht (Angreifen – Unterwerfen, Beherrschen – Beherrschtwerden).

Die umgekehrt wie im Gesamtgruppenvergleich sich verhaltende Amplitudendifferenz bei den Mammakarzinompatientinnen mit und ohne Rezidiv, wo eine größere Amplitude mit dem Ideal in Richtung hypomanisch, also weniger depressiv auftritt, spricht für eine geringere Abwehr gegenüber inneren Reizen und ergänzt unsere Ergebnisse im projektiven Verfahren (s. Kap. 3.6.6.2), wo die Mammakarzinomgruppe mit Rezidiv eine schwächere „Abwehr nach innen" aufweist.

Auf der Standardskala soziale Resonanz bei der Gegenüberstellung Gesamtmammakarzinomgruppe und Gesamtkontrollgruppe zeigt die Karzinomgruppe eine größere Amplitude (p < 0,594) im Idealselbstbild in Richtung soziale Resonanz, d. h. sie schätzen sich entsprechend unserer Ausgangshypothese sozial resonanter ein.

Zusammenfassend stellen wir fest, daß der Gießen-Test im Selbstbild die Gesamtmammakarzinomgruppe von der Gesamtkontrollgruppe auf Standardskalenebene nur tendenziell und auf Itemebene tendenziell bis signifikant unterscheidet. Ausgeprägt sind die Differenzen auf Itemebene, was das Idealselbstbild betrifft. Beim Idealselbstbild zeigen die Mammakarzinompatientinnen auf Itemebene im Vergleich zur Gesamtkontrollgruppe einen signifikant ausgeprägteren Wunsch ihren Selbstwert betreffend vor allem in Richtung Normanpassung. Gegensätzlich erscheinen zunächst die gewünschten Einschätzungen mehr gelenkt zu werden und andererseits eigensinniger, weniger fügsam sein zu wollen. Dies kann als Ausdruck einer Ambivalenz verstanden werden, wobei der Wunsch gelenkt zu werden, reaktiver Ausdruck auf das Krankheitsgeschehen vor allem im therapeutischen Bereich ist und auf der anderen Seite gerade dadurch der Wunsch nach mehr Autonomie im Stadium der Abhängigkeit als Kranker besonders stark ist. Daneben entspricht diese scheinbar paradoxe Verknüpfung dem klinischen Eindruck des Untersuchers aus dem Interview von einer „Machtausübung in der Unterwerfung" bei einer Gruppe der Mammakarzinompatientinnen.

Die Gegenüberstellung Mammakarzinompatientinnen mit Rezidiv und Mammakarzinompatientinnen ohne Rezidiv, wobei der Test zu einem Zeitpunkt vergleichbaren klinischen Ausgangsstadiums, also prospektiv erhoben wurde, ergab auf der Standardskala Kontrolle einen signifikanten Unterschied (p < 0,04) innerhalb der Prognosegruppen.

Die Mammakarzinomgruppe mit Rezidiv schätzten sich im Realbild weniger kontrolliert ein als die Gruppe ohne Rezidiv.

Daneben zeigten sich in der Selbsteinschätzung die Mammakarzinompatientinnen mit Rezidiv auf Skalenebene lediglich in der Ausrichtung:

– dominanter (p < 0,37),
– depressiver (p < 0,43),
– durchlässiger (p < 0,54),
– sozial resonanter (p < 0,82),
– sozial potenter (p < 0,92).

Man kann bei der Interpretation davon ausgehen, daß die am meisten trennende Standardskala in einem kausalen Zusammenhang zu den übrigen Skalen steht, d.h. daß aufgrund der geringeren Kontrolle und damit möglicherweise auch reduzierten Abwehr mehr Depressivität und Durchlässigkeit für die Patientinnen mit Rezidiv möglich war. Die tendenziell ausgeprägtere Dominanz wurde weiter oben über den Amplitudenvergleich (Selbstbild − Idealselbstbild) interpretiert. Auf Itemebene zeigten sich das Selbstbild betreffend nur tendenzielle Unterschiede.

Im Idealselbstbild unterschieden sich die Prognosegruppen in folgendem Item signifikant: Die Mammakarzinomgruppe mit Rezidiv wünscht sich stärker sehr viel Bedürfnis nach Liebe zu zeigen (p < 0,04).

Die tendenziellen Unterschiede sind differenziert in der Arbeit von Lotz (1982) aufgeführt.

Das signifikant unterscheidende Item der Prognosegruppen untereinander das Idealselbstbild betreffend, wobei die Mammakarzinompatientinnen mit Rezidiv signifikant mehr den Wunsch aussprechen, mehr ihr Bedürfnis nach Liebe zeigen zu können, unterstützt unsere Hypothese nach einer ausgeprägten emotionalen Gehemmtheit, sozialen und inneren Isolation.

Beim Vergleich der Mammakarzinomgruppe mit Rezidiv (n = 18) und der Gesamtkontrollgruppe (n = 70) zeigen sich die Mammakarzinompatientinnen mit Rezidiv auf der Standardskala Kontrolle das Selbstbild betreffend signifikant weniger kontrolliert (p < 0,052).

Auf Itemebene das Selbstbild betreffend ergaben sich in 3 Items ausgeprägt tendenzielle Unterschiede.

Die Mammakarzinompatientinnen mit Rezidiv:

- schätzen sich eher ungeduldiger ein (p < 0,09);
- haben stärker den Eindruck, sich im Leben besonders viel Mühe zu machen (p < 0,07);
- haben den Eindruck, daß es ihnen weniger leicht fällt mit anderen zusammen zu arbeiten (p < 0,08).

Auf Itemebene das Idealselbstbild betreffend fanden sich folgende signifikante bis tendenzielle Unterschiede: Die Mammakarzinompatientinnen mit Rezidiv:

- wünschen sich weniger stark, daß andere mit ihrer Arbeitsleistung zufrieden sind (p < 0,02);
- wünschen sich stärker Wert darauf zu legen, schön auszusehen (p < 0,04);
- wünschen sich stärker im Vergleich zu anderen, fügsam zu sein (p < 0,09).

Bei unseren Ausgangshypothesen waren wir davon ausgegangen, daß die Gesamtkarzinomgruppe mehr Kontrolle zeigt als die Kontrollgruppe. Das Ergebnis zeigte jedoch entgegen unserer Hypothese sogar ein leichtes Überwiegen der Kontrollgruppe in Richtung Kontrolle (ZW). Möglicherweise ist dieser Effekt vor allem durch die Mammakarzinomgruppe mit Rezidiv verursacht. Daß die Gruppe mit Rezidiv einen signifikant geringeren Grad an Kontrolle zeigt (wohlbemerkt zum Untersuchungszeitpunkt als das Rezidiv klinisch noch nicht in Erscheinung trat), könnte mit der Art der Krankheitsverarbeitung in Zusammenhang stehen. Wir haben innerhalb der Studie gesehen, daß die Patientinnen mit Rezidiv signifikant weniger Hoffnung und Zukunftsplanung zeigen (s. Kap. 3.6.2.3) und nach dem Eindruck im Interview häufiger konfus, ängstlich waren und mit mangelnder Abwehr nach innen, aber fassadär reagierten. Möglicherweise hat diese Art von Krankheitsbewältigung einen Einfluß auf den weiteren Krankheitsverlauf, will man es nicht nur als reaktives Geschehen auf einen schon klinisch latent ablaufenden somatischen Prozeß ansehen, was letztlich nicht zu klären sein wird. Zu dieser Spezifität der Mammakarzinompatientinnen mit schlechter Prognose gehören auch die Tendenzen auf Itemebene das Selbstbild betreffend, wo sich diese Patienten ungeduldiger, unkooperativer und aufopfernder zeigen unseren Ausgangsthesen entsprechend.
Der Vergleich Mammakarzinompatientinnen ohne Rezidiv (n = 33) und der Gesamtkontrollgruppe (n = 70) ergibt auf den Standardskalen und auf Itemebene das Selbstbild betreffend keine signifikanten Unterschiede.
Im Bereich des Idealselbstbildes auf Itemebene unterscheiden sich die Mammakarzinompatientinnen ohne Rezidiv von der Gesamtkontrollgruppe in folgendem: Mammakarzinompatientinnen ohne Rezidiv wünschen sich weniger stark, daß andere mit ihrer Arbeitsleistung zufrieden sind (p < 0,007).
Dieses bei den Prognosegruppen gemeinsame, sich hochsignifikant unterscheidende Item im Vergleich zur Kontrollgruppe, nämlich der geringere Wunsch, daß andere mit ihrer Arbeitsleistung zufrieden sind, ist möglicherweise als ihnen gemeinsame Reaktion auf das aktuelle Krankheitsgeschehen im Sinne einer verständlichen Einengung, wenn berücksichtigt wird, daß die Testaufnahme im letzten Drittel der postoperativen Bestrahlung stattgefunden hat.
Der Gruppenvergleich innerhalb der Mammakarzinomgruppe zwischen prä- und postmenopausalen, also auch jüngeren und älteren Mammakarzinompa-

tientinnen ergab auf den Standardskalen das Selbstbild betreffend nur tendenzielle oder keine Unterschiede:
Im Vergleich zu postmenopausalen Mammakarzinompatientinnen zeigen prämenopausale Mammakarzinompatientinnen:

- mehr soziale Potenz ($p < 0{,}12$),
- mehr soziale Resonanz ($p < 0{,}58$),
- mehr Gefügigkeit ($p < 0{,}85$),
- mehr Durchlässigkeit ($p < 0{,}75$),
- weniger Depressivität ($p < 0{,}76$),
- mehr Kontrolle ($p < 0{,}87$).

Durch einen Vergleich mit den entsprechenden prä- und postmenopausalen Kontrollpatientinnen konnte eine lediglich altersspezifische Tendenz der Unterschiede für alle Standardskalen ausgeschlossen werden, da sie sich alle gegenläufig verhielten, sogar in ausgeprägterer Tendenz, die sich bei den Standardskalen Durchlässigkeit und sozialer Potenz für die postmenopausale Gruppe bis zur Signifikanz auswuchs (Tabelle 24).
Die prämenopausalen jüngeren Mammakarzinompatientinnen sind demnach sozial geachteter und durchsetzungsfähiger (PR), fügsamer und aggressionsgehemmter (GE), etwas zwanghafter, kontrollierter (ZW), schätzen sich viel weniger depressiv (DE) und etwas weniger verschlossen in Beziehungen (RE) ein, als postmenopausale ältere Mammakarzinompatientinnen im Vergleich zur altersentsprechenden Kontrollgruppe.
Auf Itemebene unterscheiden sich die prämenopausalen jüngeren Mammakarzinompatientinnen von den postmenopausalen älteren Mammakarzinompatientinnen im Selbstbild signifikant. Die prämenopausalen jüngeren Mammakarzinompatientinnen

Tabelle 24. Zusammenfassende Gegenüberstellung der Experimentalgruppen im Persönlichkeitstest (Gießen-Test)

Im Vergleich zur Gesamtkontrollgruppe (n = 70) zeigt die Gesamtkarzinomgruppe (n = 71) im Selbstbild:	Im Vergleich zur prämenopausalen Kontrollgruppe (n = 34) zeigt die prämenopausale Karzinomgruppe (n = 35) im Selbstbild:	Im Vergleich zur postmenopausalen Kontrollgruppe (n = 36) zeigt die postmenopausale Karzinomgruppe (n = 36) im Selbstbild:
(Mehr) soziale Resonanz ($p < 0{,}63$)	Mehr soziale Resonanz ($p < 0{,}15$)	(Weniger) soziale Resonanz ($p < 0{,}44$)
(Mehr) Dominanz ($p < 0{,}74$)	(Mehr) Gefügigkeit ($p < 0{,}68$)	(Mehr) Dominanz ($p < 0{,}33$)
Weniger Kontrolle ($p < 0{,}13$)	(Weniger) Kontrolle ($p < 0{,}38$)	(Weniger) Kontrolle ($p < 0{,}23$)
Weniger Depressivität ($p < 0{,}11$)	Weniger Depressivität ($p < 0{,}05$)	(Weniger) Depressivität ($p < 0{,}70$)
(Weniger) Retentivität ($p < 0{,}71$)	Weniger Retentivität ($p < 0{,}16$)	(Mehr) Retentivität ($p < 0{,}38$)
(Mehr) soziale Potenz ($p < 0{,}94$)	(Mehr) soziale Potenz ($p < 0{,}27$)	(Mehr) soziale Impotenz ($p < 0{,}29$)

– haben stärker den Eindruck, daß andere mit ihrer Arbeitsleistung besonders
  zufrieden sind (p < 0,06);
– denken, daß sie sich seltener Vorwürfe machen (p < 0,06);
– glauben eher, schwer ausgelassen sein zu können (p < 0,06).

Beim Idealselbstbild zeigen die prä- und postmenopausalen Mammakarzinompatientinnen in den Standardskalen hochsignifikante Unterschiede auf der
Standardskala Grundstimmung und soziale Potenz. Die prämenopausalen, jüngeren Mammakarzinompatientinnen

– wünschen sich stärker eine bessere Grundstimmung (p < 0,00),
– wünschen sich stärker, sozial potent zu sein (p < 0,04).

Auf Itemebene das Idealselbstbild betreffend ergaben sich folgende Ergebnisse
in der Reihenfolge der Diskriminierung. Die prämenopausalen jüngeren Mammakarzinompatientinnen

– wünschen sich, weniger bedrückt zu sein (p < 0,00);
– wünschen sich, seltener Selbstvorwürfe zu machen (p < 0,01);
– wünschen sich, mehr Bedürfnis nach Liebe zeigen zu können (p < 0,02);
– wünschen sich, weniger ängstlich zu sein (p < 0,03);
– wünschen sich, sich mehr Bequemlichkeit zu schaffen (p < 0,04);
– wünschen sich, im Umgang mit dem anderen Geschlecht unbefangener zu
  sein (p < 0,04);
– wünschen sich, weniger ausgeprägt ordentlich zu sein (p < 0,06);
– wünschen sich, stärker in der Liebe erlebnisfähig zu sein (p < 0,06);
– wünschen sich, ausgeprägter einem Partner Liebe schenken zu können
  (p < 0,07);
– wünschen sich, sich weniger Gedanken über ihre inneren Probleme zu machen (p < 0,09);
– wünschen sich stärker, es leichter zu haben, sich an andere Menschen zu binden (p < 0,09).

Betrachtet man das Spannungsfeld zwischen Selbsteinschätzung und Ideal auch
als einen Grad der Spannung und Konflikthaftigkeit sprechen die Inhalte der
unterscheidenden Items vor allem für eine besondere Gestörtheit der jüngeren
prämenopausalen Mammakarzinompatientinnen im Bereich Schuld und Depressivität, Sexualität und Beziehungsfähigkeit im Gegensatz zu älteren postmenopausalen Mammakarzinompatientinnen.

Zusammenfassende Interpretation der Ergebnisse zu den Unterschieden
prämenopausaler jüngerer und postmenopausaler älterer Mammakarzinom
patientinnen

Das sozial aktive Verhalten bei gleichzeitiger aggressionsgehemmter Fügsamkeit mit ausgeprägter Kontrolle entspricht sehr deutlich dem Eindruck aus den
Interviews, den gerade jüngere Mammakarzinompatientinnen auf den Untersucher machten, ein Eindruck, der auch der Lebensgeschichte und deren Bewältigung entsprach. Die Selbsteinschätzung dieser jüngeren prämenopausalen Pa

tientengruppe, nicht so depressiv zu sein, ist nach Einschätzung aus der Untersucher-Patienten-Beziehung im Interview eher ein Phänomen der Abwehr, das dem Ideal aktiver autonomer Bewältigung von Belastungen auch schon in der Lebensgeschichte der Patientinnen entspricht. Ähnlich wurde vom Untersucher die Offenheit im Kontakt mehr leistungsorientiert und weniger emotional erlebt. Die signifikant unterscheidenden Items im Selbstbild und besonders im Idealselbstbild (s. oben) können diesen Eindruck am besten erläutern, trotz der naheliegenden Erklärung, daß gerade jüngere Mammakarzinompatientinnen auf ihr Krankheitsgeschehen anders reagieren als ältere Patientinnen, steht der subjektive Eindruck des Interviewers und die Lebensgeschichten, vor allem die Bewältigungsformen von Traumen gegen ein rein krankheitsreaktives Geschehen. Im übrigen konnten gerade die Krankengeschichten der älteren Mammakarzinompatientinnen deutlich machen, daß sie nicht minder ausgeprägt im sexuellen- und Beziehungsbereich durch das Krankheitsgeschehen betroffen sind als jüngere Patientinnen.

3.7 Zusammenfassung und Diskussion der Gesamtergebnisse

3.7.1 Zusammenfassung

In einem *medizingeschichtlichen Exkurs* zeigt sich, entsprechend einer ganzheitlichen Sichtweise in der Medizin vergangener Jahrhunderte, eine psychosomatisch verstandene Onkologie in Ätiologie, Pathogenese, Prophylaxe und sogar ansatzweise Nachsorge. Die Grundhypothesen der heutigen Psychoonkologie finden sich bereits in der Medizingeschichte wieder (s. Kap. 1.3, S. 12). Das Überschreiten der Grenzen ausschließlich naturwissenschaftlichen Denkens eröffnet ein Anknüpfen der heutigen Psychoonkologie an die Medizin vergangener Jahrhunderte.
Eine *wissenschaftstheoretische Standortbestimmung* macht das Zusammenwirken magischen und kausalen Denkens und das Denken in spiralförmigen Systemen, Mehrfaktorenkonzepten, deutlich. Alle 3 Konzepte müssen noch heute in Forschung und Praxis notwendigerweise Berücksichtigung finden, um eine Einengung und Stagnation der Wissenschaftserkenntnis zu verhindern (s. Tabelle 1, S. 8).
Nach dem heutigen Wissensstand der *Onkologie* ist das Mammakarzinom nicht als lokales Organgeschehen, sondern als Systemkrankheit anzusehen. In der Ätiologie und Pathogenese geht man von einem multifaktoriellen Geschehen aus. Die Epidemiologie mit ihren Risikofaktoren, vor allem die Endokrinologie und Immunologie geben wichtige Ausgangshypothesen für psychophysische und psychosoziale Forschungs- und Erklärungsansätze. Es zeichnet sich aus somatoonkologischer Sicht eine unterschiedliche Ätiologie und Pathogenese für prä- und postmenopausale Mammakarzinompatientinnen ab. Die prognostischen Kriterien weisen auch bei dem heutigen Wissensstand große Unsicherheiten auf, vor allem die klinische Einteilung nach dem TNM-System mit Berücksichtigung der Histologie und weiteren prognostischen Kriterien hat wegen der ausgeprägten Metastasierungstendenz des Mammakarzinoms schon im kli-

nisch-okkulten Stadium nur beschränkte Aussagekraft (s. Kap. 3.2.5). Die Wachstumsrate kontinuierlich oder in Schüben könnte die wichtigste Basis für zukünftige psychophysische Einzelstudien werden. Neuere Erkenntnisse über die Wachstumseigenschaften von Tumoren haben vor allem die Ergebnisse von Life-event-Studien der Psychoonkologie in Frage gestellt (fiktiver Entstehungszeitpunkt des Tumors!). Therapeutisch zeichnen sich in den letzten 30 Jahren kaum Fortschritte ab, höhere Überlebensraten und damit Erfolgsquoten hängen fast ausschließlich mit methodischen Fehlern zusammen (Oeser 1974). Im Sinne der Auffassung einer Systemerkrankung beim Mammakarzinom zeichnen sich erste therapeutische Erfolge im Bereich der adjuvanten Chemotherapie ab und entsprechend nimmt die Radikalität des operativen Vorgehens ab.

In der *psychoonkologischen Forschung* haben retrospektive Studien, wie zu erwarten, krankheitsdependente von prämorbiden Persönlichkeitsfaktoren nicht unterscheiden helfen. Tierexperimentelle Studien können heute schon einen Zusammenhang zwischen unterschiedlichen „Streßbedingungen" und Inzidenzrate und Mortalitätsrate aufzeigen. Im Sinne von Pilotstudien bilden diese Untersuchungen Basishypothesen für prädiktive und prospektive Studien. Verlaufsstudien im Sinne der „psychosomatischen Begleitung" geben in ihrem teilweise prognostisch prospektiven Charakter Hinweise für die Beziehung zwischen Krankheitsverarbeitung und Prognose. Die Ergebnisse der meisten prädiktiven Studien verlieren an Aussagekraft, da sich zum Zeitpunkt der Erhebung Arzt und Patient bereits im mehr oder weniger sicheren diagnostischen Vorfeld befinden. Eine heterogene Zusammensetzung der Experimentalgruppe mit verschiedenen Krebsarten macht die Aussagekraft vieler Studienergebnisse fraglich. Am aussagekräftigsten sind aufwendige prospektive Studien, bedingt prospektive Studien den Krankheitsverlauf und damit die Prognose betreffend und tierexperimentelle Studien in ihrer allerdings bedingten Übertragbarkeit auf den Menschen. Bei den Untersuchungsinstrumenten sollten Testverfahren mit tiefenpsychologisch fundierten Interviews verbunden werden, Life-event-Erhebungen sollten stärker die Tendenz zur retrospektiv verzerrten Sinnentnahme der Ereignisse, die Art der Verarbeitung von Traumen und vor allem den zeitlichen Ablauf des somatischen Krankheitsgeschehens berücksichtigen.

Die hier vorliegende empirische Studie zum Mammakarzinom trennt einen rein retrospektiven Studienanteil das Gesamtkollektiv und einen prospektiven Studienanteil den Krankheitsverlauf und damit die Prognose betreffend. Das Experimentalkollektiv für den prospektiven Studienanteil weist zum Zeitpunkt der Erhebung einen vergleichbaren klinischen Status mit vergleichbaren therapeutischen Maßnahmen auf (s. Tabelle 8, S. 61).

Die Ergebnisse werden in der folgenden Zusammenfassung in der Reihenfolge der Darstellung erörtert: Interview, Grunddatensammlung, Life-event-Erhebung, sprachanalytisches Verfahren zu Aggressivität, Angst (Gottschalk u. Gleser 1969) und Abwehr, projektives Verfahren (HIT), Persönlichkeitstest (Gießen-Test, Selbstbild und Idealselbstbild).

a) Die Ergebnisse der 143 *psychoanalytisch orientierten Interviews* stellen das zentrale Untersuchungsinstrument der Studie dar. Sie bildeten die Basis für Einzelfallstudien, die Grunddatensammlung, die Life-event-Erhebung, das sprachanalytische Verfahren und nicht zuletzt das Fundament für die Interpretation der Testergebnisse. Die Verbindung zwischen psychoanalytisch orientiertem Interview und den übrigen Testinstrumenten führt zu der vorläufigen Erkenntnis, daß innerhalb des Mammakarzinomkollektivs sich unterscheidende Persönlichkeitstypen zu vermuten sind: neben Patienten ohne besondere psychische Auffälligkeiten zeigten sich mehrere Untergruppen, die sich mit aller Einschränkung hinsichtlich der prämorbiden Persönlichkeit und der Krankheitsverarbeitung unterscheiden. Auf die verschiedenen Persönlichkeitstypen werden wir in den Einzelfalldarstellungen und in der Diskussion der Ergebnisse zurückkommen.

b) Die *Grunddatensammlung* ergibt bei der Erhebung objektiver Daten, daß Mammakarzinompatientinnen signifikant häufiger Schilddrüsenerkrankungen, Infektionserkrankungen und hochsignifikant seltener organdestruktive Psychosomatosen ($p < 0{,}001$) haben. Es treten häufiger schwere Komplikationen bei der Menstruation, Schwangerschaft, Geburt und dem Stillen auf. Sie sind häufiger das jüngste Kind in der Geschwisterreihe und erleben häufiger einen Wechsel der primären Beziehungspersonen durch Tod oder Trennung in den ersten 7 Lebensjahren (s. Tabelle 13, S. 72).
Bei den jüngeren prämenopausalen Mammakarzinompatientinnen verstärkt sich die Zahl der von den oben beschriebenen Merkmalen Betroffenen wie die Tabelle 14 am Beispiel des frühkindlichen Objektverlustes deutlich machen soll.
Mammakarzinompatientinnen mit Rezidiv zeigen prospektiv erhoben hochsignifikant ($p < 0{,}005$) mehr Hoffnungslosigkeit und mangelnde Zukunftsplanung als die Gruppe ohne Rezidiv. Von einem Objektverlust primärer Beziehungspersonen durch Tod oder Trennung waren 11 von 18 Patientinnen mit Rezidiv betroffen (s. Tabelle 20, S. 77).

c) Die *Life-event-Erhebung* zeigt, daß vor allem die Art der Verarbeitung von Traumen die Vergleichsgruppen unterscheidet. Aus methodischen Gründen wird hier auf die Darstellung der Ergebnisse des Gesamtgruppenvergleichs verzichtet. Prämenopausale Mammakarzinompatientinnen zeigen ausgeprägt mehr pathologisch verarbeitete Traumen in früher Kindheit und postmenopausale Mammakarzinompatientinnen insgesamt ausgeprägt weniger pathologisch verarbeitete Traumen mit Ausnahme eines Überwiegens in der Pubertät. Ein Altersgruppenvergleich mit der Kontrollgruppe zeigte, daß dies kein allein altersspezifisches Phänomen ist.
Bei den zwar retrospektiv erhobenen, aber zum Erhebungszeitpunkt prospektiv eingeschätzten pathologisch verarbeiteten Traumen zeigten beim Vergleich der Prognosegruppen die Mammakarzinompatientinnen mit Rezidiv ausgeprägt mehr pathologisch verarbeitete Traumen in den ersten 20 Lebensjahren. Der Gipfel der pathologisch verarbeiteten Traumen bei der Rezidivgruppe liegt zwischen 14 und 10 Jahren vor der klinischen Manifestation, ein besonders bemerkenswertes Ergebnis, da dieser Gipfel von Traumen den somatisch-onkologischen Studien zur Wachstumsrate, d.h. dem fiktiven Entstehungszeitpunkt des Tumors entspricht (s. Abb. 7, S. 84).

d) 1. Im *sprachanalytischen Verfahren,* die *Aggressivität* betreffend, zeigt die Gesamtkarzinomgruppe hochsignifikant mehr Gesamtaggressivität. Hierin ist jedoch nicht nur die offene, sondern auch abgewehrte d. h. verdeckte offene, projizierte und nach innen gerichtete Aggressivität miteinbegriffen. Mammakarzinompatientinnen zeigen signifikant mehr nach innen gerichtete Aggressivität und hochsignifikant höhere Werte die Subkategorie Hoffnungslosigkeit und Mutlosigkeit betreffend und ebenfalls hochsignifikant eine Form der abgewehrten Aggressivität (AA) die Gottschalk u. Gleser (1969) als Ausdruck einer masochistisch und paranoiden Einstellung gewertet haben. Bei der offen nach außen gerichteten Aggressivität zeigen sich in den Vergleichsgruppen keine Unterschiede.

Mammakarzinompatientinnen mit Rezidiv (prospektiv zum Erhebungszeitpunkt) zeigen signifikant weniger offene, nach außen gerichtete Aggressivität und in Relation zur Gesamtaggressivität hochsignifikant mehr abgewehrte Aggressivität, die Ausdruck einer masochistischen und paranoiden Einstellung ist.

d) 2. Im *sprachanalytischen Verfahren,* die *Angst* betreffend, ergaben sich entgegen unserer Ausgangshypothese, dem Eindruck im Interview und normpsychologischen Erwartungen keine signifikanten Unterschiede zwischen der Karzinom- und Kontrollgruppe. Lediglich wiesen die Karzinompatientinnen hochsignifikant mehr Schamangst ($p < 0{,}005$) auf. Bei der Korrelation von Angst und Aggressivität allerdings, zeigen die Karzinompatientinnen eine signifikante Korrelation zwischen abgewehrter Aggressivität (die paranoide und masochistische Tendenz ausdrückt) und Todesangst und diffuser Angst. Die Rezidivgruppe weist eine negative Korrelation zwischen nach außen gerichteter Aggressivität und Todesangst und eine positive Korrelation zwischen abgewehrter Aggressivität (paranoid und masochistisch) und Schuldangst auf.

d) 3. Bei der Kodierung von *Abwehrmechanismen,* ein Verfahren, das in Anlehnung an die Methode von Gottschalk u. Gleser (1969) von dem Untersucher und J.-H. Wahl (1981) zur Erfassung latenter Inhalte entwickelt wurde, zeigen Mammakarzinompatientinnen hochsignifikant mehr Abwehr, absolut gesehen sowohl mehr repressive wie projektive Abwehrmechanismen entgegen der These von C. B. Bahnson u. M. B. Bahnson (1969). Setzt man jedoch das Abwehrverhalten der Gesamtkarzinomgruppe und Gesamtkontrollgruppe in Relation, so zeigen die Karzinompatientinnen relativ weniger projektive Abwehrmechanismen. Es besteht also absolut gesehen bei Karzinompatienten kein „lack of projection" wie C. B. Bahnson u. M. B. Bahnson (1969) postulieren. Auffallend häufig trat bei Karzinompatientinnen der Abwehrmechanismus der Verschiebung auf. Postmenopausale ältere Mammakarzinompatientinnen zeigen hochsignifikant mehr projektive und prämenopausale jüngere Mammakarzinompatientinnen signifikant mehr repressive Abwehrmechanismen. Durch einen Vergleich mit der altersentsprechenden Kontrollgruppe zeigte sich, daß es sich hier nicht um allein altersspezifische Merkmale handelt. Die Prognosegruppen untereinander zeigten keine signifikanten Unterschiede bei dem vorliegenden Verfahren.

e) Beim *projektiven Verfahren (HIT)* zeigen die Mammakarzinompatientinnen einen hochsignifikant höheren psychischen Störungsgrad, mehr Affektivität, eine ängstlichere, dysphorischere Stimmung als die Kontrollpatientinnen.
Die Mammakarzinompatientinnen mit Rezidiv (prospektiv zum Erhebungszeitpunkt) zeigen in Relation zur Kontrollgruppe signifikant weniger Konzentrationsfähigkeit und emotionale Beziehungsfähigkeit, eine signifikant ausgeprägtere Affektivität und Emotionalität und eine Tendenz zur Verletzlichkeit bei mangelnder Abgrenzung.
Prämenopausale jüngere Mammakarzinompatientinnen zeigen sich in gewisser Parallelität zur Gruppe mit Rezidiv verletzlicher, affektiver, aber auch ängstlicher, dysphorischer, angepaßter und abwehrender als postmenopausale ältere Mammakarzinompatientinnen.

f) Der *Persönlichkeitstest* (Gießen-Test) ergibt im Selbstbild für die Gesamtkarzinomgruppe keine signifikanten Unterschiede im Vergleich zur Kontrollgruppe. Sie schätzen sich lediglich so ein, daß sie sich im Leben signifikant mehr Mühe machen als die Kontrollgruppe. In ihrem Idealselbstbild drückt sich jedoch ein signifikant größerer Wunsch in Richtung Wertschätzung durch andere und soziale Normanpassung aus. Im Amplitudenvergleich, Selbstbild − Idealselbstbild, zwischen der Gesamtkarzinomgruppe und Gesamtkontrollgruppe wünschen sich die Mammakarzinompatientinnen signifikant gefügiger und weniger depressiv (hypomanisch) zu sein.
Prämenopausale Mammakarzinompatientinnen schätzen sich im Vergleich zu postmenopausalen Mammakarzinompatientinnen signifikant weniger depressiv ein, zeigen aber aufgrund der Selbstbild − Idealselbstbild-Amplitude einen hochsignifikant bis signifikant ausgeprägteren Wunsch nach weniger Depressivität, Schuld, Ängstlichkeit und mehr Fähigkeit zu Beziehungen.
Die Mammakarzinompatientinnen mit Rezidiv (prospektiv zum Erhebungszeitpunkt) schätzen sich signifikant weniger zwanghaft und kontrolliert ein. Beim Selbstbild − Idealselbstbild-Vergleich geht ihr Ideal im Vergleich zur Gruppe ohne Rezidiv signifikant in Richtung Gefügigkeit. Die Rezidivgruppe zeigt signifikant stärker den Wunsch, ihr Bedürfnis nach Liebe ausdrücken zu können.

3.7.2 Diskussion

Zur adäquaten Einschätzung der Ergebnisse sollen zunächst die methodischen Schwächen der Studie genannt werden. Dies betrifft insbesondere die Größe der Stichprobe, die mangelnde Übereinstimmung des klinischen Status des prospektiven Kollektivs und die Frage somatopsychischer oder psychosomatischer Wechselwirkung.
Die Größe des Kollektivs ist bedingt durch die zeitliche Aufwendigkeit und Differenziertheit des Untersuchungsinstrumentariums. Dies wirkt sich besonders bei Fragestellungen nach Differenzierungen innerhalb der Experimentalgruppe aus. Dieser Mangel wird in Einzelfragen dadurch auszugleichen versucht, indem die einzelnen hier vorliegenden Teilergebnisse im Sinne eines Re-

Testes den Ergebnissen zur gleichen Fragestellung aus vorangegangenen Studien aus der Literatur gegenüber gestellt werden.

Die Exaktheit der Bestimmung des klinischen Status und damit auch der somatischen Prognosekriterien wird von Onkologen, Röntgenologen und Pathologen wohl zu Recht in Frage gestellt (s. Kap. 3.2.6). Vor allem die frühe hämatogene Metastasierungstendenz des Mammakarzinoms im klinisch-okkulten Stadium und die Diskontinuität der Wachstumsrate erschwert die prognostische Einschätzung. Nach klassischen prognostischen Kriterien zeigen die Untergruppen unseres Prognoseausgangskollektivs eine gewisse Verschiebung zu ungunsten der Rezidivgruppe. Wir waren aber ohnedies, das somatische Ausgangsstadium betreffend, nur von einer vergleichbaren, nicht exakten Übereinstimmung ausgegangen. Die Streuung der prognostischen Einschätzung über eine Statusbestimmung wird auch an unserem Kollektiv deutlich, betrachtet man die 15 Patientinnen aus unserem Prognosekollektiv mit dem ungünstigsten Ausgangsstadium (T2 N2−3 M0, histologisch nachgewiesene Metastasierung der Lymphknoten), die im vorgegebenen prognostischen Zeitraum wider Erwarten kein Rezidiv entwickelten und die Patientin mit dem günstigsten Ausgangsstadium (T1 N0 M0) letztlich ein Rezidiv entwickelte. So können wir beim heutigen Wissensstand nur von einer Annäherung an ein prognostisch vergleichbares Ausgangskollektiv ausgehen. Eine Ergänzung zur Statuserhebung (Staging) hätte die Einstufung des Malignitätsgrades (Grading) für die Zusammenstellung der Experimentalgruppe bedeutet, was jedoch im Rahmen der Diagnostik nicht durchgeführt wurde. Wir haben dies durch Einbezug der histopathologischen Klassifikation zu ersetzen versucht.

Bleiben wir auf der Ebene des kausalen Denkens (Reiz − Wirkung) werden wir bei der Interpretation der Ergebnisse immer wieder vor die Frage gestellt werden, ob die psychosozialen Unterschiede bei Patientinnen vergleichbaren Ausgangsstadiums Faktoren sind, die als Ausdruck der Krankheitsverarbeitung die Prognose mitbestimmen oder umgekehrt, ob diese Unterschiede lediglich als Reaktion auf einen bereits klinisch-okkult unterschiedlichen Status zurückzuführen sind. Diese Frage wird letztlich nicht eindeutig zu klären sein, lediglich Unterschiede in objektiven Daten aus der prämorbiden Phase, die in der vorliegenden Studie ebenfalls eruiert wurden, können eine, wenn auch begrenzte, Unterscheidung treffen.

Die Gliederung in der Diskussion soll sich an die 3 Hauptfragenkomplexe der Studie und ihre entsprechenden Hypothesen anlehnen:

1. Wie weit unterscheiden sich Mammakarzinompatientinnen und Kontrollpatientinnen ohne maligne Erkrankung in psychosozialer Hinsicht?
2. Unterscheiden sich prämenopausale jüngere Mammakarzinompatientinnen von postmenopausalen älteren Mammakarzinompatientinnen im Vergleich zur Alters- und dem Hormonstatus entsprechenden Kontrollgruppe?
3. Zeigen Mammakarzinompatientinnen vergleichbaren klinischen Ausgangsstadiums zum Zeitpunkt der Erhebung eine Korrelation zwischen psychosozialen Daten und Verlauf?

Zu 1. Da dieser Anteil der Studie ausschließlich retrospektiven Charakter hat, kann die Frage nach prämorbiden oder sogar ätiologisch bedeutsamen und krankheitsdependenten psychosozialen Faktoren letztlich nicht beantwortet werden. Eine Ausnahme bilden jedoch objektive Daten aus der Lebensgeschichte und Krankenanamnese auch retrospektiv erhoben, wobei die retrospektiv erhobenen subjektiven Daten, stehen sie in einem plausiblen Sinnzusammenhang, zur Interpretation der objektiven Daten herangezogen werden können.

Das Ergebnis, wonach Mammakarzinompatientinnen hochsignifikant häufiger (p < 0,003) den Verlust einer primären Beziehungsperson in der Kindheit aufweisen (s. Kap. 3.6.2.1) findet durch zahlreiche Studien Bestätigung (s. Kap. 3.3). Dies stellt sicher kein Spezifikum bei Mammakarzinompatientinnen dar, da Objektverlust sowohl bei anderen Karzinomarten als auch insbesondere bei psychosomatischen Erkrankungen als ätiologischer Faktor allgemein diskutiert wird. Wir werden überhaupt davon ausgehen müssen, daß nicht nur die Kanzerogenese insgesamt multifaktoriell zu diskutieren ist, sondern auch ein möglicher psychosozialer Faktor in der Kanzerogenese selbst multifaktoriell zu begreifen sein wird. Aus psychologischer Sicht stellt der Verlust einer primären Beziehungsperson in der Kindheit immer ein schwerwiegendes Trauma dar, das intrapsychisch z. B. mit Verleugnung, Schuld und in seiner psychosozialen Auswirkung mit Altruismus, Opferhaltung, allgemeiner Aggressionshemmung, früher Überforderung, pathologischer Bindung, aber auch mit Zuwachs an sozialer Verantwortung und Macht beantwortet werden kann, stellt man sich nur den Verlust in seiner Auswirkung auf das Kind in der Phase des magischen Denkens oder ödipalen Konstellation und auf den zurückgebliebenen Elternteil in seiner psychosozialen Belastung auch in Wechselwirkung auf das Kind vor. Die mögliche psychodynamische Auswirkung eines Objektverlustes in der Kindheit kann mit unseren Beobachtungen eines spezifischen Abwehrverhaltens (s. Kap. 3.6.5 und Kap. 3.6.6.2) der sexuellen Identitätsstörung, dem Aggressionsverhalten, insbesondere der masochistisch-paranoiden Tendenz (s. Kap. 3.6.4.2) und mit dem Wunsch nach Normangepaßtheit und Gefügigkeit (s. Kap. 3.6.7) in Verbindung gebracht werden. Hierzu ergänzt sich die Massierung pathologisch verarbeiteter Traumen in den ersten 5 Lebensjahren (s. Kap. 3.6.3.2) und die Art der Verarbeitung (s. Kap. 3.6.3.2).

Das signifikant häufigere Auftreten von Komplikationen beim Stillen kann insofern als objektiver Faktor betrachtet werden, da definitionsgemäß in der vorliegenden Studie unter Komplikationen die prinzipielle Ablehnung des Stillens durch die Patientin und der mißglückte Versuch zu stillen verstanden wurde. Zusammen mit den weniger harten Daten von signifikant häufigerem Auftreten von schweren Menstruationsbeschwerden, Geburts- und Schwangerschaftskomplikationen (s. Kap. 3.6.2.1), und den subjektiv eingeschätzten Daten aus dem Interview, wonach eine ausgeprägte Tendenz zur mangelnden sexuellen Erlebnisfähigkeit bei Mammakarzinompatientinnen vorherrscht, kann man von einer allgemeinen weiblichen Identitätsstörung ausgehen. Psychodynamisch ist die Störung in der Übernahme der Mutterrolle wohl als Tradierung der selbsterfahrenen frühkindlichen Traumen und der damit verbundenen Beziehungsstörung zu verstehen. Die sexuelle Identitätsstörung kann mit einer mangelnden Identifikationsmöglichkeit in einer gestörten ödipalen Konstellation beim Verlust eines Elternteils in früher Kindheit verstanden werden. Insgesamt muß jedoch gerade bei dem psychodynamischen Interpretationsversuch einer weiblichen Identitätsstörung bei Mammakarzinompatientinnen davon ausgegangen werden, daß die Erkrankung selbst und der schwerwiegende therapeutische Eingriff gerade die weibliche Identität am meisten betrifft, und daß daher eine retrospektiv verzerrte Sinnentnahme zur Geltung kommen kann.

Das fast völlige ausbleibende von organdestruktiven Psychosomatosen (hochsignifikant im Vergleich zur Gesamtkontrollgruppe, $p < 0{,}001$) regt zu einer Fülle von psychodynamisch pathogenetischen Spekulationen an. Ein möglicher Interpretationsversuch soll hier nur angedeutet werden: Auf dem Boden einer frühkindlichen Traumatisierung entsteht bei Mammakarzinompatientinnen im prämorbiden Stadium eine neurotische Entwicklung, die bei erneuter Traumatisierung im Erwachsenenalter bei ausgeprägter Abwehrtendenz im Sinne der zweiphasigen Verdrängung Mitscherlichs (1967) zu einer Somatisierung führt. Dies würde allerdings zu einfach und spekulativ eine Karzinomerkrankung einer reinen Psychosomatose gleichsetzen. Es bleibt jedoch zu überlegen, ob dieser aufgezeichnete Ablauf nicht im Sinne eines Kofaktors für die Tendenz zu autodestruktiven Organprozessen anzusehen ist. Für eine erneute Traumatisierung der Mammakarzinompatientinnen im Erwachsenenalter spricht in unseren Life-event-Erhebungen der Gipfel pathologisch verarbeiteter Traumen in Annäherung zum fiktiven Entstehungszeitpunkt des Tumors nach der Wachstumsrate (s. Kap. 3.6.3.2).

Die Ergebnisse einer ausgeprägten Aggressivität bei Mammakarzinompatientinnen widersprechen insofern nicht der These einer letztlichen Aggressionshemmung, da bei der Differenzierung der Aggressionsformen die Mammakarzinompatientinnen sich nicht hinsichtlich der offen nach außen gerichteten Aggressivität, sondern in den abgewehrten Formen der Aggressivität unterscheiden. Die wichtigsten Ergebnisse dieses Studienteils sind eine signifikant mehr nach innen gerichtete Aggressivität, zu verstehen als Ausdruck autodestruktiver Tendenzen und hochsignifikant mehr ambivalente Aggressivität ($p < 0{,}0000$), eine abgewehrte Aggressivität, die Gottschalk u. Gleser (1969) als Ausdruck einer masochistischen und paranoiden Einstellung werteten. Hier wird bestätigt, was vor allem Bacon et al. (1952) und Renneker et al. (1963) über ihre psychoanalytisch orientierten empirischen Studien herausfanden, eine Aggressionsproblematik, die ganz im Vordergrund der Krankheitsverarbeitung zu stehen scheint. Ergänzt wird die Bestätigung einer Tendenz zu Masochismus bei Mammakarzinompatientinnen durch Ergebnisse im Gießen-Test, wo Mammakarzinompatientinnen beim Amplitudenvergleich (Selbstbild − Idealselbstbild) mit der Gesamtkontrollgruppe einen signifikanten Unterschied in Richtung Wunsch nach Gefügigkeit zeigen. Nach Fox (1976) verdienen vor allem paranoide Tendenzen als einzige von allen psychosenahen Symptomen besondere Aufmerksamkeit in der Erforschung von Krebsrisikofaktoren. Neben unseren Ergebnissen im sprachanalytischen Verfahren, die für eine paranoide Einstellung sprechen, zeigte vor allem der projektive Test (HIT) eine Tendenz zur Abgrenzung und autistischem Denken, eine ausgeprägte Beziehungsstörung und Tendenz zur sozialen Isolation und bei der Erfassung von Abwehrmechanismen, entgegen der Thesen von C. B. Bahnson u. M. B. Bahnson (1969) ein absolut gesehen höheres Ausmaß an Projektionen, alles Faktoren, die psychodynamisch gesehen eine paranoide Einstellung zur Umwelt verständlich machen. Die masochistisch-paranoide Tendenz und Aggressionshemmung spielt insbesondere bei der Unterscheidung der Prognoseuntergruppen eine zentrale Rolle, worauf wir bei der Diskussion des prospektiven Studienanteils noch zurückkommen werden.

Daß sich die Karzinomgruppe in bezug auf manifeste Angst von der Kontrollgruppe entgegen unserer Ausgangshypothese nicht unterscheidet, muß man als sehr bedeutsames Ergebnis werten, da es vielleicht der aussagekräftigste Beweis für das Ausmaß an Abwehr zumindest die Angst betreffend darstellt (s. Kap. 3.6.4.3). Überrascht hat allerdings das Ergebnis aus dem projektiven Verfahren, wonach ebenfalls keine signifikanten Unterschiede zur Kontrollgruppe die Variable Angst betreffend bestanden, wo wir erwartet hatten, daß hier insbesondere latentes Material sichtbar werden könnte. Nur über die interpretative Verknüpfung verschiedener Variablen wurde eine Tendenz zur ängstlichen Stimmung deutlich. Vielleicht gibt die vorgenommene Korrelationsbildung im sprachanalytischen Verfahren zwischen Angst und Aggressivität eine Interpretationshilfe für diesen möglicherweise für Mammakarzinompatientinnen relativ spezifischen Befund. Es zeigte sich nämlich eine signifikante Korrelation zwischen nach innen gerichteter Aggressivität und Schamangst, ambivalente Aggressivität im Sinne paranoider und masochistischer Tendenzen und Schuldangst. Ein Erklärungsmodell für extrem abgewehrte Angst bei Mammakarzinompatientinnen könnte also ihre paranoiden und masochistischen Tendenzen sein, zumindest scheint das Zusammentreffen von extrem ausgeprägter, wenn auch abgewehrter Aggressivität und die reale Todesdrohung durch die Krankheit über Schuld und Scham eine extreme Abwehr von Angst nach innen und außen zu bewirken. Das einzig hochsignifikant unterscheidende Merkmal zwischen der Karzinom- und Kontrollgruppe war nämlich die Unterkategorie Schamangst und eine sich signifikant unterscheidende nach innen gerichtete Aggressivität bei der Karzinomgruppe, was als Ausdruck von Selbstbestrafungstendenzen aufgrund von Schuldgefühlen gedeutet werden kann. Im Interview zeigte sich entgegen der Testergebnisse eine ausgeprägte Tendenz abgewehrter Angst, die sich beim Interviewer auch deutlich durch Gegenübertragungsphänomene manifestierten. Eine weitere Spezifität bei Mammakarzinompatientinnen, die wahrscheinlich inhaltlich mit der Abwehr von massiven Ängsten zusammenhängt, könnte der geringe Ausdruck von eigentlich zumindest reaktiv zu erwartender Depressivität sein. Die Karzinompatientinnen lagen im Persönlichkeitstest zwar über der standardisierten Norm, zeigten jedoch tendenziell sogar weniger Depressivität als die Kontrollgruppe. Dies spricht für eine theoretisch extrem pathologische Krankheitsverarbeitung, ist jedoch möglicherweise ein notwendiger Schutz vor einem Zusammenbruch der psychischen Abwehr im Sinne auch einer produktiven Ich-Leistung. Hört man im Interview von Krebspatientinnen wie isoliert und bedroht sie sich im aktuellen Krankheitsstadium erleben (s. Kap. 4), wird die fast totale Abwehr von Angst und Depression als notwendige Ich-Leistung verständlich. Wir werden auf den möglicherweise günstigen Effekt von verstärkter Abwehr in einer spezifischen Form auf die Prognose im entsprechenden Kapitel näher eingehen.

Zu 2. Zu den Untergruppenvergleichen innerhalb der Karzinomgruppe muß vorausgeschickt werden, daß signifikante Unterscheidungen, geht man von einem relativ stereotypen rein reaktiven Geschehen auf die aktuelle Krankheit aus, seltener angetroffen werden müßten. Dies würde insbesondere solche Merkmale betreffen, die auch die Gesamtgruppe von der Kontrollgruppe unterscheiden. Andernfalls müßten hier gerade prämorbide Merkmale vorliegen, die einmal für unterschiedliche Persönlichkeitstypen innerhalb der Gesamtkarzinomgruppe und für eine unterschiedliche Krankheitsverarbeitung aufgrund unterschiedlicher prämorbider Voraussetzungen, die nicht spezifisch für Krebskranke sein müssen, vorliegen. Diese Argumentation kann natürlich kein Beweis für in der Studie erhobene prämorbide Persönlichkeitsfaktoren sein, da die Unterschiede auch durch sich unterscheidende Reaktionen auf die Krankheit bedingt sein können.

Bei der Gegenüberstellung prämenopausaler jüngerer und postmenopausaler älterer Mammakarzinompatientinnen stellten wir uns die Frage, ob der Eindruck von Klinikern, die bei jüngeren Krebskranken häufiger psychosoziale Gestörtheit feststellten, lediglich eine stärkere Reaktion des betreffenden Arztes bei jüngeren Krebskranken ist oder tatsächlich reaktive oder prämorbide Unterschiede vorliegen. Aus somatoonkologischer Sicht (s. Kap. 3.2) besteht bei einigen Autoren sogar die Tendenz im prä- und postmenopausalen Mammakarzinom 2 Krankheiten verschiedener Ätiologie zu sehen. Unterschiedliche somatische Risikofaktoren, unterschiedliche endokrinologische und immunologische Voraussetzungen sprechen für diese Unterscheidung. Der Hauptrisikofaktor für das Mammakarzinom ist neben dem Geschlecht das Alter. Gerade die Zweigipfligkeit der altersabhängigen Inzidenzkurve für das Mammakarzinom in westlichen Ländern und im Vergleich dazu die Eingipfligkeit der altersabhängigen Inzidenzkurve bei Japanerinnen in der Prämenopause (Seidman 1967) sprechen für sich unterscheidende ätiologische Faktoren für das prä- und postmenopausale Mammakarzinom.

Der Vergleich prämenopausaler und postmenopausaler Mammakarzinompatientinnen psychosozialer Faktoren betreffend, entspricht bei den objektiven und subjektiven Daten aus dem Interview (s. Becker 1982b) insoweit unserer Ausgangshypothese, daß die prämenopausalen Mammakarzinompatientinnen insgesamt tendenziell ausgeprägter Belastungen durch psychosoziale Traumen und Zeichen ausgeprägter psychischer Gestörtheit zeigen. Die im folgenden diskutierten Ergebnisse sind grundsätzlich durch einen Vergleich mit den altersentsprechenden Kontrolluntergruppen als nicht ausschließlich altersabhängige Unterschiede ausgewiesen. In der Life-event-Erhebung zeigen die prämenopausalen Mammakarzinompatientinnen vor allem in den ersten 5 Lebensjahren ein eindeutiges Überwiegen pathologisch verarbeiteter Traumen im Vergleich zur postmenopausalen Mammakarzinomgruppe, wobei umgekehrt die postmenopausale Gruppe zwischen dem 11. und 15. Lebensjahr, also um die Zeit der Pubertät ein Überwiegen von Traumen zeigt (s. Kap. 3.6.3.2). Dies spräche für eine frühe entwicklungspsychologische Störung bei jüngeren prämenopausalen Mammakarzinompatientinnen.

Betrachtet man den objektiven Faktor des Verlustes einer primären Beziehungsperson in der Kindheit, so zeigt sich, daß jüngere Mammakarzinompatientinnen erheblich häufiger betroffen sind als ältere. Von der Gruppe der Mammakarzinompatientinnen unter 40 Jahren sind von 21 Patientinnen 14 von einem solchen frühen Objektverlust betroffen (s. Kap. 3.6.2.1). Es ist also nicht auszuschließen, daß der Eindruck eines ausgeprägteren Grades an psychischer Gestörtheit bei prämenopausalen Mammakarzinompatientinnen u. a. mit einer ausgeprägteren objektiven Traumatisierung zusammenhängt.

Im Bereich der Abwehrmechanismen zeigen jüngere prämenopausale Mammakarzinompatientinnen signifikant mehr repressive Abwehrmechanismen und die älteren, prämenopausalen Mammakarzinompatientinnen hochsignifikant mehr projektive Abwehrmechanismen. Folgt man den ätiologischen Hypothesen C. B. Bahnson u. M. B. Bahnson (1969), so entspräche die prämenopausale Mammakarzinomgruppe auch entsprechend unserer Hypothese am ehesten dem Typ einer Krebskranken, die in der Karzinogenese psychosomatische Faktoren aufweist. Es stellt sich auch die hypothetische Frage, ob projektive Mechanismen nicht ausgeprägter vor intrapsychischen Konflikten und wieder im Sinne einer zweiphasigen Verdrängung vor autodestruktiver Somatisierung schützen als repressive.

Im Gießen-Test schätzen sich die prämenopausalen jüngeren Mammakarzinompatientinnen tendenziell sozial geachteter, fügsamer und aggressionsgehemmter, kontrollierter, aber auch weniger depressiv und in Beziehungen weniger verschlossen ein, als die postmenopausale ältere Mammakarzinomgruppe im Vergleich zur altersentsprechenden Kontrollgruppe. Zur Interpretation dieses allerdings nur tendenziellen Unterschiedes scheint mir der Selbstbild-Idealselbstbild-Amplitudenvergleich von großer Bedeutung, wo sich die prämenopausalen jüngeren Mammakarzinompatientinnen auf Standardskalenebene hochsignifikant eine bessere Grundstimmung (p < 0,00) und signifikant sozial potenter wünschen. Hierbei muß man wissen, daß sozial potent im Gießen-Test nur auf einem Item den sozialen Leistungsbereich und auf allen übrigen Items die Beziehungsfähigkeit und Sexualität betrifft. Sieht man die Ausprägung der Amplitude zwischen Selbstbild und Idealselbstbild als Ausdruck der Spannung und des Konfliktes, kann man davon ausgehen, daß prämenopausale Mammakarzinompatientinnen depressiver sind und mehr unter Beziehungsstörungen leiden als postmenopausale ältere Mammakarzinompatientinnen.

Der Eindruck aus dem Interview bestätigt die hier erhobenen Befunde und geht in der subjektiven Einschätzung davon aus, daß jüngere Mammakarzinompatientinnen auch ihrer Lebensgeschichte entsprechend ausgeprägtere psychische Störungen aufweisen als ältere, also eher einem Typ von Mammakarzinompatientin entsprechen, wo ein psychosozialer Kofaktor in der Karzinogenese von Bedeutung sein könnte, wohingegen ältere postmenopausale Mammakarzinompatientinnen häufiger dem sog. psychischen Normaltyp entsprachen.

Aufgrund der vorliegenden Ergebnisse kann man einerseits annehmen, daß jüngere Frauen durch das Krankheitsgeschehen stärker in ihrer weiblichen Identität und damit Beziehungsfähigkeit betroffen sind als ältere Frauen, und andererseits könnte man die Hypothese aufstellen, daß jüngere Frauen durch gravierende psychische Traumen und ältere Frauen durch den allgemeinen Alterungsprozeß eine Schwächung ihrer Immunokompetenz erfahren (s. Kap. 3.2.4.4). Insgesamt bestätigen unsere Ergebnisse eine ausgeprägtere psychische Gestörtheit jüngerer Mammakarzinompatientinnen im Vergleich zu älteren die Beobachtungen von Bacon et al. (1952), Renneker et al. (1963), Greer u. Morris (1975).

Zu 3. Der Vergleich von Mammakarzinompatientinnen mit und ohne Rezidiv erhebt insofern den Anspruch eines prospektiven Vorgehens, da zum Erhebungszeitpunkt bei den Patientinnen ein vergleichbares somatisches Ausgangsstadium bestand. Dieser Studienanteil stellt die zentrale Fragestellung der Untersuchung dar und impliziert relevante Hinweise für ein Konzept der Nachsorge von Mammakarzinompatientinnen.

Von den 18 Patientinnen mit Rezidiv, also ungünstigem Verlauf, waren 11 vom Verlust einer primären Beziehungsperson in der Kindheit betroffen. Insgesamt zeigte sich in der Erhebung objektiver und subjektiver Daten aus dem Interview eine ausgeprägtere Belastung in der frühkindlichen Phase und im Erwachsenenalter (s. Tabelle 17, S. 75). Danach ist eine Beziehung zwischen prämorbider Traumatisierung, Art der Krankheitsverarbeitung und dem Verlauf zu vermuten. Dies bestätigt auch das Ergebnis der subjektiven Einschätzung von Hoffnung und Zukunftsplanung, wobei die Gruppe der Mammakarzinompatientinnen mit Rezidiv hochsignifikant (p < 0,005) mehr Hoffnungslosigkeit und mangelnde Zukunftsplanung aufwiesen. Dieses Ergebnis bestätigt insbesondere Erhebungen von Greer u. Morris (1975).

Die Ergebnisse der Life-event-Erhebung, die bei prospektiver Einschätzung ihre methodischen Mängel verliert, bestätigen diesen Eindruck. Mammakarzinompatientinnen mit Rezidiv zeigen in den ersten 20 Lebensjahren erheblich mehr pathologisch verarbeitete Traumen als die Gruppe ohne Rezidiv (s. Kap. 3.6.3.3). Bei der Differenzierung der Zeitabschnitte der letzten 20 Jahre vor der klinischen Manifestation des Karzinoms (s. Kap. 3.6.3.2) zeigen die Patientinnen mit Rezidiv den Gipfel pathologisch verarbeitet eingeschätzter Traumen 14–10 Jahre vor der Diagnose. Setzt man dies in Beziehung zum fiktiven Entstehungszeitpunkt des Tumors bei angenommener kontinuierlicher durchschnittlicher Wachstumsrate, entspricht der Gipfel der pathologisch verarbeiteten Traumen ziemlich genau dem fiktiven Entstehungszeitpunkt des Tumors. Dies legt bei aller notwendigen Einschränkung zumindest eine psychophysische Relation nahe und könnte eine hervorragende Basis für zukünftige Einzelfallstudien werden, wo Somatiker und z. B. Psychoanalytiker in fruchtbarer Weise kooperieren könnten. Betrachtet man nun im Vergleich die Gruppe von Mammakarzinompatientinnen ohne Rezidiv, zeigen diese eine gleichbleibende bis gering ansteigende Tendenz von pathologisch verarbeiteten Traumen bis zum Diagnosezeitpunkt. Life-event-Studien haben gezeigt, daß ein Anstieg von registrierten Ereignissen und Traumen vor dem Ausbruch der Erkrankung ein scheinbar unspezifischer genereller Effekt ist, der wahrscheinlich mit einer retrospektiven Sinnentnahme, einem Kausalbedürfnis zusammenhängt (Kaschnig 1980).

Wichtig erscheint uns auch das Ergebnis, daß nicht pathologisch verarbeitete Traumen die Untergruppen weniger trennt als pathologisch verarbeitete Traumen, d. h. die Differenzierung der Gruppen läuft über die Art der Verarbeitung der eingeschätzten Ereignisse (s. hierzu Kap. 3.6.3.2).

Das Ergebnis der sprachanalytischen Auswertung, wonach Mammakarzinompatientinnen mit Rezidiv im Vergleich zur Gruppe ohne Rezidiv signifikant (p < 0,04), weniger offene nach außen gerichtete Aggressivität und hochsignifikant (p < 0,0009) mehr relative ambivalente Aggressivität (ambivalente Aggressivität/Gesamtaggressivität) als Ausdruck einer paranoiden masochistischen Tendenz aufweisen, ist unserer Einschätzung nach mit der wichtigste Faktor für den Krankheitsverlauf. Dies läßt sich inhaltlich mit der Hoffnungslosigkeit und mangelnden Zukunftsplanung verbinden. Dieses Ergebnis bestätigt Forschungsergebnisse zahlreicher Autoren (Stavraky et al. 1968; Nemeth 1975; Derogatis 1978; Wenderlein u. Prötzel 1980; Morris et al. 1981).

Die Ergebnisse des Persönlichkeitstests und projektiven Verfahrens geben Anhalt für die Psychodynamik, die hinter der Aggressionshemmung und Hoffnungslosigkeit stehen könnte. Mammakarzinompatientinnen mit Rezidiv sind danach weniger kontrolliert, ungeduldiger und wünschen sich im Selbstbild – Idealselbstbild-Amplitudenvergleich gefügiger (Gießen-Test); bei der Interpretation der Ergebnisse des projektiven Verfahrens (HIT) weisen sie weniger Kontrolle von Affekten, Konzentrationsfähigkeit und Ich-Stärke, generell Zeichen einer Beziehungsstörung mit schizoidem Charakter auf. Die scheinbare Gegensätzlichkeit von einerseits mangelnder Kontrolle, Ich-Schwäche, Ungeduld und andererseits das ausgeprägtere Bedürfnis nach Distanz und die Aggressionshemmung führt uns zu der Frage nach einer Differenzierung des Abwehrverhaltens bei Mammakarzinompatientinnen mit schlechter Prognose. Es scheint ein Abwehrdefekt und ein starres Abwehrverhalten nebeneinander zu stehen. Die Ergebnisse legen nahe, daß eine „defiziente Abwehr“ nach innen ein um so starreres Abwehrverhalten nach außen im Sinne einer Fassade bewirkt, ein Eindruck, der durch die Interviews nur bestätigt werden kann. Möglicherweise stellt diese Dynamik des Abwehrverhaltens eine Spezifität bei Karzinompatientinnen mit ungünstiger Prognose dar, ein Ergebnis, dem in der Nachsorge Rechnung getragen werden sollte.

Zusammenfassend zeigen die Ergebnisse unterschiedliche Formen der Krankheitsverarbeitung und wir haben versucht aufzuzeigen, daß diese nicht nur eine stereotype Antwort auf die bedrohliche Krankheit ist, sondern die Krankheitsverarbeitung durch die prämorbide Persönlichkeit, sei sie nun mammakarzinomspezifisch oder nicht, wesentlich mitbestimmt wird.

Grundsätzlich muß aufgrund unserer Ergebnisse, die vor allem über psychoanalytisch orientierte Interviews erhoben und durch testpsychologische Daten ergänzt wurden, davon ausgegangen werden, daß es sowohl Mammakarzinompatientinnen gibt, die aufgrund ihrer Lebensgeschichte, vor allem was Traumen und Neurosegrad angeht, mehr oder weniger der sog. psychopathologischen Norm entsprechen, als auch eine Gruppe, die eindeutig über der Norm liegende psychopathologische Auffälligkeiten zeigten. Jüngere prämenopausale Mammakarzinompatientinnen entsprechen danach häufiger dem Typ des Mammakarzinoms mit ausgeprägter psychischer Gestörtheit als ältere postmenopausale Patientinnen.

3.8 Amazonen-Pelikan-Komplex — Psychodynamische Überlegungen zum Mammakarzinom mit „psychosozialen Kofaktoren"

Im folgenden soll in bezug auf die Gruppe der psychopathologisch auffälligen Mammakarzinompatientinnen die Frage diskutiert werden, wieweit Psychopathologie und Psychodynamik dieser Patientinnen mehr einer Spezifität oder einer zu erwartenden Streuung von Psychopathologie in der Gesamtbevölkerung entspricht. Die Eigenschaften von Opferbereitschaft, sexueller Zurückhaltung und Aggressionshemmung, die in zahlreichen Studien den Mammakarzinompatientinnen zugesprochen wurden, und auch in unserer Studie zum größten Teil bestätigt werden konnten, entsprechen zunächst durchaus dem Rollenklischee der Frau in der christlichen Tradition des Abendlandes (s. Becker 1978). Wir konnten, wenn auch nicht in der Häufung, ebenfalls bei Kontrollpatientinnen vergleichbare psychopathologische Phänomene finden. Wenn diese durchaus christlichen Tugenden entsprechenden Eigenschaften überhaupt als Spezifikum anzusehen sind, dann höchstens aufgrund ihres individuellen Ausmaßes. Dem Rollenklischee der Frau unseres Kulturkreises entspricht, jedoch vielleicht nicht in dem vorliegenden Ausmaß, die ausgeprägte Beziehungsstörung mit paranoiden Tendenzen, die hohe Aggressivität mit ihrer Form der Abwehr, die sich psychodynamisch und sozial in einer masochistischen Machtausübung auswirkt. Die eher männlich identifizierte Leistungsorientiertheit und Aktivität und desgleichen die Störung in der Übernahme mütterlicher Rollen entspricht diesem Klischee nicht. Wenn überhaupt, liegen hierin mammakarzinomspezifische psychopathologische Faktoren. Versucht man diese psychosozialen Faktoren in Verbindung zur Lebensgeschichte zu sehen, so könnte der häufig beobachtete Objektverlust und allgemeine Wechsel von primären Beziehungspersonen in der frühen Kindheit aufgrund eines gestörten Urvertrauens zu der von uns beobachteten Beziehungsstörung, verstärkten spezifischen psychischen Abwehr, vor allem im aggressiven Bereich aufgrund früher Überforderung geführt haben und die beobachtete kompensatorische äußere Aktivität im Leistungsbereich mit Normanpassung mitbedingt haben. Die gestörte sexuelle Erlebnisfähigkeit und Identitätsfindung kann mit der nicht vorgegebenen Triangulierung z. B. durch Verlust eines Elternteils oder/und mit der mangelnden positiven Identifizierungsmöglichkeit aufgrund einer Störung des emotionalen Klimas in der Familie (s. prospektive Studie Thomas et al. 1979) in Zusammenhang stehen.

Bei Durchsicht der Interviewprotokolle der Patientinnen mit Rezidiv (s. Becker 1982b, Kap. 4.3) zeichnet sich, betrachtet man die Lebensgeschichte und Beziehungsstrukturen der Patientinnen, dieses Bild in überraschend hohen Ausmaße ab. Unsere Ergebnisse haben gezeigt, daß die oben beschriebenen Merkmale zunächst die Kontrollpatientinnen und Karzinompatientinnen bei retrospektiver Erhebung unterscheiden, die Karzinompatientinnen mit Rezidiv jedoch im Vergleich zu den Karzinompatientinnen ohne Rezidiv in prospektiver Einschätzung des Unterschiedes jedoch in besonderem Maße betreffen, diese Merkmale also mit dem Krankheitsverlauf korrelieren können. Die Krankheitsverarbeitung der Patientinnen mit Rezidiv ist geprägt von paranoiden masochistischen Tendenzen und Hoffnungslosigkeit, was wieder auf den psychodynamischen

Hintergrund einer emotionalen Beziehungsstörung mit dem Erleben von Verlassenwerden, in der Kindheit auf sich gestellt sein, in Verbindung gebracht werden kann. Diese lebensgeschichtlichen Voraussetzungen können der Hintergrund dafür sein, warum die eine Mammakarzinompatientin mit Hoffnungslosigkeit und masochistisch-paranoider Einstellung reagiert (Patientin mit Rezidiv) und die andere aktiv, zukunftsplanend die Krankheit zu bewältigen versucht. Hypothetisch kann man davon ausgehen, daß diese unterschiedliche Reaktionsweise auch damit zusammenhängt, ob in der Kindheit gesetzte Traumen durch die im Erwachsenenalter gegebenen Lebensumstände reaktiviert werden oder nicht. Die beiden Falldarstellungen im Kap. 4.3 (Frau K. und Frau F.) versuchen die beiden unterschiedlichen Formen der Krankheitsbewältigung zu beschreiben.

In einer früheren Publikation hat der Untersucher die hier beschriebenen psychopathologischen Merkmale und die dahinterstehende Psychodynamik mit dem Begriff Amazonenkomplex bei Mammakarzinompatientinnen zu charakterisieren versucht (Becker 1979; v. Schumann 1969). Bei den zahlreichen Interviews und Nachsorgegesprächen gerade mit jüngeren brustkrebskranken Frauen war er an Kleists Penthesilea erinnert, ein Drama, das auf dem griechischen Mythos der Amazonen basiert. Die Amazonen, die Brustlosen, waren ein der weiblichen Norm nicht entsprechender kämpferischer, geradezu selbstdestruktiver Stamm, der sexuellen Verkehr mit Männern nur einmal im Jahr ausschließlich zum Zwecke des Fortbestandes des Stammes tolerierte. Unter ihren Kindern zogen sie lediglich die Mädchen auf, denen sie die rechte Brust ausbrannten, damit die späteren Kriegerinnen beim Bogenschießen nicht behindert wurden. Die Analogie besteht vor allem in der kämpferisch, selbstdestruktiven Haltung, in der gestörten Beziehung zur Sexualität (Sexualität nur zur Fortpflanzung) und Mutterrolle (Vernachlässigung der männlichen Kinder), in der Störung der weiblichen Körperidentität (Ausbrennen der Brust) und in dem vorwiegend männlichen Rollenverhalten. Nach den Ergebnissen der vorliegenden Studie sind Mammakarzinompatientinnen in der Regel verheiratet und haben Kinder. Sie sind jedoch in ihren Beziehungen und in ihrer sexuellen Erlebnisfähigkeit, d. h. auch Hingabefähigkeit häufig gestört. Liest man die psychoanalytische Interpretation von Kleists Penthesilea durch Hoffmann (1974), ist man in weiten Strecken versucht, die psychodynamische Interpretation einer Mammakarzinompatientin vor sich zu haben.

Die Analogie von aktivem „Ausbrennen der Brust" und einer für die Betroffene sehr schrecklichen und ängstigenden Brusterkrankung mag zunächst sehr befremdlich erscheinen. Man muß jedoch berücksichtigen, daß es sich hier um vorwiegend unbewußte Prozesse handelt und daneben haben wir insbesondere bei Mammakarzinompatientinnen mit Rezidiv eine ausgeprägte sexuelle Identitätsstörung und nicht selten eine ambivalente bis extrem negative Einstellung ihren eigenen Brüsten gegenüber gesehen, Befunde, die u. a. auch von Neumeyer et al. (1980) und Wenderlein (1978) erhoben wurden. Die Psychodynamik des Amazonenkomplexes sieht der Autor der Studie zwar als ein Charakteristikum für Mammakarzinompatientinnen vor allem im prämenopausalen Stadium an, ergänzend muß jedoch noch auf die spezifische Qualität der Aufopferungstendenzen eingegangen werden, um das Bild zu vervollständigen. Hierzu soll eine weitere Legende dienen, eine Analogie, die durch Assoziationen einer Mammakarzinompatientin (s. Frau F. S. 150) entstand, die der Untersucher der Studie mehrere Jahre bis zu ihrem Tode im Rahmen der Nachsorge betreute. Sie erwähnte immer wieder in den Stunden ein Bild aus ihrer Kindheit vor sich zu haben, wo in einem Gemeindesaal der Kirche eine holzgeschnitzte Plastik eines Pelikans hing, der sich die Brust aufgerissen hatte, um seine Jungen mit seinem Blut zu nähren. Der Hintergrund dieser Darstellung beruht auf einer klassischen Legende, die vor allem im christlichen Mittelalter große Verbreitung fand, wonach der Pelikan seine Jungen tötete, sie nach 3 Tagen durch Aufreißen seiner Brust mit seinem eigenen Blut wieder zum Leben erweckte. Über diese Legende wurde der Pelikan neben dem Bezug zum Opfertod Christi, allgemein als Symbol von Opferbereitschaft angesehen. Wichtig ist uns die emotionale und handelnde Qualität von Macht und masochistischer Opferbereitschaft. Man fragt sich zunächst bei der Legende, warum erst töten und dann durch selbstdestruktives Opfer retten, eigentlich nicht analog zur Leidensgeschichte Christi. Die Analogien zur spezifischen Qualität für die Mammakarzinompersönlichkeit ist eher das Selbstbestrafungsbedürfnis für massive Aggressivität und die ambivalente Mütterlichkeit auch in ihrer machtvollen Seite. Diese Beziehungsqualität von machtvoll-beherrschendem Masochismus ist auch ein Charakteristikum von Partnern von Alkoholikern, wobei zu erwähnen ist, daß in der Gruppe der Mammakarzinompatientinnen mit Rezidiv ⅓ der Patientinnen aus einer Alkoholikerfamilie oder -ehe stammen (im Gegensatz zu 15% aus der Kontrollgruppe).

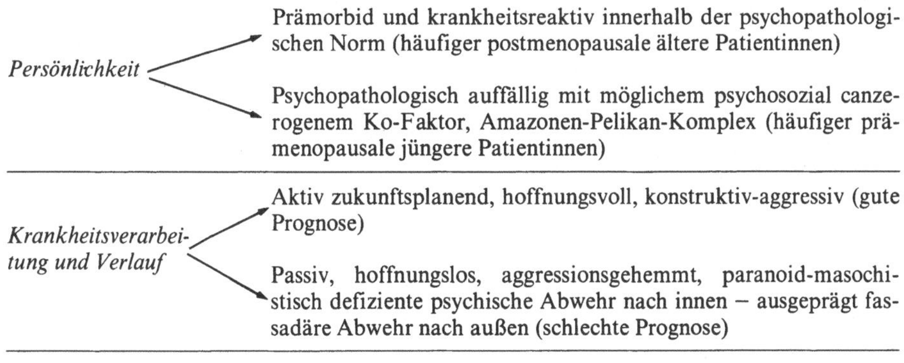

4 Die Betreuung von Krebskranken

4.1 Vorsorge

Die Teilnahme an Vorsorgeuntersuchungen ist in hohem Maße von psychischen Faktoren mitbestimmt. Eine angstmachende Form der Aufklärung reicht alleine als Motivationshilfe nicht aus, sondern führt im Gegenteil zu einer resignativen Angstverarbeitung mit verstärkter Abwehr (Verres 1978). Dies betrifft vor allem ältere Patienten aus der sozialen Unterschicht. Der für den Patienten vertraute Hausarzt sollte neben einer genauen Beschreibung des zu erwartenden Ablaufs der Vorsorgeuntersuchung, über die Gefahren und Heilungschancen aufklären und an die Eigenverantwortlichkeit appellieren. Schon durch die unterschiedlichen Zielgruppen wird deutlich, daß eine überindividuelle Aufklärungskampagne das individuelle Gespräch zwischen Arzt und Patient nicht ersetzen kann, vor allem setzen Angstappelle ein sinnvolles Gesundheitsverhalten eher herab (Janis et al. 1953). Gerade im Rahmen der Brustkrebsprophylaxe spielt die Eigenverantwortlichkeit des Patienten, seine Beziehung zu Gesundheit und Krankheit und damit zu seinem Körper eine elementare Rolle. Eine Frau kennt ihre Brust und die Veränderungen im Rahmen ihres Menstruationszyklusses selbst am besten. So ist der Einsatz einer Mammographie beispielsweise ohne Palpation und vor allem Eigenbefund der individuellen Frau durch regelmäßige Selbstpalpation eine als unvollständig einzustufende Diagnostik.

So geben in der vorliegenden Studie (s. Kap. 3.4) über 80% der Patientinnen an, den Knoten in ihrer Brust selbst entdeckt zu haben, obwohl 60% vorgeben, regelmäßig zur Vorsorge zu gehen. Die Angabe der so hohen Beteiligung an Vorsorgeuntersuchungen ist möglicherweise aus Gründen der retrospektiven Schuldentlastung der Patientinnen verzerrt. Dies ändert jedoch nichts an der Tatsache, daß nur ein geringer Prozentsatz, nämlich bei unserem Kollektiv 16% an Tumoren im Rahmen der Vorsorge, sei es aus Nachlässigkeit der jeweiligen Patientin oder aus technischen Schwierigkeiten einer Tumordiagnostik heraus, im Rahmen der Vorsorge entdeckt wurden.

Diagnostik des Mammakarzinoms im Rahmen der Vorsorge
(n = 69) (von 2 Patientinnen keine Daten)

60% (42) — regelmäßige Teilnahme an Vorsorgeuntersuchung
39% (27) — Vorsorgeuntersuchung nicht oder in großen Abständen wahrgenommen
45% (31) — trotz Vorsorgeuntersuchung Entdeckung der ersten Symptome durch Selbstuntersuchung
16% (11) — Diagnose im Rahmen der Vorsorgeuntersuchung

Maßnahmen, die eine höhere Beteiligung an Vorsorgeuntersuchungen unterstützen helfen, müssen weiterhin gefördert werden, insbesondere da die Diagnostik in den letzten Jahren an Differenzierung zugenommen hat. Undifferenzierte Vorsorgekampagnen, die außerdem sehr geldaufwendig sind, bewirken jedoch nicht selten mehr Angst als Zunahme an Prophylaxe und Lebensqualität.

4.2 Aufklärung

Aufklärung und damit die Konfrontation mit der Diagnose ist kein einzelner Akt, sondern ein langwieriger Prozeß, der mit der Wahrnehmung erster Symptome beginnt und auch nach der Konfrontation mit der Diagnose einem sich ständig ändernden Prozeß unterworfen ist (s. Fallbeispiel Frau K., Kap. 4.3). Der Aufklärungsprozeß beginnt also bereits mit der Wahrnehmung erster Symptome durch den Patienten selbst und setzt sich im diagnostischen Prozeß fort. So kann man sich vorstellen, daß die Wahrnehmungsbereitschaft des einzelnen Patienten seinem Körper gegenüber und die Zeitspanne zwischen ersten bemerkten Symptomen und dem Aufsuchen eines Arztes (lagtime) den weiteren Aufklärungsprozeß von seiten des Patienten persönlichkeitsspezifisch mitbestimmt. Bei Patientinnen mit einem Mammakarzinom hat sich gezeigt, daß Frauen, die sehr stark zur Verleugnung neigen, allgemein unzufrieden mit ihrem Leben sind, angespannt, mißtrauisch und aggressiv sind, kontaktisoliert leben, dabei wenig depressiv erscheinen und in verleugnender Weise manifest hoffnungsvoll und optimistisch ihre Krankheit zu bewältigen scheinen, erst im fortgeschrittenen Stadium den Arzt aufsuchen (Worden u. Weisman 1975). Ist dem behandelnden Arzt über die psychosoziale Anamnese der Motivations- und Konflikthintergrund bekannt, kann er in vielen Fällen erfolgreich verhindern, daß diese Patientengruppe ähnlich wie im Vorfeld der Erkrankung den Nachsorgebereich durch mangelnde Kooperation boykottiert (Becker 1982a). Dies setzt jedoch voraus, daß kein ständiger Wechsel der behandelnden Ärzte vorliegt.
Die Frage, ob man einen Patienten über seine Krankheit aufklären soll oder nicht, stellt sich so nicht. Es gibt Studien, die allerdings zeitlich weit zurückliegen (Kelly u. Friesen 1950; Samp u. Currer 1957), wonach 90% der Karzinompatienten eine Aufklärung über ihre Krankheit wünschen, aber nur 20−30% der Klinikärzte dazu bereit sind. Wenn sich diese Zahlen auch aufgrund des äußeren formaljuristischen Drucks geändert haben, sagen sie doch etwas über die Einstellung von Arzt und Patient aus. Die heutige Diagnostik und Therapie im onkologischen Bereich bedeutet für den Patienten meist auch immer schon eine Form der Aufklärung. Im Gespräch zwischen Arzt und Patient geht es also vielmehr um die Frage, wie die beste Form der Aufklärung für den jeweiligen Patienten aussehen kann. Sowohl die routinemäßige, rein sachliche, formal juristisch korrekte Aufklärung, wie das völlige Verschweigen wird dem Patienten nicht gerecht, berücksichtigt der Arzt nicht die individuellen Reaktionsweisen des Patienten und seine Reaktion auf die Erkrankung.
Eine sowohl für den Arzt als auch für den Patienten besonders belastende Situation stellt meist mit Abschluß der Diagnostik die Mitteilung des histologi-

schen Befundes dar. Die folgenden Äußerungen zeigen Reaktionen einzelner Patienten mit einem Mammakarzinom auf die Mitteilung der Diagnose:

Reaktion auf die Mitteilung der Diagnose einzelner Mammakarzinompatientinnen
„Es war ein schrecklicher Schock."
„Ich dachte, ich werde verrückt, habe mich völlig leer gefühlt."
„Dachte das Messer wird mir an die Kehle gesetzt."
„Ich hatte das Gefühl, schon im Totenhemd zu liegen."
„Ich wollte nicht mehr weiterleben."
„Die Welt ist untergegangen."
„Jetzt gehe ich in die Erde."
„Es war wie ein Keulenschlag, andere hätten sich bei so was das Leben genommen."
„Wie ein Todesurteil, wollte dem Totengräber von der Schippe springen."
„Es kam mir vor wie eine Folter, wie Terror."
„Man ist über mich hereingestürzt."
„Wollte mich am liebsten in die Erde einbuddeln."
„Hatte ein Gefühl, niemand kann mir helfen."
„Habe mich plötzlich ganz alleine gefühlt."
„Habe mich regelrecht ans Bett gefesselt, konnte keinen Schritt mehr tun."
„Ich war am Boden zerstört, konnte mich an nichts mehr klammern."
„Kam mir schrecklich verlassen vor, wollte aus dem Fenster springen."

Die Inhalte der einzelnen Äußerungen sind wie zu erwarten Ausdruck von massiven Ängsten, Todesängsten und vor allem auch Isolation. Der Ausdruck von massiver Angst in diesen Mitteilungen steht zunächst ganz im Widerspruch zu den Testergebnissen (nicht zum Eindruck im Interview), wo die Mammakarzinompatientinnen im Vergleich zur Kontrollgruppe nicht mehr Ängste aufwiesen (sprachanalytisches Verfahren, projektives Verfahren), obwohl die Testerhebungen noch im akuten therapeutischen Zeitraum, nämlich im letzten Drittel der Bestrahlung vorgenommen wurden. Dies spricht für eine massive Abwehr von überflutender Angst. Wenn wir hier von Mitteilung der Diagnose sprechen, soll dies nicht bedeuten, daß Aufklärung ein einmaliger Akt ist und eine Absolutheit beanspruchen kann. Die Äußerungen der Patientinnen sind akute Reaktionen auf die Mitteilung der Diagnose durch den behandelnden Arzt, nachdem dieser vor allem über den histopathologischen Befund Gewißheit hatte.
Die Art und das Ausmaß der Aufklärung ist bestimmt von der Art der Erkrankung, der therapeutischen Konsequenz, der Belastbarkeit des Patienten und des Arztes. Leitlinie für den Arzt muß die „Wahrhaftigkeit" am Krankenbett sein, ein großes Wort, das weniger moralisch zu verstehen ist, sondern bedeuten soll, daß der Arzt nur das mitteilt, wovon er selbst überzeugt ist. Dies ist auch nicht gleichzusetzen mit einer radikalen Aufklärung, die dem individuellen Patienten nicht gerecht werden kann. Aufklärung bedeutet also, wie bereits erwähnt, nicht eine einmalige Mitteilung der Diagnose durch den Arzt, sondern ist ein Prozeß in der Arzt-Patient-Beziehung. Im besten Falle hat der Patient über den gleichen ihm vertrauten Arzt über die Diagnostik bereits stufenweise Aufklärung erfahren. Die Mitteilung der endgültigen Diagnose kann jedoch den Patienten in einem Zeitpunkt treffen, wo er wenig aufnahmebereit ist, sehr stark zum Verleugnen neigt, aber auch schockartig reagieren kann, trotz der Vorahnung im Rahmen der Diagnostik. Jeder Patient gibt direkte oder indirekte Si-

gnale, wieweit er im Augenblick von seiner Krankheit wissen will und kann. Wenn auch durch die Spezialisierung der einzelnen medizinischen Disziplinen organisatorisch schwer möglich, sollte der Arzt mit dem Patienten über seine Krankheit im Gespräch bleiben, der Arzt, der ihn auch im weiteren Verlauf der Erkrankung betreuen wird. Traumatisch kann sich eine Aufklärung auswirken, wenn der Arzt nach einem einmaligen Aufklärungsakt nicht mehr zum Gespräch zur Verfügung steht, denn wir haben gesehen, daß neben der Todesangst, Krebspatienten sich gerade mit ihrer Krankheit isoliert und alleine gelassen fühlen. Das völlige Verschweigen der Diagnose oder das Trösten nach der Mitteilung über unrealistische Hoffnungen stört langfristig das Arzt-Patient-Verhältnis, macht den Patienten mißtrauisch und isoliert ihn zunehmend. Es geht also mehr um ein Dabeibleiben, Nichtalleinelassen, als um unrealistischen Trost, den der Patient mehr als Zurückweisung erlebt (Meerwein et al. 1976, 1980).

4.3 Grenzen und Möglichkeiten der Betreuung Krebskranker („Nachsorge")

Die Betreuung onkologisch Kranker führt erfahrungsgemäß an Grenzen der psychischen Belastbarkeit des ärztlichen Teams, besonders dann, wenn sie vorwiegend im onkologischen Bereich arbeiten. In Krankenhäusern ist mit dieser Belastung vor allem das nichtärztliche Team von Schwestern, Pflegern, Sozialarbeitern und Seelsorgern konfrontiert, im ambulanten Bereich der behandelnde Hausarzt. Die bei den meisten Patienten auftretende Trauer, Depression, Verzweiflung und Hoffnungslosigkeit konfrontiert das ärztliche Team mit eigenen Ängsten vor einer möglicherweise todbringenden Krankheit, dies betrifft auch den Familien- und Bekanntenkreis der Erkrankten. Eine Untersuchung von Feifel (1969) konnte in diesem Zusammenhang zeigen, daß bei Medizinstudenten und Ärzten eine höhere latente Todesangst besteht als bei Vergleichsgruppen. Latente Todesangst bedeutet, daß die Todesangst nicht bewußt ist, sondern verleugnet wird und so unbemerkt in die Arzt-Patient-Beziehung eingehen kann. Dies kann sich auswirken im Verschweigen der Diagnose, in besonders kurzen Kontakten zum Patienten, in vorschnellem unrealistischen Trost und in therapeutischer Aktivität des Arztes. Empirische Studien haben das ausweichende Verhalten von Ärzten gegenüber unheilbar Kranken eindrucksvoll belegt (Begemann-Deppe 1978; Siegrist 1978). Hier setzt nun der Aufgabenbereich von erfahrenen Psychosomatikern, Psychoanalytikern oder Psychologen ein (Tabelle 25).
Realistisch und notwendig scheint mir grundsätzlich die Integration eines Psychosomatikers in ein onkologisches Team, wobei seine Aufgabe weniger in einem Psychotherapieangebot für einzelne Krebspatienten, sondern vielmehr in einer teamzentrierten Arbeit, d. h. indirekter Betreuung des Patienten durch Beratung des behandelnden Teams. Man muß jedoch kritisch bemerken, daß an den bevorzugten Zentren, wo ein Psychosomatiker integriert ist, vorwiegend nur das nichtärztliche Team zu dieser Form der Zusammenarbeit bereit ist, das akademische Personal jedoch, d. h. die Ärzte häufig bei einer Dekompensation des Krebskranken z. B. nach Mitteilung der Diagnose von dem sog. Fachmann

Tabelle 25. Konzept psychoonkologischer Betreuung

Patientenzentrierte Nachsorge des Psychosomatikers	Teamzentrierte Aufgaben des Psychosomatikers
Therapeutisches Angebot bei *akuter reaktiver Krise*	*Wahrnehmungs- und Gesprächstraining* des Teams
Einzeltherapie bei Reaktivierung *prämorbid* bestehender *neurotischer Konflikte* durch das aktuelle Krankheitsgeschehen	Individuelle und kollektive *Ängste* des Teams vor *Krankheit* und *Sterben* von denen der Patienten unterscheiden helfen
Familientherapie bei latenter oder manifester *Isolation* des Patienten oder *Dekompensation* anderer *Familienglieder*	Funktionen von z. B. *Abwehrmechanismen, Depression, Trauer* vermitteln Vermittlung in *Balint-Gruppen*

für psychologische Fragen im Sinne der „Feuerwehrfunktion" in Form einer Spaltung erwarten, daß er im unmittelbaren Kontakt mit dem Krebskranken, deren psychische Schwierigkeiten möglichst schnell auffängt, was bei den Patienten nicht selten den Eindruck einer Diskriminierung hinterläßt und die Ausgangsbasis für eine bessere Beziehung zwischen dem behandelnden Onkologen und Patienten keineswegs verbessert, sondern in vielen Fällen das Mißtrauen erhöht. Gerade bei Krisen sollte der Kontakt zwischen dem somatisch behandelnden Arzt und dem Patienten nicht abgebrochen werden. Die Begründung, daß hierzu die Zeit nicht ausreicht, trügt, da die Betreuung von Krebskranken, bei denen eine vertrauensvolle Arzt-Patient-Beziehung nicht erreicht ist, langfristig zeitaufwendiger ist. Die Empfehlung ist also, daß der onkologisch tätige Arzt auch in Krisen die psychoonkologische Betreuung selbst vornimmt und sein aufgrund der Ausbildungsbedingungen für Ärzte mangelnde psychosoziale Schulung, vor allem in der Gesprächsführung, durch eine indirekte Betreuung durch den Fachmann ergänzt. Nur in Ausnahmefällen, z. B. bei der Reaktivierung ausgeprägter prämorbider psychischer Störungen durch die Erkrankung scheint es angezeigt, daß der Psychosomatiker unmittelbar die Betreuung des Krebskranken im psychoonkologischen Bereich in enger Absprache mit dem somatoonkologischen Team übernimmt. Um es pointiert noch einmal zusammenzufassen: Der unbestreitbare Fortschritt einer Ergänzung des onkologischen Teams durch einen Psychosomatiker (Psychologe, Psychoanalytiker, Psychosomatiker) darf nicht dazu führen, wie in Extremfällen von Patienten berichtet, daß der Arzt in einer Visite in einem sehr kurzen Gespräch die Diagnose mitteilt und dann für Aufgaben, die früher das nicht ärztliche Team ungeschult übernehmen mußte, ähnlich der Funktion eines Klinikpfarrers, der Psychosomatiker eingeschaltet wird. Der krebskranke Patient erwartet dies zu Recht vom aktuell behandelnden Arzt (Becker 1978, 1982a).

Zur Nachsorge

Die Begriffe Vorsorge, Therapie und Nachsorge implizieren schon in ihrer zeitlich-begrifflichen Trennung die Tendenz zum ständigen Arztwechsel. Wenn dies auch aufgrund der Spezialisierung der Medizin nicht vermeidbar ist, sollte wenigstens in diesen einzelnen Abschnitten ein ständiger Wechsel des Arztes als zentrale Beziehungsperson für den Patienten vermieden und die im Hintergrund stehende Betreuung des Hausarztes in seinem Wert nicht unterschätzt werden. Sowohl im diagnostisch-therapeutischen Bereich wie vor allem in der Nachsorge berichten die Patienten von einem sie sehr irritierenden Arztwechsel. Hier sollte es möglich sein, daß über die Zuordnung eines hauptverantwortlichen Arztes für einen Patienten die verschiedenen Informationen zusammenlaufen. Als besondere Belastung berichten die Patienten den ständigen Wechsel von Ärzten bei den verschiedenen angesetzten Nachsorgeterminen in den klinischen Institutionen. Da aus Gründen der Weiterbildung für Ärzte dies nicht ganz vermeidbar sein wird, sollte jedoch gerade bei Krebskranken ein zu häufiger Wechsel der Ärzte in den Nachsorgeambulanzen vermieden werden. Eine ständig wechselnde Einschätzung der Gesamtbefunde durch die verschiedenen Ärzte und die mangelnde Kenntnis der Persönlichkeit und damit Reaktionsweisen der Patienten führt zu vermeidbaren extremen Belastungen der Patienten.

Das Tonbandprotokoll des ersten Teils eines Interviews mit einer Mammakarzinompatientin aus der Studie soll die Bedeutung auch all dieser organisatorischen Probleme für Krebspatienten, aber vor allem auch ihre individuelle Krankheitstheorie, ihre abgewehrten Ängste, ihre Abhängigkeit von der Beziehung zum Arzt und die Verbindung all dieser Faktoren mit der individuellen Persönlichkeit verdeutlichen.

Transkribiertes Tonbandprotokoll. Frau M., eine 64jährige Patientin mit Mammakarzinom

Interviewer: Ja, vielleicht können Sie mal erzählen Frau M., wie das mit Ihrer Erkrankung war oder wie's jetzt ist.
Pat.: Wie es angefangen hat, oder wie ich ins Krankenhaus gekommen bin?
I.   Ja, erzählen Sie mal ruhig, wie Sie das jetzt so erleben.
P.:   Wie es angefangen hat.
Also angefangen hat es mit meinen Augen. Ich bin zum Augenarzt, und der hat mich untersucht und gemeint, es käme vom Herz und Kreislauf und dann bekam ich Tabletten und durch diese Tabletten arbeitet der Körper ganz anders. Und dann merkte ich, daß auf einmal die Brust dicker wurde. Und nach 5 bis 6 Wochen merkte ich, daß sich die eine Warze etwas nach innen zog und es ein ganz kleines Knüppelchen gab. Und da dachte ich, jetzt müßte ich mal zum Arzt gegen. Erst sollte ich noch zum Augenarzt, aber er schickte mich gleich nach D., mittwochs und montags wurde ich dann zum Röntgen geschickt, wurde dann eingeteilt zur stationären Behandlung. Und dann dienstags wurde ich operiert. Nun ja, ich dachte, der Hausarzt hat mir schon Mut gemacht, geh nach D., da bist du in guten Händen, und da dachte ich, nun ja, du mußt Vertrauen haben zu den Ärzten, mußt Ruhe bewahren und keine Angst. Und das habe ich so fast in mich hineingebracht, daß ich ganz ruhig und ohne Angst zur Operation ging. Als ich aufwachte, hatte ich keine Brust mehr.
I.:   Wie war denn das?
P.:   Ich bin nicht erschrocken, ich wußte ja, daß etwas ist, ich dachte, es könnte gut sein, könnte auch schlecht sein, man muß sich eben damit abfinden. Ich war wirklich ganz in Ordnung, ich war nicht aufgeregt, gar nichts. Die Ärzte waren nur zuvorkommend, der Stationsarzt machte mich gleich darauf aufmerksam, wie es sein könnte, er wußte es selbst nicht, und da war ich ganz beruhigt.
I.:   Er hatte Ihnen das vorher schon gesagt.
P.:   Ja, es könnte etwas sein, oder auch nicht, sie wissen es nicht, wenn sie aufwachen, wissen sie dann Bescheid. Es wird dann auf dem Operationstisch gleich untersucht. Ich hatte zu

diesem Arzt wirklich Vertrauen gehabt. Und ich glaubte auch, daß er mich operieren würde, aber es war nicht der Fall.

I.:   Hat Sie das sehr enttäuscht?

P.:   Nein, enttäuscht nicht. Nein, ich hatte nur vielleicht zu diesem Menschen mehr Vertrauen, nicht, er war so fürsorglich. Und nach 14 Tagen habe ich erst gefragt, wer mich eigentlich operiert hat. Und da war es dieser Arzt, der mich operiert hat und die Fäden zog, an einem Sonntag, nicht. Und dann habe ich noch gedacht, an diesen Menschen glaube ich nicht. Er gab sich nicht so, als ob er mich operiert hätte, auch nicht die Frau nebenan. Er hat sie auch operiert, aber er gab sich nicht so, denn ich meine, denn ich meine, die Ärzte sehen immer nach dem Menschen und sind besorgt, den er selbst operierte, aber ich merkte es nicht. Ich merkte immer nur, daß der Stationsarzt zuvorkommend gewesen war.

Drei Tage darauf machte ich schon Gymnastik, eine ganze Stunde. Nun, es war anstrengend, und so alle Tage, 14 Tage lang. Und dann sagte mir die Frau Doktor, am Montag dürfen sie nach Hause und dann habe ich die Gymnastik abgesagt, ich sagte, Montag darf ich nach Hause, und dann fängt es vielleicht wieder an zu bluten, und dann muß ich noch länger dableiben. Und dann mußte ich nochmals bereits 14 Tage dableiben, weil ich soviel punktiert wurde.

I.:   Punktiert sind Sie worden?

P.:   Achtmal in D. und zweimal zuhause.

I.:   Und weshalb?

P.:   Ja, da hat sich ein Ansatz gebildet, warum weiß ich nicht. Man hat doch immer die Flaschen gehabt. Und die sind dann entfernt worden und dann mußte ich punktiert werden. Und da war immer 350 mg drin, hat er gesagt. Das letzte Mal war es noch 150.

I.:   Haben die Ärzte Ihnen gesagt was das ist? Wodurch das kommt?

P.:   Das weiß ich nicht. Ich weiß es nicht. Ich weiß nur, daß ich so starke Muskeln gehabt hätte, und daß die Operation sehr schwer gewesen sei. Aber wo es herkommt, das weiß ich nicht. Sie haben gesagt, die Brühe muß halt raus, wo es her kam.

Aber ich fühle mich wirklich gut, in Ordnung. Ich bekomme Bestrahlungen. Jetzt bekomme ich noch 2 min, zuvor 3,5 min. Und das strengte mich in Wirklichkeit gar nicht an. Ich kann sehr gut aushalten, nur die Ruhe bewahren. Und die Hauptsache ist, das Vertrauen der Ärzte gewinnen. Ich bin 3mal operiert worden, ich weiß, was es heißt, im Krankenhaus zu sein.

I.:   Ist das auch ein bißchen Angst, wenn Sie sagen, das Vertrauen der Ärzte zu gewinnen, da müssen Sie vielleicht auch mal schlechte Erfahrungen gemacht haben.

P.:   Ich will nicht gerade sagen, ich hatte einen Fall gehabt, da mußte ich an den Drüsen operiert werden, aber zu diesem Arzt hatte ich kein Vertrauen. Die Angst kam in mir, nicht. Der andere Arzt, zu dem ich Vertrauen hatte, der war in Urlaub. Und dann einige Tage darauf, bekam ich meine Periode, weil ich eben Angst hatte. Die Angst war es nicht. Und da war dieser Arzt in Urlaub, er ist jetzt noch da, und der wo mich operieren sollte, von meiner Seite aus, der kam, und die ganze Angst war bei mir weg. Ich will mal sagen, vielleicht versteht das ein mancher Arzt verkehrt, aber manche Ärzte, wo das Vertrauen nicht so ist, so empfinde ich das. Schon der Blick, aber ich sage es jetzt genau, wie ich das denke.

I.:   Es ist ja gut so, daß Sie es sagen.

P.:   Ja, ich komm ja mit den Ärzten zusammen. Aber ich bin heute sehr zufrieden.

Ich könnte schon arbeiten, aber es heißt immer, laß es sein. Arbeiten kann ich ja, aber schwer heben, das lasse ich noch. Die Bestrahlungen strengen mich auch nicht an. Ich habe schon so vielen gesagt, habt doch keine Angst, es wird ja doch, wie es werden soll. Was sein muß, muß sein.

I.:   Was meinen Sie damit?

P.:   Wenn es sein muß, daß man operiert wird, nicht? Dann muß es eben sein. Ob man Angst hat oder nicht, es ist doch besser, man hat keine Angst.

I.:   Heißt aber ja auch, wenig mit entscheiden können. Was sein muß, muß sein, sagten Sie.

P.:   Ja, was sein muß, muß sein. Das nehme ich an, nicht. Ja wie meinen Sie denn mit „entscheiden"?

I.:   Über sich selbst auch entscheiden können. Was mit einem gemacht wird, meine ich.

P.: Ja, das weiß ich ja nachher, nicht. Wenn es heißt, ich habe ja schon zuhause gewußt, daß ich operiert werde. Aber nur nicht, daß sie direkt weggenommen werden, aber an den Zeichen meines Hausarztes hab ich's schon empfunden, nicht. Und dann kam ich nochmals nach Heidelberg zum Röntgen, und ich muß sagen, die Ärzte waren nicht schuld.

I.: Die waren nicht

P.: Die waren nicht schuld. Den Oberarzt muß ich nur loben, aber die Ärzte waren nicht schuld.

I.: Was war denn da?

P.: Ich glaubte, die wollten mir die Drüsen schon rausreißen, so langte sie da hin, das tat weh. Aber so spürte ich gar nichts. Aber ich möchte Namen nicht genannt haben.

I.: Die war sehr grob.

P.: Grob, ja. Vielleicht konnte sie gar nichts dazu. Es ist vielleicht so, mancher Mensch ist stärker, ich bin in dieser Beziehung auch etwas kräftiger, vielleicht etwas härter, wie ein anderer Mensch. Ich möchte aber nicht, daß da etwas vorkommt bei dieser Ärztin.

I.: Sie haben Angst, es könnte der was passieren, es könnte was davon rauskommen.

P.: Ja.

I.: Brauchen Sie aber nicht haben.

P.: Möchte ich nicht. Ich möchte niemand beschädigen. Ich habe es jetzt nur gesagt, wie es war. Wie ich es empfunden habe. Aber vielleicht kann sie nichts dafür. Ich in Wirklichkeit bin auch ein bißchen hart. Vielleicht hat sie das Gleiche.

I.: Können Sie darüber mal erzählen. Sie sagen, Sie sind auch etwas hart, wie meinen Sie das?

P.: Ich greife ein bißchen härter hin. Ich habe eine harte Hand, will ich mal sagen.

I.: Können Sie mir da ein Beispiel sagen?

P.: Wie will ich das sagen. Wenn ich jemand anpacke. Ich bin härter wie andere. Ein anderer langt langsam und leicht hin. Mir sagten schon so viele, ich hätten einen harten Handgriff. Ich kann vielleicht gar nichts dazu. Ich habe einen harten Handdruck. Ich weiß es selbst. Das wäre es dann, nicht? Oder wollen Sie noch was hören?

I.: Vielleicht gibt's noch was, wie Sie Ihre Erkrankung erlebt haben. Überhaupt auch jetzt. Wie das ist, nach der Operation.

P.: Ich bin gelöst, ich bin froh, es ist fertig, ich nehme an, es kommt nichts mehr.

I.: Daß Sie Hoffnung haben?

P.: Ja, und der Arzt auf der Station sagte mir, ich solle Bestrahlungen bekommen, es ist nur das Anfangsstadium. Und da hab ich eingewilligt, ja. Und dann nehme ich an, daß es dadurch besser ist und ich habe Hoffnung, daß ich im Frühjahr so arbeiten kann wie ich gearbeitet habe. Denn ich muß viel arbeiten, ja.

I.: Sie mußten viel arbeiten.

P.: Ich habe einen sehr großen Garten und hab 4 Personen zum unterhalten. Einen Mann hab ich nicht mehr. Er ist gefallen.

I.: Ihr Mann ist gefallen?

P.: Ich war schon mit 32 Jahren Witfrau. Weil ich in Geldsachen knapp war, da hatte ich einen älteren Mann angenommen in Pflege und der ist heute bereits 85 Jahre. Im kommenden Monat wird er 85 Jahre. Und er ist ein großer Egoist.

I.: Wie machen Sie das denn, wenn Sie sagen, er ist ein Egoist?

P.: Ja, ich bewahre die Ruhe. Lieber lasse ich einen Streit machen, lieber schlucke ich. Vielleicht ein Fehler, aber ich hatte in meinem Leben durch meinen Schwiegervater so viel Streit, daß ich niemandem mehr Streit machen möchte.

I.: Sie hatten so viel Streit in Ihrem Leben?

P.: Durch meinen Schwiegervater. Er war kein guter Mann.

I.: Was war denn da los, können Sie mal erzählen?

P.: Wissen Sie, er glaubte, ich würde ihm seine zweite Frau ersetzen. Mein Mann war eingerückt in den Krieg, und da ging er drauf aus und ich billigte das nicht. Ich will mal sagen, dadurch hatte ich Streit, er war eifersüchtig auf meinen Mann und da ging es hin und her. Und ich schrieb halt diese Lage meinem Mann hinaus ins Feld und er hat es zurückgeschrieben, nicht, was ich so ungefähr geschrieben habe angedeutet, wenn er nach Hause kommt, das war ein Fehler.

I.: Das hab ich jetzt nicht verstanden.

P.: Ich schrieb die Sache meinem Mann in den Krieg, und er schrieb mir wieder einen Brief, und mein Schwiegervater machte diesen Brief heimlich auf. Und er las dies. Da wußte er, ich habe es ihm geschrieben, und dann war ich soweit, daß ich mit den Nerven 1943 am Ende war. Und dann ging ich nach Hause mit meinen 3 Kindern, ich hatte seinerzeit 3, das 4. kam erst später. Da blieb ich dann 4 Monate zuhause. Und da kam ich unverhofft mal nach Hause und mein Vater fragte mich nach Geld. Ich hatte auch kein Geld, ich mußte alles für Unterhalt, wir hatten 2 Schweine, da mußte ich alles auf den Tisch legen, wie ich weg bin, und fürs Füttern. Und ich ging dann auf die Bürgermeisterei und hab dem Bürgermeister gesagt, daß ich alles bezahlt habe. Und hat er mir die Adressen gesagt, wo die Schweine geschlachtet werden. Und dann bin ich einmal heimgekommen und da hat mein Vater gesagt zu meiner Schwester, gell Gertrud, die ist jetzt verloren für ihr junges Leben, die ist fertig, und das wollte ich nicht gutheißen, daß ich fertig bin, ich habe ja Kinder. Dann bin ich am anderen Tag nach Würzburg ins . . . Krankenhaus, und weil ich kinderreich war, wurde ich gleich bevorzugt. Und da bekam ich Tabletten zum Einnehmen. Ich habe heute noch das Rezept und es wurde alle Tage besser. Da ging ich 3mal hin. Und das 4. Mal mußte ich nach Hause. Und als ich dahin kam, da hatte ich gedacht, gehst nochmal dahin und ich hatte aber niemanden etwas sagen dürfen, weil es ja nicht rauskommen durfte, daß der Bürgermeister mir geschrieben hat, mein Schwiegervater nichts erfährt. Habe auch meinem Vater nichts gesagt.
I.: Was durften die nicht erfahren?
P.: Daß er mir mitgeteilt hat, daß er zuhause die Schweine frei gegeben hat zum Schlachten, und ich sollte an diesem Tag ankommen. Sonst würde ich das eine Schwein, das ich bezahlt habe, nicht mehr bekommen. So war er auf mich jetzt eingestellt, weil ich nicht das gab, was er wollte.
I.: Der Vater oder der Schwiegervater?
P.: Der Schwiegervater.
I.: Ach, das ist jetzt immer der Schwiegervater gewesen.
P.: Das war der Vater, wo ich zuhause war, wo ich ins Krankenhaus, das war mein Vater. Und zu dem sagte ich auch nichts, daß alles nicht rauskam, und ich ging hin und da war ein Professor, der sagte, Frau M. regen sie sich nicht mehr auf, denken sie an das eine Wort, das man nicht gerne ausspricht, und dieses Wort hat mir über alles geholfen. Wissen Sie das, was das für ein Wort ist?
I.: Nein.
P.: Auch gut, Sie wissen es nicht?
I.: Erzählen Sie es doch mal.
P.: Das sagt man nicht gerne.
I.: Aber sagen Sie es vielleicht mal.
P.: Leck mich am Arsch. Und ich ging heim. Und ich dachte immer an den Professor. Und ich dachte immer, der kann dir nichts anhaben. Und als ich nach Hause kam, es war im Winter, ich holte Obst, und da kam er mit dem Beil in der Hand in den Keller und da sagte er zu mir, hast du Adam, das war mein Mann, dies und das geschrieben. Und da log ich, meinen Kindern zuliebe sagte ich nein. Aber ich hab es geschrieben. Da sagte ich nein. Bloß weil jeder vernünftige Mensch sieht und hört was da vor geht, wenn man sich so benimmt, wie er es in der Wirtschaft macht, mein Schwiegervater. Und da dachte ich, abermals an den Herrn Professor und ich habe ihn bis heute noch nicht aus dem Kopf gebracht. Er hat mir über alles hinweggeholfen. Ich hatte keine Angst mehr, es war alles wie verschwommen. Und zuhause hatte ich nur Angst. Und zu diesem Mann hab ich Vertrauen, er half mir über alles. Man muß Vertrauen zu den Ärzten haben, dann kommt man viel leichter drüber weg.

Das Protokoll macht zunächst entsprechend den Ergebnissen der Studie (s. Kap. 3.4) das hohe Ausmaß an Aggressivität mit seinen verschiedenen Abwehrformen im Sinne der Projektion, dem Ungeschehenmachen und Verleugnung deutlich. Das strenge Gewissen, die enorme Tendenz zur Anpassung, kann die eigene Aggressivität erst über eine Überich-Entlastung durch eine entsprechende Autorität zulassen.

Das Protokoll soll aber auch Hinweise für ein adäquates Vorgehen bei einer Betreuung innerhalb der Nachsorge geben. Es zeigt, daß bei dieser Patientin die Lebensgeschichte und ihre individuelle Krankheitstheorie mit dem mangelnden Vertrauen im Arzt-Patienten-Verhältnis verknüpft ist.

Aufgrund von Krankenblattdaten und den Nachsorgeinterviews, die nach bis zu 2,5–3 Jahren nach dem Erstinterview bei 43 der 71 Krebspatientinnen durchgeführt wurden, ergab sich, daß über 80% regelmäßig an den von den behandelnden Onkologen angesetzten Nachsorgeterminen teilnahmen, dabei jedoch der Nachsorgearzt bei über 70% der Patientinnen in diesem Zeitraum wechselte.

Es stellt sich nun die Frage, was kann der Arzt tun, wie soll er sich verhalten neben den oder in Verbindung zu den erforderlichen somatisch-diagnostisch-therapeutischen Erfordernissen in der Nachsorge: In unseren Nachsorgegesprächen berichteten die Patientinnen, wie aktuell belastend die Nachsorgetermine schon aufgrund der sie an die Krankheit erinnernden Räumlichkeiten, der Konfrontation mit Patienten im fortgeschritteneren Stadium, aber auch das Warten auf die Befunde nach der Nachsorgeerhebung sind. Die Konsequenz aus der Beschreibung dieser subjektiven Empfindungen der Patientinnen sollte sein, nur an der Stelle Nachsorgediagnostik zu treiben, wo von einer die Lebensqualität und die Prognose betreffenden therapeutischen Relevanz ausgegangen werden kann. Dies sind Selbstverständlichkeiten, die jedoch in vielen Fällen keineswegs der Praxis entsprechen. Die Lebensqualität des Patienten muß vor wissenschaftlichem Interesse stehen. Stationäre Aufnahme im Rahmen der Nachsorge sollten bei gründlicher Abwägung zwischen medizinischer Notwendigkeit und dem Bedürfnis des Patienten so kurz wie möglich gehalten werden, äußert nicht der Patient aufgrund seiner Ängste und Isolation ausdrücklich den Wunsch nach einem aus ärztlicher Sicht vertretbaren längeren stationären Aufenthalt.

Finanzielle und berufsmachtpolitische Gegebenheiten aufgrund von Belegungsziffern müssen hinter der Lebensqualität des Patienten und dem Kostenträger zurückstehen.

Daß dies in der Praxis durchführbar ist, zeigt das Fallbeispiel von Frau F. (S. 150).

Nach unseren Ergebnissen hatten die Mammakarzinompatientinnen, die hoffnungslos waren, ein paranoid-masochistisches Verhalten zeigten, eine schlechtere Prognose, als Patientinnen mit Hoffnung und konstruktiver offener Aggressivität. Obwohl hier zwischen den beschriebenen Verhaltensmerkmalen und Einstellungen und dem klinischen Verlauf keine kausale Verknüpfung zulässig ist, sie jedoch nicht ausgeschlossen werden kann, kann dies Hinweise für den Nachsorgearzt geben. Die Hauptschwierigkeit hierbei ist die Vermutung, daß die Charakteristika der Patientinnen mit Rezidiv nicht nur krankheitsreaktiv, sondern ihre Wurzeln in der prämorbiden Persönlichkeitsprägung haben. Daneben kann der Nachsorgearzt nicht einfach Hoffnung, Vertrauen und expansiv-aggressives Verhalten in den Patienten setzen. Die Basis, wenn auch nur begrenzte Fortschritte zu erreichen sind, muß eine sich langsam aufbauende vertrauensvolle Objektkonstanz zwischen Arzt und Patient sein, ein Bemühen, das im übrigen einem häufigen Wechsel des Nachsorgearztes widerspricht. Die

Voraussetzungen für eine befriedigende Kommunikation zwischen Arzt und Patient sind zunächst die Kenntnisse des Arztes über die Lebensgeschichte, aktuelle Lebenssituation und das individuelle Krankheitsverständnis, d.h. die Krankheitstheorie, sei sie nun mehr magisch oder rational bestimmt, zu verstehen.

Falldarstellungen zur Lebens-, Krankheitsgeschichte und Nachsorge

Die folgenden Falldarstellungen sollen exemplarisch die Lebensgeschichte und Krankheitsverarbeitung von Krebspatienten und die Schwierigkeiten und Möglichkeiten im Bereich der Nachsorge aufzeigen.

Kasuistische Darstellung 1

Frau F., eine damals 33jährige Patientin, war als sie erstmals in unsere Ambulanz kam, bereits über 3 Jahre in ambulanter Psychotherapie bei einer älteren, sehr erfahrenen Psychotherapeutin gewesen. Die Therapeutin hatte sie uns überwiesen mit der Bemerkung, daß sie sich nicht mehr in der Lage sehe, der Patientin effektiv zu helfen. Der endgültige Therapeutenwechsel fand 3 Monate nach der Brustamputation statt.

Bevor ich näher auf die Krankengeschichte der Patientin eingehe, möchte ich eine kurze Legende voranstellen, die die Patientin über viele Stunden innerhalb der Nachsorge beschäftigte und die vielleicht stellvertretend für einen Teilaspekt des Erlebens von brustkrebskranken Frauen sein kann:

Sie müsse in letzter Zeit immer an einen Holzleuchter denken, der bei ihnen früher in der evangelischen Gemeinde hing. Auf dem Holzleuchter war ein Pelikan drauf, der sich selbst an der Brust verletzt habe, um seinen Jungen etwas zu essen zu geben, sich zu opfern. Dieses Bild habe sie früher sehr geängstigt, aber auch beeindruckt.

Im klassischen Griechenland und später im christlichen Mittelalter war der Pelikan das Tier, das seine Jungen tötete, nach 3 Tagen selbst seine Brust aufriß, um die Jungen mit seinem eigenen Blut wieder zu erwecken. Im Christentum wird diese Tiersymbolik auf den Opfertod Christi, auf Maria oder auf Caritas allgemein bezogen.

Zur Krankengeschichte

Bereits 20jährig traten bei Frau F. erste Knoten im Bereich beider Brüste auf. Schon damals bekam sie von einem amerikanischen Gynäkologen die Empfehlung, die Knoten prophylaktisch entfernen zu lassen. Aus Angst sei sie danach nie wieder zur Vorsorge gegangen. 10 Jahre später wurden im Bereich der linken Brust 2 Zysten entfernt, was sie so geängstigt habe, daß sie wiederum 2 Jahre jeglichen Arzt gemieden habe, bis sie sich endgültig auf drängendes Anraten der Ärzte zu einer Amputation der linken Brust entschließen konnte. Die Operation selbst habe sie als wahnsinnigen Schock erlebt, wie ein Todesurteil. Sie sei wie erstarrt gewesen, habe sich auf der Bahre wie eine Leiche gefühlt. Unmittelbar nach der Operation habe sie erstmals ihrer Angst freien Lauf lassen können, sie habe einfach die Hand einer Schwesternschülerin gehalten, was noch heute für sie in der Erinnerung sehr wichtig sei. Sie habe sich selbst vor ihrem Körper geekelt.

Histologisch handelte es sich um ein Carcinoma solidum partim adenomatosum scirrhossum bei Metastasierung der axillären Lymphknoten. Es wurde eine Nachbestrahlung durchgeführt. Zu den Nachsorgeterminen ging die Patientin mit panischen Ängsten und einer Neigung zu Verzögerungen. Der behandelnde Gynäkologe empfahl der Patientin aufgrund ihrer psychischen Belastung von sich aus eine psychotherapeutische Hilfe.
Zweieinhalb Jahre nach der Amputation der linken Brust mußte eine Probeexzision eines suspekten Bezirkes der kontralateralen Brust vorgenommen werden, wobei der Schnellschnitt zunächst keinen Verdacht auf Malignität ergab. Bei der endgültigen Aufarbeitung des histologischen Materials wurde jedoch ein intraduktales Karzinom festgestellt. Aufgrund der geringen psychischen Belastbarkeit der Patientin wurde keine Amputation der kontralateralen Brust vorgenommen, da die behandelnden Ärzte nach ihrem Bericht schwerste Depressionen befürchteten, so daß man sich für eine Strahlenbehandlung entschied. Im folgenden Jahr traten vor allem im Becken- und Wirbelsäulenbereich multiple Knochenmetastasen auf. Die Patientin hatte über lange Zeit heftige Schmerzen verleugnet, bis sie über eine stationäre orthopädische Behandlung mit Anpassung eines Stützkorsettes und einer Strahlenbehandlung eine gewisse Erleichterung erfuhr. Etwa ein halbes Jahr später kamen Leber- und Hirnmetastasen hinzu, eine zytostatische Behandlung und weitere Bestrahlungen konnten nicht zu einer Stabilisierung ihres körperlichen Zustandes beitragen. Die Patientin starb genau 5 Jahre nach der Amputation der linken Brust und dem Beginn der psychosozialen Nachsorge.

Zur Lebensgeschichte

Frau F. wurde 1944 als jüngste von 2 Schwestern (Schwester 2,5 Jahre älter) geboren. Der Vater war von Beruf Musiker, die Mutter Friseuse. Ihre Geburt sei für die Mutter sehr bedrängend und kompliziert gewesen, sie sei durch Kaiserschnitt auf die Welt gekommen. Eigentlich habe sie abgetrieben werden sollen, wie ihr die Mutter später mitgeteilt habe. Sie sei von der Mutter gestillt worden, bei dem Gedanken daran ekele sie sich noch heute. Die Mutter habe sie schon immer „angekotzt", eine Frau, die immer depressiv gewesen sei, durch Aufopferung dominiert habe, nie eine eigene Meinung hatte, starke Minderwertigkeitsgefühle über ihren Beruf als Friseuse hatte. Sie habe die Mutter vor allem körperlich nicht ertragen können, außerdem sei die Mutter sehr unempathisch eingreifend gewesen, habe beispielsweise unzählige Einläufe bei ihr gemacht, was sie als schrecklich demütigend erlebt habe. Die Mutter und Schwester hätten ihr auch nie etwas zugetraut, sie habe sich als 100%ig hörig erlebt. Ein Beispiel sei das Schwimmen gewesen, sie habe bereits schwimmen können, als jedoch die Mutter einmal dabei war, habe sie sie nur gewarnt, sie könne untergehen und seitdem habe sie nicht mehr schwimmen können, habe panische Angst gehabt zu ersticken. Während die Schwester mit der Mutter eng verbunden war, habe sie von Anfang an, vor allem vom Vater viel Zärtlichkeit bekommen. Er habe zwar abrupt jähzornig werden können, habe sie und die Schwester dann auch mal getreten, aber insgesamt habe sie sich von ihm angenommen und beschützt gefühlt, verbündet gegen die Mutter. Etwa seit ihrem 4. Lebensjahr sei der Vater schwerleidend gewesen, die Ärzte hätten damals ein Rheuma diagnostiziert. Als sie etwa 10 Jahre alt war, wurde beim Vater ein Sarkom festgestellt, er sei 1 Jahr vor seinem Tod bettlägerig, pflegebedürftig gewesen, sei von der Mutter zu Tode gepflegt worden und gestorben, als sie 12 Jahre alt war. Insgeheim habe sie immer der Mutter die Schuld für den Tod des Vaters zugeschrieben. Damals habe sie den Tod des Vaters gar nicht begreifen können, ihr einziger Schutz und Halt sei weggewesen, sie habe sich der Mutter und Schwester voll ausgeliefert gefühlt. Die folgenden Jahre habe sie mit der Mutter im Ehebett schlafen müssen, was sie vor allem körperlich angeekelt habe.
Mit 14 Jahren habe sie die Volksschule abgeschlossen und habe anschließend für 1 Jahr eine Haushaltsschule besucht. Inzwischen war die gesamte Familie nach dem Tod des Vaters zu den Mormonen übergetreten auf Anregung einer Schwester der Mutter, die nach Amerika emigriert war. Die Mutter habe immer von anderen Orientierung gebraucht, da sie selbst zu keiner Entscheidung fähig gewesen sei. Wie die Patientin angibt, auf Anregung ihrer Schwester, sei sie damals 16jährig, mit der Mutter zur Tante nach Amerika emigriert, sie habe sich willenlos wie eine Puppe abgeschoben gefühlt. In Amerika ging sie auf eine High School, anschließend auf eine Universität, wo sie 25jährig ein Lehrerexamen abschloß. Nach mehreren

Stellenwechseln habe sie zum Schluß bei einer älteren jüdischen Frau, die 36 chinesische Kinder betreute, Unterricht erteilt. So tief wie damals habe sie sich noch nie gefühlt, sie habe es wie eine Kreuzigung erlebt, habe damals gedacht, sie gehe daran kaputt. Diese Frau habe sie nur entwertet, sie habe das Gefühl gehabt, zu ersticken. Mit 27 Jahren sei sie dann nach Deutschland in ihre alte Heimatstadt alleine zurückgekehrt, habe zunächst als Angestellte ausbildungsfremd in der Industrie gearbeitet, sei 2 Jahre später dann völlig dekompensiert, habe eine psychologische Beratungsstelle wegen, wie es damals hieß, erheblicher Arbeits- und Kontaktschwierigkeiten aufgesucht, die sie an die ältere Psychotherapeutin überwies, bis sie nach ihrer Brustamputation zu uns in Nachsorge kam.

Zur Sexualanamnese

Mit 10 Jahren habe sie erste Kontakte zu Jungen gehabt, was vor allem von der Großmutter und Mutter mit extremen Strafen unterbunden wurde. Seit dieser Zeit sei das für sie alles tabu gewesen. Sie sei schon relativ früh in die Pubertät gekommen, vor allem die Brüste hätte sich früh entwickelt. Als sie etwa 12 Jahre alt war, kurz nach dem Tod des Vaters, habe sie ihr langjähriger Hausarzt regelrecht verführt. Er habe ihr klar gemacht, daß sie schon sehr schöne Brüste habe, er habe sich vor ihr entblößt und sie habe ihn mit der Hand befriedigen müssen. Das gleiche habe er schon mit der Schwester versucht, die habe sich aber mit Erfolg dagegen gewehrt. Als sie es der Mutter und dem Bruder des Vaters erzählte, hätten die ihr nicht geglaubt. Kurz nach diesem Erlebnis habe sie erstmals onaniert, habe daraufhin eine starke Blutung bekommen, mit dem Gefühl, die Gebärmutter ziehe sich regelrecht zusammen, was bei ihr große Schuldgefühle ausgelöst habe. Von da an habe sie sich vor allem Geschlechtlichen geekelt, habe auch mit der Onanie völlig aufgehört. Ihren ersten Geschlechtsverkehr habe sie mit 20 Jahren gehabt, habe davor viel getrunken, nichts dabei empfunden, habe gar nicht gewußt, was da eigentlich passiert. Sie habe sich überfallen gefühlt, danach habe sie sich über 10 Jahre ganz zurückgezogen, sexuell ganz abstinent gelebt. Erst 1 Jahr vor der Brustoperation, also mit 32 Jahren, habe sie wieder kurz eine sexuelle Beziehung aufgenommen, habe sich da ganz gut gefühlt, jetzt sei sie wieder völlig zurückgezogen. Die Patientin hatte nie über längere Zeit einen Partner.

Nachsorgeverlauf

Die Betreuung ging über 4¼ Jahre, es wurden feste Termine vereinbart bei 1 Wochenstunde. Zu Beginn der Gespräche war die Patientin ganz mit dem Abbruch der vorangegangenen Therapie beschäftigt, fühlte sich gerade in ihrer schwierigsten Phase (Amputation der Brust) im Stich gelassen. Den Rückzug der Therapeutin verband sie mit aggressiven Äußerungen ihrerseits in der Therapie, was damals die Therapeutin als Selbstunsicherheit gedeutet habe. Dabei habe sie gerade damals erstmals Ärger verspürt, für sie ein ganz fremdes Gefühl, wie eine Art Selbstentdeckung.

Die Äußerungen der Patientin waren für mich zunächst sehr chaotisch, verwirrend. Sie schien sich an keinerlei feste Daten korrekt erinnern zu können, äußerte manchmal scheinbar unzusammenhängende Dinge, so daß ich anfangs sehr orientierungslos war. Daraufhin angesprochen, geriet sie nicht selten in einer Art stupurösen Zustand. Die Thematik der folgenden Zeit beschäftigte sich vorwiegend mit der exzessiven Ablehnung und Entwertung von Mutter und Schwester und einer völligen Idealisierung des Vaters. In ihrem ersten berichteten Traum schildert sie eine Riesenspinne, die im oder auf dem Brustkorb einer Person sitze. Ob es ein Mann, eine Frau oder sie selbst war, wisse sie nicht. Zu dem Traumbild fällt ihr ein, daß sie in einem Walt Disney Film als Kind gesehen habe , wie eine Riesenspinne ein anderes Tier auffraß, seitdem bestehe bei ihr eine Spinnenangst.

Sehr ausführlich beschäftigte sie sich mit einem von ihr früher als Kind sehr verehrten Onkel, einem Bruder des Vaters, der ihr das Klavierspielen beigebracht hatte und der ganz dem chaotisch-genialen Stil der väterlichen Familie entsprach. Da er in ihrer Nähe wohne, besuche sie ihn öfter, er sei voller Ängste und sehr anklammernd. Dieser Onkel mache ihr ständig zwei-

deutige Anträge, wolle sie ständig berühren, sie fühle sich von ihm regelrecht sexuell attakkiert.

Ganz im Vordergrund der Gespräche steht ihre erbarmungslose Selbstentwertung, sowohl was
ihren Körper angeht, von dem sie nur mit Ekel und Abscheu spricht, als auch ihre beruflichen
wie kreativen Leistungen, insgesamt eine vernichtende Lebensbilanz. Sie bringt mehrmals
selbstgefertigte Tonplastiken, die Selbstdarstellungen sind. Der Ausdruck dieser Figuren ist
meist depressiv und es ist oft schwer zu erkennen, ob sie männlichen oder weiblichen Ge-
schlechtes sind. Meist zögert sie lange bis sie die Figuren aus ihrer Verpackung hüllt, geht
dann sehr grob und unachtsam mit ihnen um, läßt bei einer Gelegenheit eine Figur fallen, so
daß sie zerbricht. Einen der von ihr gefertigten Gegenstände läßt sie immer zeitweise bei mir,
tauscht ihn dann gelegentlich wieder gegen einen neuen aus, so daß eigentlich immer etwas
von ihr bei mir im Zimmer zurückbleibt, was ich als Wunsch der Patientin ansehe, immer
Verbindung zu halten. Dabei ist sie jedoch sehr mißtrauisch, ob ich die Gegenstände ganz für
mich behalten will oder sie ihr wieder zurück gebe. Die Mutter und Schwester hätten ihr früher vieles ganz abgenommen.

Die Krebserkrankung selbst wurde in den Gesprächen von der Patientin lange Zeit völlig aus-
gespart, lediglich unmittelbar vor den Nachsorgeterminen geriet sie zunehmend in ein erstar-
rendes Schweigen, wirkte dann verwirrt, konnte zunächst nur selten von ihrer extremen Angst
sprechen. Sie meint dazu, sie könne sich Wochen vorher auf nichts mehr konzentrieren, erlebe
das Ganze wie einen Horrortrip.

In Kontakten zu den wenigen Freunden und Mitarbeitern reagiert sie ausgeprägt paranoid,
verdächtigt jeden, daß er nichts mit ihr zu tun haben wolle, befürchtet unbegründet gekündigt
zu werden, alle würden über sie tuscheln.

Ähnlich wie bei der Konfrontation mit ihrer Krankheit erstarrte die Patientin sichtlich, konnte
kein Wort mehr sprechen, wenn das Gespräch auf Gefühle oder die Beziehung zwischen ihr
und dem Therapeuten kam. In solch einer Situation, wo die Patientin von einer heftigen Auseinandersetzung am Arbeitsplatz sprach und das Gefühl hatte, wehrlos ausgeliefert zu sein,
und ich sie nach ihren Empfindungen fragte, geriet sie in einen Stupor mit ganz gläsernen
Augen, konnte am Ende der Stunde nicht aufstehen. Als sie mich bat, ihr beim Aufstehen zu
helfen, zuckte sie bei meiner Berührung erschreckt zusammen, blieb im Raum erstarrt stehen,
ging dann abrupt ohne Verabschiedung aus dem Raum. In der darauffolgenden Stunde berichtete sie, daß sie solche Reaktionen bei sich schon von früher kenne, z. B. von einem Streit
mit der Mutter, wo sie von der Mutter heftig geschlagen wurde, in einer Zeit, wo sie massive
Suizidideen hatte. Bei solchen Situationen gehe ihr der Hals zu, sie bekomme keine Luft mehr
wie beim Ertrinken, alles werde kalt, sie fühle sich wie ein Gerippe. Alle Stimmen seien dann
weit weg, jegliche Geräusche erschrecken sie sehr, sie sehe dann alles verschwommen oder
Doppelbilder, wie schon früher als Schulkind.

In dieser Situation kann sie dann erstmals von meiner Funktion für sie sprechen. Sie bekomme
von mir in solchen Situationen Kontur in einem völligen Chaos, durch mich könne sie dann
ordnen, was sie wegschiebe und eher diffus halten wolle. Am wichtigsten für sie sei, daß ich
konstant da sei, sie ermutige, ihre Leistungen honorieren könne. Sie spüre, daß ich das, was sie
bringe, annehme. Ihr sei auch erstmals klar geworden, daß sie sich eigentlich danach sehne,
sich in eine Beziehung einzulassen, es aber doch immer wieder für gefährlich halte.

Als die Patientin etwa 1 Jahr vor ihrem Tod wegen multipler Metastasierung in stationäre Behandlung kam, suchte ich sie über mehrere Wochen 2- bis 3mal wöchentlich am Krankenbett
auf, wo sie sehr anklammernd wirkte, den Wunsch hatte, über lange Zeit meine Hand zu halten, Briefe an meine Privatadresse schrieb, mit Gedichten und Liebeserklärungen. Diese Situation brachte mich in das Dilemma, die Patientin einerseits in ihrem moribunden Zustand
nicht zusätzlich belasten zu wollen und ihr andererseits die Grenzen meiner Verfügbarkeit ver-
mitteln zu müssen. Es war für mich überraschend, als ich die Patientin auf diese Grenzen hinwies und ihr gleichzeitig versicherte, daß ich über die festgelegten Termine konstant zur Verfügung stehe, wie sie diese begrenzte Verfügbarkeit ohne Kränkung akzeptieren konnte, eher
ruhiger und sicherer wurde. Ihre heftige Reaktion auf das Aussprechen der Übertragungssi-
tuationen hatte mich wohl zu vorsichtig werden lassen.

Durch eine vorbildliche Zusammenarbeit zwischen den behandelnden Ärzten, der Familie
und mir war es möglich, die Klinikaufenthalte so kurz wie möglich zu halten. Im letzten Jahr
wurde die Schwester, der Schwager und die Mutter der Patientin in größeren Abständen in die

Stunden miteinbezogen und es fanden zusätzlich auch Sitzungen mit den Familienmitgliedern ohne die Patientin statt.

In den letzten Stunden vor ihrem Tod kam die Patientin von zuhause mit einem Rollstuhl von der Schwester begleitet. Sie konnte in dieser Phase erheblich offener über ihren Krankheitszustand und bevorstehenden Tod sprechen. In diesen Stunden bat sie mich oft mehrmals um ein Glas Wasser, es wirkte fast wie ein Ritual und ich hatte den Eindruck, daß es darum ging, etwas von mir Bereitetes einzunehmen. Sie starb am Ende einer 3wöchigen Behandlungspause, genau an dem Tag des ersten wieder vereinbarten Termins. Sie hatte ihrer Schwester einen Tag vorher mitgeteilt, daß sie mich noch zu sprechen wünsche, die Schwester konnte mich damals jedoch nicht erreichen.

Möglichkeiten und Schwierigkeiten der Nachsorge

Nach Aussagen der Schwester der Patientin sei sie in den letzten Jahren viel offener, kontaktfreudiger gewesen und habe nicht mehr so an sich gezweifelt, vor allem die Beziehung zu ihr und zur Mutter habe sich erheblich verbessert.

Die Patientin litt prämorbid an einer vorwiegend hysterischen Neurose auf dem Boden einer schizoiden Grundstruktur, einer psychischen Störung, die durch die langwierige Krebserkrankung reaktiviert wurde. Im Rahmen der Nachsorge hat sich an dem neurotischen Konflikt grundsätzlich nichts geändert. Es blieb ihre Kontaktisolierung, Ablehnung ihrer Körperlichkeit, eine ausgeprägte Aggressionshemmung und Hoffnungslosigkeit. Auf der Basis einer tragenden Therapeuten-Patienten-Beziehung konnte jedoch die exzessive Ablehnung von Mutter und Schwester und damit ihre eigene Weiblichkeit relativiert und ihr mangelndes Selbstwertgefühl über Anerkennung ihrer produktivkreativen Fähigkeiten teilweise verbessert werden. Zentrale Bedeutung hat hierbei fraglos die verläßliche Objektkonstanz und die Hilfsichfunktion des Therapeuten, die einen teilweisen Abbau der Isolierung und der paranoiden Tendenzen ermöglichte.

Kasuistische Darstellung 2

Frau K. wurde auf eigenen Wunsch von ihrem behandelnden Gynäkologen überwiesen. Der unmittelbare Anlaß war wohl ein Narbenrezidiv und der Verdacht auf Knochenmetastasen. Sie berichtete, daß sie trotz des Versuchs einer aktiven Krankheitsbewältigung zunehmend in sich eine Tendenz verspüre, nicht mehr leben zu wollen, und daß ihre Schwierigkeiten in Ehe und Familie zunehmen.

Zur Krankengeschichte

Vier Monate nach dem letzten Vorsorgetermin, an dem sie seit Jahren regelmäßig teilnehme, habe sie selbst einen Knoten in der Brust entdeckt. Ohne zeitliche Verzögerung suchte sie sofort einen Frauenarzt auf. Nach einer Mammographie und Probeexzession wurde ihr zu einer Amputation der Brust geraten. Sie suchte sich selbst eine Klinik, wo die Voraussetzungen für eine kosmetische Korrektur gegeben waren. Histologisch handelte es sich um ein Carcinoma scirrhosum bei metastatischem Befall der axillären Lymphknoten. Aufgrund des fortgeschrittenen Stadiums wurde von einer kosmetischen Operation abgesehen. Es fand eine postoperative Bestrahlung statt. 14 Monate nach der Brustamputation wurde innerhalb der Nachsorge ein Narbenrezidiv und der Verdacht auf Knochenmetastasen diagnostiziert, worauf eine Hormon- und erneute Strahlentherapie und eine zytostatische Behandlung eingeleitet wurde. In

der Folgezeit kam es sehr bald zu einer Remission ohne erneuten Rückfall über 3 Jahre nach
Auftreten des Rezidivs. Die psychosoziale Nachsorge dauerte insgesamt 2,5 Jahre und wurde
im beidseitigen Einverständnis beendet.

Zur Lebensgeschichte

Frau K. wurde als Einzelkind in den ehemaligen deutschen Ostgebieten auf dem Land geboren. Der Vater hatte als Landwirt in den Familienbesitz der Mutter eingeheiratet. Er fiel 1943
im Krieg. Von den Verwandten wurde gesagt, daß sie sehr viel Ähnlichkeit mit dem Vater habe. Die Mutter habe den Tod des Vaters und die Flucht 1946 nie überwunden. Sie kenne sie
nur kränkelnd und klagend. Die Mutter habe ständig an Rheuma, Arthritis, Gallebeschwerden
und rezidivierenden Magenulzera gelitten, ihre neue Umgebung nur abgelehnt und entwertet,
habe sich nicht mehr einleben können. Sie selbst habe als Kind ähnlich wie die Mutter auch
ständig gekränkelt, habe überdurchschnittlich häufig Infekte gehabt, wie Lungenentzündun-
gen, Mandelentzündungen, Gürtelrose usw. Während ihres Krankseins habe die Mutter sie
immer alleine gelassen, sei mit ihren eigenen Sorgen beschäftigt gewesen. Es habe überhaupt
keine Zärtlichkeit gegeben, körperliche Berührung sei verpönt gewesen. Sie habe sehr bald gelernt, daß sie alles selbst in die Hand nehmen und die Mutter auch noch führen müsse. Sie
hätten mit einer Tante (Schwester der Mutter) nach der Flucht auf einem Bauernhof völlig
isoliert gelebt, die Mutter habe eine regelrecht paranoide Einstellung zur Umgebung ausge-
strahlt. Wirklich Wärme habe sie nur bei der Bäuerin erlebt, was die Mutter jedoch eifersüchtig überwacht habe. Ihre einzige Befriedigung habe sie selbst in Leistung gesehen, das habe
schon in der Schule begonnen, wo sie früh ihre ganze Energie hineingesteckt habe, einerseits
um sich zu bestätigen, aber auch um der Mutter zu entfliehen. Mit dem Übergang zum Gym-
nasium sei sie auf ein katholisches Internat gekommen, wo sie 17jährig mit der mittleren Reife
abschloß. Nach dem Abschluß der Schule begann sie eine Ausbildung als Technikerin, ein Beruf, den vorwiegend Männer ausüben, wie die Patientin selbst bemerkt, und anschließend ein
Studium als Ingenieur. Sie sei dann bis zur Geburt ihrer Tochter sehr bald in führende Posi-
tionen der Industrie gekommen. Sie habe alle Männer in den Schatten gestellt, das sei der einzige Lebensbereich gewesen, wo sie sich sicher und bestätigt fühlte.
Etwa mit 20 Jahren, noch während ihres Studiums, lernte sie ihren späteren Mann kennen. Er
sei damals in einer Phase der Depression gewesen, habe begonnen zu trinken, sei sehr hilflos,
anklammernd gewesen. Er habe sie keine Minute in Ruhe gelassen, sie völlig in Beschlag genommen. Da sie im Studium weiter war als er, habe sie ihn durchs Studium durchlarviert. Sie
habe sich aus der Symbiose lösen wollen, sei nach Ende des Studiums in eine andere Stadt ge-
zogen. Ihr Mann habe sie trotz der 150 km Entfernung jedoch täglich besucht. Nicht nur ihr
Mann, sondern auch sie selbst habe das Alleinsein nicht ausgehalten. 28jährig habe sie dann
geheiratet und 6 Jahre später sei eigentlich ungewünscht ihre Tochter zur Welt gekommen.
Schon die Jahre zuvor war ihr Ehemann immer mehr zum Alkoholiker geworden und als sie
schwanger geworden sei, habe sie ihren Beruf aufgeben müssen, sei in eine enorme Krise gekommen mit dem Gefühl, jetzt ihrem Mann völlig ausgeliefert zu sein. Wie schon 2 Jahre zuvor bei einer Fehlgeburt habe ihr Mann sie auch diesmal während der Schwangerschaft völlig
alleine sitzenlassen, sie habe sich wie Dreck behandelt gefühlt.
Die Geburt selbst habe sie sehr ambivalent empfunden, vor allem der Geburtsakt mit der
Trennung vom Kind habe sie belastet. Vorher sei sie mit dem Kind ganz verbunden gewesen,
dann als es auf der Welt war, habe sie sich plötzlich völlig getrennt gefühlt. Mit dem Kind sei
es in der Ehe immer mehr bergab gegangen, der Ehemann habe fast nur noch getrunken. Es
hätten sich zuhause dramatische Szenen abgespielt, ständig sei die Polizei im Haus gewesen,
wegen hoher Schulden, Führerscheinentzug und der Arbeitsplatz des Ehemannes sei gefährdet
gewesen.
Sie habe ihn immer wieder aus den Situationen retten müssen. Ihrer Tochter stehe sie weiter
sehr ambivalent gegenüber, einerseits hänge sie sehr an ihr, andererseits sei sie eine Last für
sie, obwohl sie verstandesmäßig wisse, daß sie Zuwendung brauche. Die Tochter habe auch
selbst schon die Vermutung geäußert, daß sie und ihr Mann froh wären, wenn sie nicht mehr
da sei. Das Ganze schmerze sie sehr. Ein Jahr nach der Geburt der Tochter hatte die Patientin
erneut eine Fehlgeburt.

Zur Sexualanamnese

Sie sei nur unter prüden Frauen aufgewachsen, habe auch nur mit Mädchen gespielt. Über Sexualität sei nie gesprochen worden, sie habe auch nie gewagt zu fragen. Ihre erste Blutung habe sie als sehr peinlich erlebt, habe der Mutter auch nichts darüber mitgeteilt. Vor allem mit Beginn der Pubertät habe sie sich sehr gewünscht ein Junge zu sein, sie habe ihren Körper immer extrem abgelehnt, ihn plump und häßlich empfunden. Das Werben der Männer sei für sie sehr belastend gewesen, sie habe es immer als regelrechten Kampf erlebt. Auf sexuelle Annäherung habe sie mit heftiger Angst reagiert, als käme eine Bedrohung auf sie zu. Ihren ersten Geschlechtsverkehr habe sie mit 22 Jahren gehabt, dabei sehr mit sich gekämpft, Ängste gehabt, sei eigentlich immer verkrampft gewesen. Auch im sexuellen Kontakt habe sie sich immer alleine, auf sich selbst gestellt gefühlt. Sie habe lange gebraucht, sich normal zu erleben. Im Kontakt zum Ehemann, vor allem als er immer mehr trank, sei es immer wieder zu Vergewaltigungen seinerseits gekommen, manchmal habe sie sich unterworfen, nachgegeben, sich aber meist geekelt.

Nachsorgeverlauf

Bezeichnend für die Lage der Patientin war ihre Schilderung der Zeit um die Brustoperation: Als sie selbst den Knoten entdeckte und feststand, daß sie operiert werden müsse, sei ihr Mann gerade in einer Entziehungskur gewesen. Sie habe ihn dort besucht, erstmals gut mit ihm sprechen können, ihn jedoch nicht von der bevorstehenden Operation informiert. Auch ihrer Mutter teilte sie nichts mit, bat lediglich die Schwiegereltern das Kind 3–4 Tage zu übernehmen. Diese lehnten jedoch ab, da die Schwiegermutter die Vorbereitung ihres Geburtstages für wichtiger hielt. Da habe sie wieder gesehen, daß sie doch alles selber machen müsse, auf sich selbst gestellt sei. Ihr Krankenzimmer habe einer richtigen Kommandozentrale geglichen, sie habe von dort aus alles telefonisch organisiert. Als sie von der Operation hörte, habe sie nicht an Krebs gedacht, sondern vor allem, daß ihr der Busen abgeschnitten würde, und daß sie gleich eine kosmetische Operation brauche. Nach der Operation habe sie die Belastungen nicht wahrhaben wollen, dann aber doch große Angst bekommen, vor allem daß sie abhängig werde, sich selbst nicht mehr versorgen könne. Kurze Zeit nach der Operation sei ihr Mann erstaunlich aktiv und hilfsbereit gewesen, jetzt laufe wieder alles wie früher, sie traue ihm nichts zu, müsse alles wieder selbst in die Hand nehmen. Ein Jahr nach der Operation hätten sie sich zu einem Hausbau entschlossen, sie merke, wie sie Überforderungen liebe.
So kam zu mir in die Stunden eine sehr aktive, dominierende, zunächst kalt-aufklärerisch wirkende Frau. Sie hatte sich gleich nach der Operation einer Selbsthilfegruppe angeschlossen, wo sie sehr bald die Organisation in die Hand nahm, dabei sehr kämpferisch für allgemeine medizinische Aufklärung sorgte. Den behandelnden Ärzten und mir gegenüber war sie extrem kritisch. Ich selbst sah mich sehr bald unter einem enormen Erfolgsdruck, fühlte mich zeitweise der Patientin gegenüber unterlegen, überflüssig.
In dieser aktiven Phase schien sie mit sich selbst ebenfalls sehr rücksichtslos-aufklärerisch umzugehen, sprach von ihrem Karzinom, den Metastasen, ihre Überlebenschance, wie von einem nüchternen Sachverhalten, ohne daß ich irgendeine Emotionalität spüren konnte. Gleichzeitig mißtraute sie jedem Befund, ging zu mehreren Ärzten gleichzeitig und las selbst medizinische Fachliteratur.
Auf der Basis einer zunehmenden Vertrautheit, wo ich fast ausschließlich der Zuhörende war, begann ich ihr vorsichtig aufzuzeigen, wie sie selbst im Sinne eines Wiederholungszwanges immer wieder ähnliche Konstellationen des Auf-sich-selbst-gestellt-Seins, der Opferhaltung für andere mit gleichzeitig machtvollem Beherrschen derselben, herbeiführte, dabei wenig zu sich selbst kam, nur bei äußeren Aktivitäten blieb. Sie konnte dann sehr bald äußern, daß sie das Gefühl habe, nie richtig gelebt zu haben, eigentlich nicht leben zu wollen, nie etwas für sich selbst getan zu haben. Eine Äußerung, die der These von V. v. Weizsäcker (1947) vom „ungelebten Leben" sehr nahekommt. In sehr schmerzvoller Weise sprach sie über ihren Wunsch nach Anlehnung, Selbstfindung, was ihr jedoch kaum gelinge. Sie wurde dann über eine kurze Zeit hin angedeutet depressiv, dann aber wieder abrupt kritisch und skeptisch. Auf diese Phase folgte eine Zeit, wo sie die somatische Behandlung abbrechen wollte, ihre Selbst-

hilfegruppe und auch die psychosoziale Nachsorge entwertete und auch dort mit Abbruch
drohte. Dazu kamen extreme Schwierigkeiten in der Ehe. Sie hatte seit der Operation, als ihr
Mann von der Entziehungskur zurückgekommen war, total verleugnet, daß er wieder ununter-
brochen weiter trank. Der Ehemann und das Kind der Patientin waren in unregelmäßigen Abständen, die vor allem von der Patientin bestimmt wurden, mit in die Therapie einbezogen.
Bei einer solchen Sitzung wurde dann der Rückfall des Ehemannes, durch ihn selbst geäußert,
deutlich. In dieser allgemeinen Mißtrauens- und Abbruchphase plante die Patientin eine Trennung vom Ehemann.
Ein erneuter Einstieg gelang uns über Bilder, die sie in mehreren Monaten Abstand gemalt
hatte, und die sie etwa ein Jahr nach Beginn der psychosozialen Nachsorge in die Stunden
brachte.

Das erste Bild, daß sie ganz am Anfang der Therapie in die Stunde brachte,
hatte sie bereits vor dem Manifestwerden ihrer Erkrankung gezeichnet (Bild 1).
Es stellt eine mit schwarzer Farbe gestaltete ovale Kapsel dar, die laby-
rinthartig ausgestattet und an einer Stelle aufgesprungen erscheint. Sie selbst
äußert sich zu dem Bild wie folgt: „ich glaube mich hier selbst dargestellt zu
haben. Ein völlig nach außen durch mehreren Schalen verkapselter harter Körper. Das einzige hoffnungsvolle ist, daß die Schale an einer Stelle aufgesprungen ist und ich so Verbindung nach draußen habe." Ihr selbst kommt dabei
noch der Einfall, daß hier ja auch so etwas wie ein Embryo dargestellt ist.
Dieses Bild stellt in graphischer Form die Thematik ihrer subjektiven Krankheitstheorie dar (s. Kap. 5). Es symbolisiert sowohl Isolation als auch Symbiose.

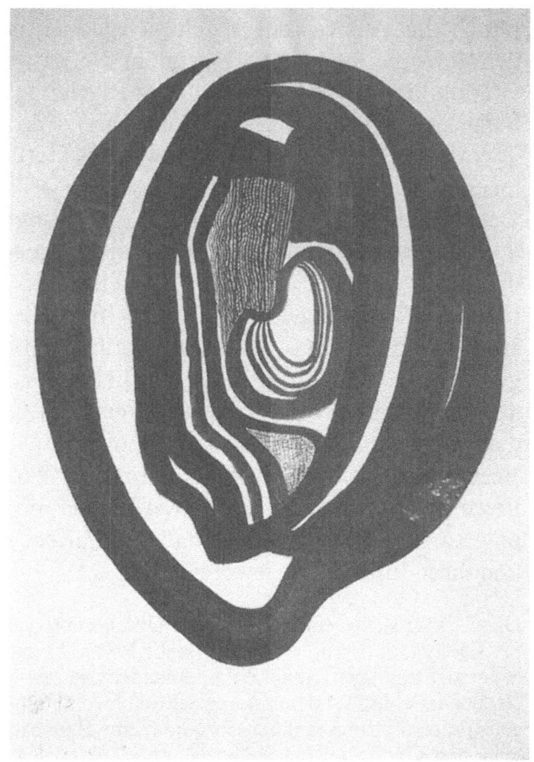

Bild 1

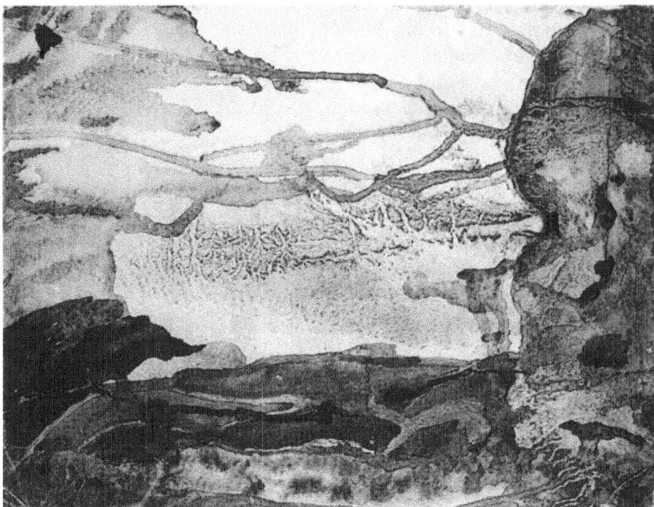

Bild 2

Nach einem Jahr der Betreuung malt sie ein Aquarell, wo im unteren Drittel des Bildes eine dunkelbraune Erdschicht und darüber durch lianenartige Verschlingungen ein heller Horizont freigegeben wird (Bild 2). Sie kommentiert das Bild wie folgt: „Ich befinde mich selbst tief in der Erde, wie begraben. Durch die Verstrickungen sehe ich jedoch einen etwas aufgehellten Horizont, der Hoffnung bedeutet." Nachdem die Patientin über das Ausmaß ihrer Aktivität und in diesem Fall auch über Psychologisieren den Schmerz und die Hoffnungslosigkeit durch die Schwere ihrer Erkrankung abgewehrt hatte, kann sie über dieses Bild ihr bisher abgewehrtes Gefühl von Isolation, aber auch zunehmender Hoffnung zulassen.

Gegen Ende der 2,5jährigen Betreuung bringt sie ein Selbstportrait in die Stunde, das eine hockende Gestalt mit angezogenen Knien und gesenkten Kopf mit deutlich weiblichen Konturen darstellt (Bild 3). Ihr Kommentar dazu: „Das ist so etwa mein jetziger Zustand. Ich bin selbst erstaunt, wie rund und weiblich annehmend mein Körper ist. Ich komme dabei mehr zu mir, bin niedergeschlagen, traurig." Gleichzeitig fällt ihr bei dem Bild auf, daß die angezogenen Knie auch ihre beiden wieder vollständigen Brüste darstellen könnten, ein Ausdruck der Restituierung ihres Körperschemas.

Vergleicht man die Selbstdarstellung der Patientin zu Beginn der Betreuung in Form einer nach außen isolierten Kapsel mit dem Bild gegen Ende der Betreuung, so zeigt dies deutlich, daß die Patientin Zugang zu ihrer Körperlichkeit und ihren Emotionen gewonnen hat.

Diese Phase stellte einen gewaltigen Durchbruch dar, wo die Patientin ihre abgewehrte Depressivität über Trauer und auch mehr Passivität zulassen konnte. Sie war in der Lage, sich adäquater mit ihrer Krankheit auseinanderzusetzen. Wo sie vorher mit Wechsel von extremer Verleugnung und schonungsloser Selbstkonfrontation reagiert hatte, war sie nun in der Lage, entsprechend ihres Krankheitszustandes eine Haushaltshilfe anzustellen, die rechtliche Versorgung des Kindes mit einem Anwalt zu klären. Sie gab teilweise ihre „machtvolle Opferhal-

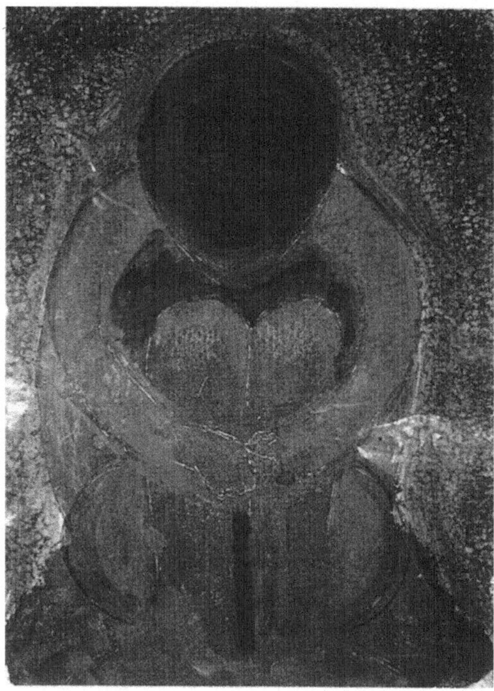

Bild 3

tung" ihrem Mann gegenüber auf, ließ ihn mehr für sich selbst verantwortlich sein, ohne sich emotional zu entfernen. Ihre mehr der Abwehr dienende Aktivität konnte sie teilweise durch die Devise etwas für sich zu tun ersetzen.

Wenn auch das Grundmuster ihrer Aktivität blieb, fing sie an, wie sie selbst meinte, erstmals zu leben, aufzunehmen, nahm beispielsweise an Tanz- und Bewegungsgruppen teil, ging ins Theater, auf Kunstausstellungen, ging in Ferien, wo sie sich vor allem mit ihrem Sohn auch für sie in entlastender und angenehmer Weise beschäftigen konnte. In ihrer Einstellung ihrem eigenen Körper und der Sexualität gegenüber erreichte sie eine erstaunliche Entwicklung im Sinne eines besseren Akzeptierens ihrer Person.

Möglichkeiten und Schwierigkeiten der Nachsorge

Belastend für den Therapeuten im Umgang mit der Patientin war fraglos ihre aggressiv-kämpferische und entwertende Kritik. Daneben erlag ich als Therapeut immer wieder dem Ausmaß ihrer Verleugnung. Einerseits neigte ich mit ihr gemeinsam phasenweise dazu, ihre Art der konfrontierenden Aufklärung als echte Bewältigung ihres Krankheitszustandes anzusehen, wohl auch um ihr selbst unbewußt den Schmerz zu ersparen und andererseits schwankte ich selbst, wieweit ich der Patientin in ihrer Vorstellung folgen sollte, sie habe ihre Krankheit „besiegt", wie sie immer wieder versicherte. Es sollte keine Hoffnung genommen, aber auch keine illusionäre Hoffnung gemacht werden. Vor allem über die Vorstellung und Diskussion im Kollegenkreis über den Nachsorgeverlauf, war es mir zunehmend mehr möglich, die teilweise solidarische Ver-

leugnung zwischen der Patientin und mir besser zu durchschauen, aber auch den Kampf zwischen ihr und mir im Sinne der Wiederholung anzunehmen.
Erreicht wurde bei der Patientin das allmähliche Zulassen von adäquater Angst und Trauer als Krankheitsbewältigung und auf der Basis eines größeren Vertrauens ein größeres Zulassen von Passivität, Sichhelfenlassen, aber auch Hoffnung, eine Qualität von Hoffnung und Lebensperspektive, die nicht vorwiegend der Abwehr diente.
Die Patientin entspricht vorwiegend einem Persönlichkeitstyp, den der Autor bei einer Untergruppe von Frauen mit einem Mammakarzinom bereits unter dem Begriff „Amazonenkomplex" beschrieben hat (Becker 1979). Es ist die Persönlichkeit der kämpferischen, aktiven Frau, die auf körperlichem, psychischem und sozialem Gebiet ihrer Rolle als Frau ambivalent gebenüber steht.
Bei all diesen Frauen besteht eine primäre Frigidität, die Partnerschaft ist beherrscht von einer aufopferungsvollen Mächtigkeit über den Partner. Die vor allem körperliche und psychosoziale Identitätsstörung drückt sich über ein aktiv-kämpferisches, männliches Sozialverhalten aus. Diesem Persönlichkeitstypus entsprechen vor allem jüngere Mammakarzinompatientinnen, wie Frau K. (s. S. 170).

Die unterschiedliche Krankheitsbewältigung

Bei der Gegenüberstellung der Krankengeschichten ist zunächst beiden Patientinnen eine prämorbide neurotische Störung mit einem einschneidenden Objektverlust einer primären Beziehungsperson, in beiden Fällen der Vater, gemeinsam, mit dem Gefühl eines Ausgeliefertseins vor allem dem mütterlichen Einfluß, wobei die Beziehung zur Mutter vorwiegend negativ besetzt zu sein scheint. Es besteht eine erhebliche Störung des Selbstwertgefühls und der Geschlechtsidentität. Beide Patientinnen fühlten sich vor allem von der Mutter nicht gewünscht und man muß von einer mangelnden Identifizierung mit der Mutter ausgehen.
Die Bewältigungsform der neurotischen Grundstörung ist jedoch bei beiden Frauen sehr unterschiedlich. Während Frau F. in einer angedeutet paranoiden, passiven Opferhaltung verharrt, in der Spannung zwischen Idealisierung (Welt des Vaters) und bedrückender konfliktreicher Realität (Welt der Mutter) verbleibt, sich selbst und die Umwelt nicht annehmen kann, versuchte Frau K. durch vorwiegend aktives, leistungsorientiertes Verhalten im sozialen Bereich der konflikthaften Situation in der Primärfamilie zu entfliehen. Die Bewältigungsform wiederholt sich in der jeweiligen Krankheitsverarbeitung. Während Frau F. in der passiven Opferhaltung hoffnungslos und ohne Zukunftsplanung verharrt, und diese Situation sich durch die Krankheit noch verstärkt, nimmt Frau K. ihr Schicksal durch verstärkte äußere Aktivität und Autonomiestreben in die Hand.
Beiden gemeinsam ist ein mangelndes Urvertrauen, das im Erwachsenenalter weiter fortbesteht, sich in mangelndem Akzeptieren und Zugang zu sich selbst, in einer Störung der Objektbeziehungen ausdrückt, die Bewältigungsformen sind also einmal mehr sozial aktiv, autonom oder mehr passiv, abhängig gestaltet.

Gerade auf der Ebene der Objektbeziehungen wird bei beiden Patientinnen der Wiederholungscharakter der Grundkonstellation aus der frühen Kindheit deutlich: Frau F. gestaltet ihre Objektbeziehungen auf der Basis einer Fixierung auf den idealisierten präödipalen und ödipalen Vater und einer negativen Mutterbeziehung. In ihren Beziehungen erlebt sie eine Verführung mit dem väterlichen Hausarzt, die erste sexuelle Beziehung zu einem 10 Jahre älteren Mann scheitert, sie erlebt sich vom Onkel, Bruder des Vaters inzestuös, sexuell attakkiert. Auf der Basis einer vorwiegend negativen abhängigen Mutterbeziehung erlebt sie in der Beziehung zu einer älteren Arbeitgeberin eine regelrechte Kreuzigung, von ihrer früheren Therapeutin fühlt sie sich im Stich gelassen. Diese Beziehungsqualitäten werden teilweise in der Übertragungsbeziehung zum Therapeuten wiederholt und können nur teilweise korrigiert werden.
Frau K. beschreibt ihre sexuellen Beziehungen zu Männern als Autonomieverlust, sucht sich in Wiederholung ihrer Mutterbeziehung, wo sie schon als Kind nur durch Aktivität zu überleben glaubte, einen vorwiegend passiv-abhängigen Mann, den sie durch machtvolle Opferhaltung beherrschen kann. Diese Haltung wiederholt sich zunächst dem Therapeuten gegenüber, den sie aufgrund ihres Mißtrauens und Autonomiestrebens entwerten muß.
Die prospektive Studie von Thomas et al. (1979) ergab als signifikantes Unterscheidungskriterium zwischen der Population von später an Krebs Erkrankten und Nichtkrebskranken eine mangelnde emotionale Nähe zu den Eltern, ein Kriterium das bei unseren Patientinnen in Form eines mangelnden Urvertrauens in den Biographien deutlich wurde und später in die Krankheitsverarbeitung einging.
Ohne eine Schematisierung über die individuelle Lebens- und Krankengeschichte einzelner Patienten vornehmen zu wollen, repräsentieren beide Patientinnen typische Untergruppen.
Wieweit die unterschiedliche Art der Krankheitsbewältigung, wie bei unseren beiden Fallbeispielen, den Krankheitsverlauf beeinflußt oder dies nun reaktiv auf das Krankheitsgeschehen anzusehen ist, muß weiterhin offen bleiben. In Anlehnung an zahlreiche bisherige Forschungsergebnisse in diesem Bereich sprechen jedoch auch unsere Ergebnisse dafür, daß Patienten mit einer Tendenz zur passiven Opferhaltung, paranoiden Einstellung, ausgeprägten Aggressionshemmung und Hoffnungslosigkeit eine schlechtere Prognose haben als Patienten mit aktiv-aggressivem Verhalten, Hoffnung und Zukunftsplanung.

5 Die Arzt-Patient-Beziehung und subjektive Krankheitstheorie

Die Gestaltung der Arzt-Patient-Beziehung soll und kann sich weder überindividuellen Regeln unterwerfen, noch sollte sie ausschließlich dem allgemeinen psychologischen Verständnis des einzelnen Arztes allein überlassen sein. Trotz der Einführung der psychosozialen Fächer in das Medizinstudium bleibt eine Kluft zwischen wissenschaftlichem Erkenntnisstand in medizinischer Psychologie, Soziologie, Psychoanalyse und dem Kenntnisstand des praktizierenden Arztes.

Eine Möglichkeit und wichtige Grundvoraussetzung für den Einstieg und auf Dauer produktive Gestaltung der Arzt-Patient-Beziehung stellt die Kenntnis des Arztes von der subjektiven naiven Krankheitstheorie des einzelnen Patienten dar (Becker 1983, 1984b). Nach Pflanz (1970) kann heute als gesichert gelten, daß die Kenntnis des Laiensystems, d.h. auch der subjektiven Vorstellung des Patienten über Krankheit und Gesundheit, einer der wichtigsten Faktoren für Gesundheitsverhalten ist. Zu überwinden bleibt die Barriere zwischen dem in seiner Rolle vorwiegend naturwissenschaftlich geprägten Arzt und dem Patienten, dem Laien, der mit Krankheit und Gesundheit nicht selten Magisches, Vorstellungen von Schicksal, Schuld und Strafe, aber auch ursprüngliche psychosomatische Zusammenhänge, verbindet. Vorstellungen, die allerdings dem Arzt außerhalb seiner definierten Rolle ebenfalls nicht abhanden gekommen sind.

Der folgende Auszug aus einer Krankengeschichte und einem gescheiterten ersten Kontakt soll die Schwierigkeit deutlich machen, die bei unterschiedlicher Sichtweise von Krankheit und Gesundung zwischen Arzt und Patient entstehen kann:

Ein 44jähriger Mann wendet sich an unsere Klinik mit dem ausdrücklichen Wunsch einer „Krebstherapie", wie er es nennt. Er ist wegen eines Unfalles seit seinem 21. Lebensjahr querschnittsgelähmt, kommt mit seinem Rollstuhl und es fällt mir auf, daß er sich möglichst nicht helfen lassen will.

Zu Beginn des Gespräches wirkt er sehr fassadenhaft, mich mißtrauisch prüfend und beobachtend. Er berichtet zunächst sehr zögernd, daß er vor 6 Wochen an einer Hydrozele operiert wurde, damals in der Hoffnung, daß damit rezidivierende Harnwegsinfekte aufgrund eines vermuteten Rückstaus seltener auftreten. Als er aus der Narkose aufwachte, habe man ihm mitgeteilt, daß er ein Seminom habe. Damit sei seine ganze Hoffnung zerschlagen gewesen, er habe sich gefragt, wie lebenswert sein Leben noch sei. Mit seiner Lähmung sei er noch fertig geworden, er habe im Grunde sehr lebensbejahend gelebt. Jetzt stehe er vor der Entscheidung, sich bestrahlen zu lassen, er fürchte aber, daß seine ohnehin schon schwache Abwehr noch mehr reduziert werde.

Im Laufe des Gespräches entwickelt sich eine zunehmend vertrauensvollere Atmosphäre, der Patient kann mit sichtbar emotionaler Beteiligung über sein Gefühl der Hoffnungslosigkeit und Angst vor Isolierung sprechen, berichtet, wie er spürt, daß seine Familie und Freunde sich zwar sehr um ihn bemühen, jedoch aus eigener Angst und Betroffenheit innerlich Abstand nehmen. Ich biete ihm für die folgende Woche einen weiteren Gesprächstermin an, den er voller Hoffnung annimmt. Als wir uns schon verabschieden, fragt er mich scheinbar nebenbei, ob wir ein spezielles Krebstherapiekonzept haben. Er habe sich inzwischen in einschlägiger Fachliteratur belesen und er sei heute überzeugt, daß die Entstehung von Krebs und der Verlauf etwas mit seelischen Dingen zu tun habe. Ich habe ihm daraufhin geantwortet, daß mir eine Krebstherapie im psychotherapeutischen Bereich, die Krebs heilen oder den Verlauf gesichert beeinflussen könne, nicht bekannt sei, daß ich jedoch meine, daß seine belastende Situation mit der Krankheit genug Anlaß gebe, evtl. psychotherapeutische Hilfe in Anspruch zu nehmen.

Der Patient hat wenige Tage später den vereinbarten Termin telefonisch abgesagt. Da ich damals selbst nicht zu erreichen war, ließ er mir ausrichten, daß er sich erneut telefonisch bei mir melden werde, um mir seine Absage zu erklären. Da er sich nicht wieder gemeldet hatte, schrieb ich ihn etwa 3 Wochen später an und in einem Antwortschreiben teilte er mir folgendes mit: Er danke mir sehr für mein Bemühen, ich hätte ihm ja mitgeteilt, daß wir kein Krebstherapiekonzept in unserer Klinik haben und so brauche er kein weiteres Gespräch. Im übrigen hätte ich ja sicher bemerkt, daß es ihm offenbar schwer falle, noch einmal direkt mit mir zu sprechen. Er habe sich entschieden, jetzt endgültig eine Strahlentherapie abzulehnen und er wolle sich in eine Schweizer Klinik begeben, in der Psychotherapie für Krebskranke angeboten werde.

Man könnte zu diesem Dialog sagen: Der Patient hat als Reaktion auf seine schwere Krankheit irreale, geradezu magische Hoffnungen an den Arzt geknüpft und ich habe ihn scheinbar korrekt über meine Möglichkeiten informiert. Ich denke jedoch, daß ich mich aufgrund der großen Heilserwartung des Patienten nicht auf seine subjektive Krankheitstheorie oder besser Gesundungstheorie eingelassen habe, sondern vor allem sachlich meine Krankheitstheorie entgegen gestellt habe, wodurch die Beziehung zwischen uns abriß.

Die These wäre nun: Verstehen kommt vor sachlicher Information und Aufklärung. Der Weg des Verstehens kann primär über ein Sicheinlassen auf die subjektive Krankheitstheorie des Patienten und die eigenen geschehen.

Die subjektive Krankheitstheorie des Patienten ist nicht einfach im Gespräch mit dem Patienten zu erfragen, sondern die Verständigung darüber entwickelt sich im Beziehungsablauf zwischen Arzt und Patient und hat viel mit der Kenntnis und damit Wahrnehmungsbereitschaft des Arztes über das Laiensystem zu tun.

Wir haben in der vorliegenden Studie (s. Kap. 3.4) die Patienten nach dem Wie und Warum ihrer Krankheit befragt. Die hier vorliegenden Daten sind als Ergebnis eines dialogischen Prozesses zu sehen (Tabelle 26).

In die Untersuchung wurden Mehrfachnennungen der Patienten, d.h. bis zu 3 Krankheitstheorien pro Patient einbezogen. Bei einem Überblick der von

Tabelle 26. Subjektive Krankheitstheorien. Patienten mit Mammakarzinom (n = 71)

	n
Äußere Traumata (Verletzung, Krankheit, Umwelt, etc.)	39 (55%)
Ärzte	13 (18%)
Erblichkeit	13 (18%)
Psychosoziale Theorie	42 (59%)
Mehr intrapsychisch	28 (39%)
Mehr äußere psychosoziale Belastung	14 (19%)
Schicksal	23 (32%)
Schuld/Strafe	21 (30%)

Krebspatientinnen vermuteten Krankheitstheorien gehen über 50% der Patientinnen von äußeren Traumen wie Verletzung, früheren Krankheiten und Umweltfaktoren aus. 18% der Patienten vermuten die Ursache in einer früheren Fehlbehandlung durch Ärzte und ebenso viele denken an Erblichkeit als Ursache. Fast 60% der Patienten geben als Ursache u. a. psychische Belastung im weitesten Sinn an, d. h. sowohl mehr äußere Streßfaktoren wie mehr intrapsychische Konflikte. 20% der Patienten vermuten mehr äußere und 40% mehr intrapsychische Belastungen.

Insgesamt verbindet etwa ⅓ der Patienten ihre Krankheitstheorie mit Vorstellungen von Schicksal und/oder Schuld und Strafe.

Die zeitliche Reihenfolge der Äußerungen einzelner Patienten zu ihrer Krankheit zeigt im Sinne eines Prozesses in der Dialogsituation eine spezifische Tendenz, nämlich von mehr rationalen, äußeren, sozial akzeptierten zu mehr persönlichen, irrationalen, magischen und psychodynamischen Krankheitstheorien.

Mehrere Einzelbeispiele sollen dies verdeutlichen:

Typische Reihenfolge der Äußerungen zur subjektiven Krankheitstheorie

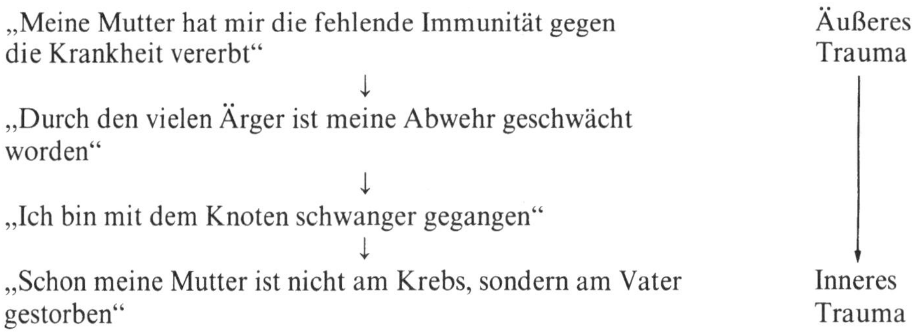

Die Patientin kommt von einer Vorstellung der *Vererbung* über eine Abwehrschwäche durch *Ärger*, über eine sehr ursprüngliche produktive *Körper-Seele-Vorstellung* zu einer *psychodynamischen* Erklärung.

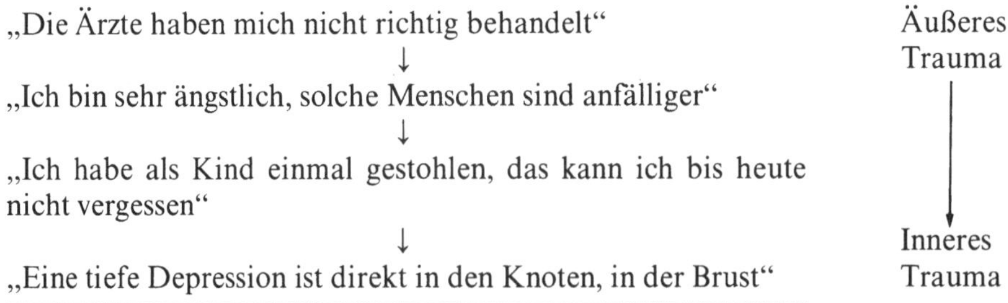

Die Patientin geht von einer realen Beschuldigung der *Ärzte* im Sinne einer Projektion zu einer *psychodynamischen,* zu einer *Schuldvorstellung* und schließlich zu einer wie die vorige Patientin auch ursprünglichen *Körper-Seele-Vorstellung* über.

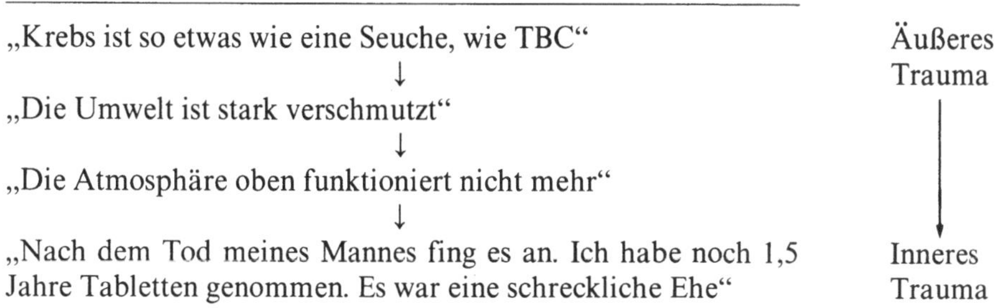

Die Patientin geht von einer wohl vermuteten allgemein gültigen Krankheitstheorie, einer Seuche zu einem realen *äußeren Faktor,* zu einer globalen magisch anmutenden Theorie und schließlich zu einer individuellen *psychosomatischen Theorie* über.

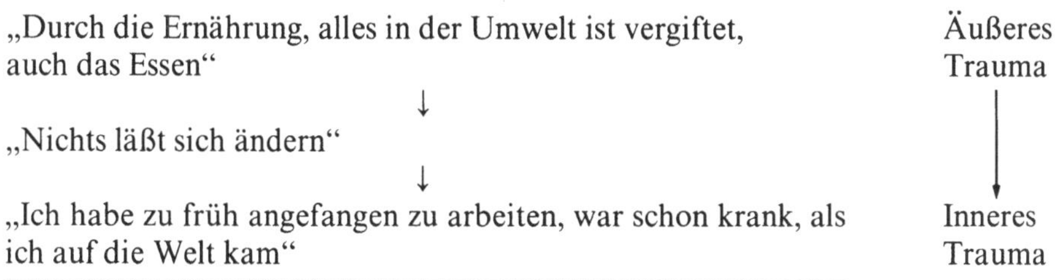

Hier geht die Patientin von äußeren Faktoren aus, die jedoch schon wie eine globale *Projektion* anmuten, geht auf eine *fatalistische Theorie* über und kommt schließlich zu einer globalen Selbstentwertung mit anklagendem Charakter.

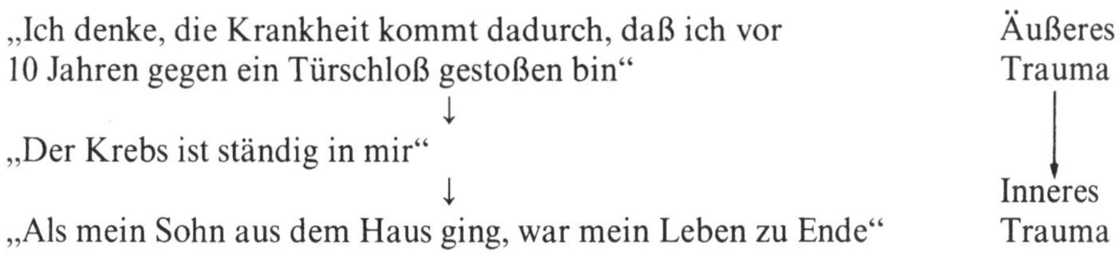

Hier kommt es zunächst zu einer Zuschreibung durch ein *reales äußeres Trauma,* dann zu einer *globalen körperlichen Bedrohtheit* und schließlich wieder zu einer *psychodynamischen Hypothese.*
Die Fallbeispiele zeigen, wie der Patient in einem offenen Dialog von mehr angenommen sozial tolerierten Generalisierungen und unverfänglichen äußeren

Realitäten im Laufe eines Prozesses in der Arzt-Patient-Beziehung zu individuelleren, ihn persönlich betreffenden Aussagen kommt. Andererseits stellt das Vorgehen eine Methode dar, die den Anforderungen eines spiralförmigen intersubjektiven Prozesses, trotz vielfältiger Störfaktoren und methodischer Unsicherheiten, am nächsten kommt. Studien zur subjektiven Krankheitstheorie, die methodisch mit direkten Fragen oder standardisierten Fragebogen operieren, führen vorwiegend zu Antworten, die globale äußere Faktoren und kollektiv scheinbar anerkannte Theorien betreffen, oder zu der Antwort, daß die Ursache dem Patienten unbekannt ist. Äußerungen von irrationalen, magischen Krankheitsvorstellungen, mehr intrapsychische Belastungen, stehen ganz im Hintergrund (Mumma u. McCorkle 1982, 1983; Faller 1982). Faller (1982) kommt aufgrund einer Pilotstudie und der Diskussion der vorliegenden Literatur zur subjektiven Krankheitstheorie zu dem Schluß, daß die Methodik der Erhebung aus dem Gegenstand selbst zu entwickeln und während der Erhebung mit dem Patienten herauszuarbeiten ist, eine alte Forderung von Weizsäckers (1947), nämlich den Sinn der Krankheit im gemeinsamen Umgang mit dem Patienten zu ergründen.

Bei der Frage des Wie und Warum der Krankheit fällt auf, daß die Thematik von Schuld und Strafe manifest oder in Form von Projektion und Abspaltung im Vordergrund zu stehen scheint.

Magische Krankheitstheorien

- „Die Atmosphäre oben funktioniert nicht mehr."
- „Ich habe auf die Krankheit schon gewartet."
- „Ich habe die Krankheit für die ganze Straße auf mich genommen."
- „Mein Vater sagte mir als junge Frau, ich sei verloren für mein junges Leben."
- „Ich muß alles allein tragen, ich sehe den Untergang überall, Deutschland verschwindet, alles geht unter."
- „Ich habe den Krebs für die ganze Familie auf mich genommen."
- „Ich habe mich zu stark mit meiner Kollegin identifiziert, davon habe ich es vielleicht bekommen."
- „Mein Mann hat mir immer Krebs gewünscht."
- „Keiner stirbt, ohne daß es bestimmt ist, ich bin aber nicht schuldig."
- „Meine Brust hat mich schon immer gestört, dachte oft, die Brust muß mal weg."
- „Ich denke, die Krankheit ist vorherbestimmt, ich habe große Schuldgefühle."

Die Gründe warum Krankheit als Strafe erlebt wird, sind vielfältig, kollektiv und individuell. Kollektiv sind magische Vorstellungen, wonach Krankheit wohl seit der Menschheitsgeschichte ähnlich Naturkatastrophen als Strafe für Sittenverfall angesehen wurde.

Krankheitstheorien mit Inhalten von Schuld und Strafe

- „Ich habe als Kind einmal gestohlen, das konnte ich nie vergessen. Eine tiefe Depression ist direkt in den Knoten, in die Brust."
- „Entscheidend war die Geburt des Kindes, ich habe es im Bauch behalten wollen, habe mich plötzlich so getrennt von ihm gefühlt. Ich befürchte, keine gute Mutter zu sein."
- „Ich denke oft, es ist eine Strafe, obwohl ich doch schon genug gestraft bin. Ich sehe Schicksalsschläge als Bereicherung."
- „Ich habe meinen Mann mit durchgebrochenem Blinddarm zu spät ins Krankenhaus gebracht und meine Mutter zu oft verschimpft."
- „Ich habe nicht gestillt. Das ist der Grund, meint die Mutter meines Mannes."
- „Ich habe nichts Schlechtes gemacht. Auf einmal war es da."
- „Ich habe doch für alle gesorgt, da muß so was passieren, aber ich füge mich."
- „Warum gerade ich, wo ich doch immer anständig und normal gelebt habe."
- „Einmal muß jeder sterben, man hätte mehr auf sich aufpassen müssen. Mit Willen kann man die Krankheit besiegen."
- „Ich habe doch nie was unrechtes getan. Warum gerade ich. Es kommt auf den Lebenswandel an."
- Ich finde es ungerecht, wo wir uns nichts zu schulden kommen ließen."
- „Ich habe zu viele Schmerztabletten genommen."

Bei Patienten findet dies Ausdruck in Vorstellungen vom kollektiven Untergang der Welt oder z.B. durch Übernahme der Krankheit für ein Kollektiv oft in schicksalhafter Bestimmtheit. Daneben fördert die Krankheit an sich sekundär bereits latent vorhandene und durch die Art der Krankheitsverarbeitung bedingte Schuldgefühle.

Meerwein (1976) geht gerade bei Krebspatienten von einer narzißtischen Kränkung massiven Ausmaßes aus, wobei das erkrankte Organ als böses inneres Objekt angesehen wird. Der Patient wechselt zwischen Depression und Auflehnung, narzißtischer Wut. Dies drückt sich in Äußerungen aus wie: Warum gerade ich, warum nicht die anderen, ich habe doch nichts Unrechtes getan.

Abspaltung und Projektion führen hier zur vorübergehenden Entlastung.

Sowohl die sog. neue Wiener Schule unter Frankl (1949) als auch v. Weizsäcker (1956) verknüpfen Schuld und Krankheit in ihrern Krankheitstheorien, wenn auch vor allem v. Weizsäcker in sehr komplexem Sinnzusammenhang. Für v. Weizsäcker (1956) enthält jede Krankheit unbewußte Schuld (Pathosophie). Der Begriff unbewußt spricht zwar wieder von Schuld frei, Begriffe wie Verlogenheit und Wahrheit in Zusammenhang mit Krankheit führen jedoch erneut ungewollt und mißverständlich Schuld im moralischen Sinne wieder ein. Begriffe wie Abwehr und Widerstand in der Psychoanalyse bewirken ähnliche Schwierigkeiten in der Verständigung. So wird der von v. Weizsäcker beschriebene Widerstand des Organkranken und der herrschenden Medizin gegen eine ganzheitliche Krankheitsvorstellung verständlich. Schuld wird mit Ursache verknüpft und im linearen Denken kurz geschlossen, eine Vorstellung sicher nicht im Sinne von v. Weizsäcker.

Nicht nur die Schulmedizin, sondern der einzelne Patient tut sich schwer über das erkrankte Organ hinaus eine ganzheitliche Sicht zu akzeptieren. Das kranke Organ als böses Objekt kann abgespalten werden und macht so frei von Schuld, wie ich denke, ein zentrales Problem psychosomatischer ganzheitlicher Medizin. Krankheitstheorien, die stark auf Verantwortlichkeit des Patienten basieren, sind in der Gefahr, den Boden für eine verfehlte, gegen den Patienten gerichtete Gesundheitspolitik zu bereiten.

Der Arzt könnte zum Kontrolleur, zum verlängerten Arm der öffentlichen Hand und der Kassen und der Patient zum potentiell Angeklagten werden. Das Vertrauensverhältnis könnte Schaden nehmen, magisch verknüpfte, lebensgeschichtlich verstandene Schuld würde durch eine reale Anklage untermauert und verstärkt. Am deutlichsten drückt dies Susan Sontag (1978) als betroffene Patientin aus. Sie vermittelt eindrücklich, welche Bürde z. B. einem Krebskranken auferlegt wird, wenn durch ein „Psychologisieren", d. h. auch durch eine psychosomatische Sichtweise auf Zusammenhänge zwischen Krankheit und Persönlichkeit hingewiesen wird und dies zu einer schuldhaften Verarbeitung unter dem Gesichtspunkt von Eigenverantwortlichkeit führt.

Eine kurze Krankengeschichte soll die Bedeutung schuldhafter Krankheitsvorstellung verdeutlichen:

Eine 51jährige Patientin hatte sich nach der Amputation der linken Brust geweigert, eine Nachbestrahlung vornehmen zu lassen. Sie selbst wünschte eine Überweisung zum Psychotherapeuten. Der behandelnde Arzt meinte dazu: So verrückt sei sie doch noch nicht. Ihr selbst war klar geworden, daß sie einerseits die Krebserkrankung herbeiwünschte, dies als Entlastung erlebte, eine andere Seite in ihr aber auch leben wollte.
Sie berichtete spontan, daß ihre Mutter vor 5 Jahren an einem Darmkrebs gestorben war. Kurz vor dem Tod der Mutter hatte ihr Vater sie gebeten, die Nachtwache zu übernehmen, da er sich zu sehr von der Mutter schikaniert fühlte. Während der Nachtwache stellte sich die Patientin schlafend, als die Mutter nach ihr rief. Am folgenden Morgen starb die Mutter, ohne daß eine Aussprache noch möglich war.
Die Patientin berichtete von großen *Schuldgefühlen* der Mutter gegenüber, obwohl sie sie seit Jahren aufopfernd gepflegt hatte. Sie habe seither unter ständigen Schlafstörungen gelitten, versucht, ihre Schuld durch soziales Engagement zu kompensieren. Ihre Erkrankung heute sehe sie als Folge und willkommene Entlastung an. Allein die Möglichkeit, sich darüber auzusprechen, führte zu der Bereitschaft der Patientin, die somatisch indizierte Therapie fortzusetzen, ein Gespräch, das nicht der Fachpsychotherapeut, sondern der behandelnde Arzt bei Bereitschaft zum Dialog selbst führen kann.

Eine weitere Wurzel für Vorstellungen von Schuld und Strafe liegt, wie Krankengeschichten gerade Schwerkranker zeigen, in dem Gefühl der Isolation. Es ist auffällig, wie Schwerkranke, trotz oder gerade bei vermehrter Zuwendung durch die Umgebung über Trost und aktive Hilfe ihr Gefühl des Alleinseins beschreiben. Isolation bedeutet aber Strafe, und Strafe hat mit Schuld zu tun, die dann vom Patienten im Sinne eines Kausalbedürfnisses mit früheren Ereignissen verknüpft werden, wie: „Ich habe meinen Mann zu spät ins Krankenhaus gebracht", „ich habe als Kind gestohlen", usw. Umgekehrt kann man bei der Betreuung von Kranken erleben, wie der konstante Versuch des Verstehens ohne Thematisierung von Schuld, Schuldgefühle ganz in den Hintergrund treten läßt. Meerwein et al. (1976) empfehlen dem Arzt, sich hier einer Bewertung

Tabelle 27. Subjektive Krankheitstheorie (Schuld und Projektion)

	Patientinnen mit Mammakarzinom 6–8 Wochen post-operativ (Becker 1982b) n = 71	Patientinnen mit Kolon-, Magen- und Mammakarzinom (prä- bis 14 Jahre postoperativ) (Bard u. Dyk 1956) n = 47
Schuld ("Self-blame")	21 (30%)	15 (32%)
Projektion von Schuld ("Projektion of blame")		
Äußere Traumata	39 (55%)	18 (38%)
Umwelt (Luft, Essen, etc.)	17 (24%)	1 (2%)
Äußere psychosoziale Belastung (Streß etc.)	14 (19%)	18 (38%)
Schicksal	23 (32%)	6 (13%)

oder sachlichen Information zunächst zu enthalten, da dies das Gefühl der Isolierung, des Alleingelassenfühlens verstärken würde.

Insgesamt spielen Vorstellungen von Schuld und Strafe in den Krankheitstheorien der Patienten und damit in der Arzt-Patient-Beziehung eine zentrale Rolle (Tabelle 27) (Becker 1982b, Bard u. Dyk 1956).

Eine Studie von Bard u. Dyk (1956) zeigt beim Vergleich der Thematik Schuld und Strafe aufschlußreiche Übereinstimmungen und Differenzen zu unserer Studie. Bard u. Dyk untersuchten 47 Karzinompatienten präoperativ und bis zu 14 Jahren postoperativ, wohingegen unsere Patientengruppe 6–8 Wochen nach der Operation interviewt wurde.

Bard u. Dyk sehen in den vom Patienten vermuteten Krankheitsursachen durchgehend Äußerungen von Schuld oder abgewehrter projizierter Schuld. Bei Übernahme der Einordnungskriterien von Bard für die von uns untersuchte Patientengruppe wird deutlich, daß der Anteil an manifest geäußerten Schuldvorstellungen verbunden mit der Krankheit in beiden Gruppen übereinstimmt, also möglicherweise eine vom Zeitgeist und der Dauer der Erkrankung relativ unabhängiger Faktor zu sein scheint. Bei der Annahme äußerer Faktoren hingegen zeigen sich erhebliche Unterschiede. Dies könnte heißen, geht man auch hier von einer von Bard u. Dyk angenommenen Schuldthematik aus, daß sich die Projektion abhängig auch von Aktuellem an unterschiedliche Objekte heftet. Ein gutes Beispiel scheint mir die Thematik Umwelt, ein erst heute aktuelles Thema, das 1956 den Patienten als Möglichkeit zur Projektion kaum zur Verfügung stand. Der relativ große Unterschied im Bereich schicksalshafter Zuschreibung hat möglicherweise mit der unterschiedlichen Aktualität der Erkrankung und damit der Bedrohung in den beiden Gruppen zu tun.

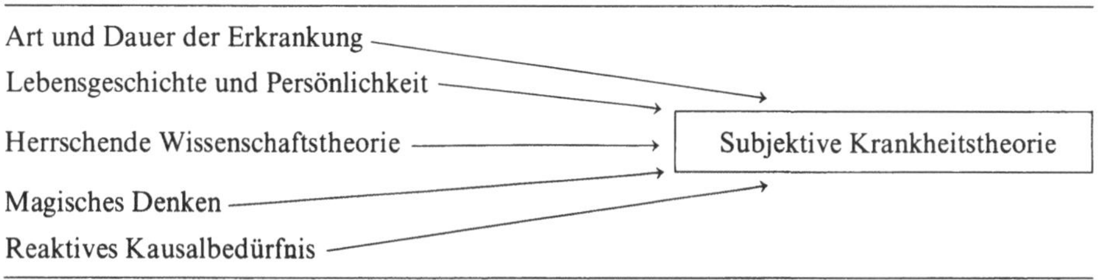

Subjektive Krankheitstheorie (Frau K.)

„Entscheidend war die Geburt des Kindes, ich habe es im Bauch behalten wollen, habe mich *plötzlich* so *getrennt* von ihm *gefühlt.*"
„Habe so ein *Wattedasein* gespürt. Es war ein regelrechtes Trauma, daß plötzlich das Kind weg war."
„Ich befürchte keine gute Mutter zu sein, sehr gewünscht habe ich das Kind nicht."
„Mein Mann hat auf das Kind sehr heftig reagiert, sich in der Rolle des 1. Babys verdrängt gefühlt, die Verantwortung abgelehnt."
„Er hat immer mehr zu trinken begonnen und wir haben zunehmend in *Isolation* gelebt."
„Eine Rolle spielt, daß es meiner Tendenz entgegenkommt, nicht mehr leben zu wollen."

Die Krankheitstheorien von Patienten sind beeinflußt von der Art und Dauer der Erkrankung, der Persönlichkeit, dem Zeitgeist, von magischem Denken, auch in der heutigen Zeit, und vor allem von der Thematik Schuld und Strafe. Wieweit die Lebensgeschichte die subjektive Krankheitstheorie mitbestimmt und die Krankheitstheorie einen Einstieg in die Arzt-Patient-Beziehung ermöglicht, sollte die Krankengeschichte von Frau K. (Kap. 4.3) zeigen. Zur Ergänzung sei hier die Krankheitstheorie von Frau K. in wörtlichen Äußerungen erwähnt, die den Ausgangspunkt der Betreuung darstellte. Sie gehörte zu den Patientinnen, die ausschließlich von der Psychogenese ihrer Krankheit überzeugt zu sein schienen. Ganz im Vordergrund ihrer subjektiven Krankheitstheorie standen die Geburt ihrer Tochter und der Konflikt mit ihrem Ehemann. Betrachtet man die Äußerungen der Patientin, so steht der Wunsch nach und die Angst vor absoluter Symbiose in narzißtischem Einssein und totaler Trennung bei gleichzeitiger schwerer Depression und Schuld im Vordergrund, was die Grundthematik in der folgenden Therapie bleiben sollte.
Die Thematik von Trennung, Isolation und Schuldgefühlen in den Objektbeziehungen in ihrer Krankheitstheorie findet sich in der Lebensgeschichte der Patientin wieder. Daneben auch die Art der Bewältigung, nämlich durch Aktivität, Leistung und ausgeprägte emotionale und sachliche Abgrenzung wie z. B. durch Kritik an den Ärzten und den Drang nach radikaler und sachlicher Aufklärung, um dem Gefühl von Trauer und Angst zu entgehen. Sicheinlassen hat sowohl in der Kindheit, als auch in der Ehe bedeutet, in den symbiotischen Sog von Depression und Untergang zu geraten. Sichnichteinlassen führt sowohl der Mutter als auch Mann und Kind gegenüber zu Schuldgefühlen.
Es mag sonderbar klingen, daß ich gerade im Bereich z. B. des magischen Denkens in Theorie und Forschung den Begriff Compliance erwähne. In der Complianceforschung hat sich gezeigt, daß die subjektive Krankheits- und Gesundheitsvorstellung des Patienten ein wesentlicher Faktor zu sein scheint. Von Weizsäcker (1940), Pflanz (1970), Bard u. Dyk (1956) u. a. konnten zeigen, daß hier vor allem magische Vorstellungen von Schicksal, Schuld und Strafe vor-

herrschend sind. Drews (1977) berichtet bei der Durchsicht von 141 Arbeiten zur Complianceforschung, daß gerade die Arbeiten, die die subjektive Wahrnehmung und Einstellung des Patienten zu Krankheit und Gesundheit als wichtigen Faktor einbeziehen, zu Ergebnissen kommen, die in der Praxis letztlich relevant wurden. Die Kluft zwischen Krankheitstheorie des Arztes und des Patienten ist somit eine der Hauptursachen für sog. Non-Compliance.

Magisches Denken und Handeln hat in der Arzt-Patient-Beziehung seinen besonderen Stellenwert behalten. Es nimmt an Bedeutung zu und wird um so unbewußter und unüberschaubarer je bedrohlicher die Krankheit ist. Hier treffen sich magische Heilserwartungen des Patienten und „Heilserfüllung" des Arztes. Unter anderem haben Richter (1981), Meerwein et al. (1976), Begemann-Deppe (1978) und Siegrist (1978) durch ihre Studien zeigen können, wie gerade bei moribunden Patienten das manifeste Verhalten des Arztes in Form von diagnostisch-therapeutischer Aktivität oder Vermeidung latent einem mangelnden Akzeptieren menschlicher Sterblichkeit entsprechen.

Vor allem auf seiten des Arztes ist seine Verbundenheit auch aufgrund seiner Ausbildung mit linearem Ursache-Wirkungs-Denken immer noch am wenigsten umstritten.. Magisches Denken in seiner offiziellen, bewußten Funktion tritt dagegen in den Hintergrund, hat jedoch im konkreten Umgang mit dem Patienten weiter große Bedeutung.

Die Kenntnis der subjektiven Krankheitstheorie des Patienten, sei sie noch so irreal und magisch, ermöglicht wesentlich das Verstehen und fördert so einen Einstieg in die Arzt-Patient-Beziehung. Die Kenntnis der subjektiven Krankheitstheorie und Lebensgeschichte erscheint zunächst zeitlich aufwendig, kann jedoch langfristig die hohe Quote an sog. Non-Compliance verhindern helfen.

6 Organwahl, Körperbesetzung und reaktives Geschehen auf körperliche Versehrtheit

6.1 Organwahl und sekundäre Symbolisierung

Das Gefühl existentieller Gefährdung durch die Diagnose „Krebs" als Systemerkrankung verdeckt zunächst nicht selten bei Arzt und Patient die Differenzierung unterschiedlicher betroffener Organe in ihrer psychophysischen Wertigkeit. Benennt man oder stellt man sich ganz konkret an seinem eigenen Körper die verschiedenen Körperorgane in ihrer potentiellen Betroffenheit vor, in denen der Primärtumor lokalisiert sein kann, wird sehr schnell deutlich, daß es einen erheblichen Unterschied macht, ob die Lunge, der Darm, die Brust, die Gebärmutter oder der Hoden betroffen ist. Auch der behandelnde Arzt, auch wenn er sich von überindividuellen Gesetzen der Schulmedizin leiten läßt, ist in seinem ärztlichen Urteil und Rat nicht unabhängig von seiner individuellen Beziehung zu bestimmten Körperregionen. Dies zeigt sich gerade in Grenzbereichen, wo es beispielsweise eine Ermessensfrage sein kann, ob aus Gründen der Prophylaxe eine Uterusextirpation anzuraten ist, ob bei einem frühen Stadium des Mammakarzinoms eine brusterhaltende Primärtherapie einer Amputation der Brust vorzuziehen ist oder nicht etc. Hier wird auch der geschlechtsspezifische Charakter der Beziehung zu Körperlichkeit eine nicht unwesentliche Rolle spielen, d. h. die Beratung eines männlichen bzw. weiblichen Patienten durch einen Arzt bzw. eine Ärztin wird sich dementsprechend unterschiedlich gestalten.

Neben der Körperbesetzung und dem primären Symbolgehalt einzelner Organe und Körperregionen und dem reaktiven Erleben auf eine Veränderung, Erkrankung, Versehrtheit stellt sich einerseits die Frage, ob es so etwas wie eine spezielle Organwahl von symbolischer Ausdruckskraft gibt und andererseits, ob mit der Krankheit so etwas wie eine sekundäre Symbolisierung und Sinngebung eintreten kann.

Zahlreiche Schüler Freuds (Jeliffe, Groddeck, Deutsch, Garma u. a. zit. nach J. Cremerius 1957/58) haben sich über das Konversionsmodell hinaus, wo lediglich im Bereich der Willkürmotorik dem Körpersymptom ein symbolischer Ausdruck zugesprochen wurde, mit der Frage des Symbolgehaltes jeder Art körperlicher Symptomatik auseinandergesetzt. Gorddeck (1934), einer der Wegbereiter der Psychosomatik, ist hier sicher am weitesten gegangen. Für ihn hatte jede körperliche Erkrankung einen spezifischen symbolischen Ausdruckscharakter. Er beschäftigte sich in einer Abhandlung über die „psychische Bedingtheit der Krebserkrankung" ausdrücklich auch mit dem symbolischen Ausdruck der Organwahl in der Onkologie. Andere Autoren wie S. Becker (1978) und Booth (1969) gehen davon aus, daß sich beispielsweise der Primärtumor in einem Organ entwickelt, das eine besondere Beziehung zu der frustrierten psychophysischen Objektbeziehung hat. Kütemeyer (1956) geht so weit, daß für ihn in der malignen Erkrankung der Wahn zu einer Struktur der Materie geworden ist. Thomä (1958) grenzt sich hiervon eindeutig ab, er hält dies weder vom morphologischen Substrat ablesbar, noch psychodynamisch oder psychoanalytisch verfolgbar.

Thomä (1958) bezieht sich in diesem Zusammenhang auf Alexander (1951): „Hier hat besonders eine klärende Unterscheidung Alexanders die begriffliche Verwirrung bereinigt, so daß heute eine symbolische Sinninterpretation morphologischen Gewebezerfalls nichts mehr in der tiefenpsychologischen Diagnostik zu suchen hat. Der Wichtigkeit wegen zitieren wir wörtlich: ,Ein symbolischer Ausdruck psychologischer Inhalte ist nur auf dem Gebiet willkürlicher Innervation wie der Sprache oder der Ausdrucksbewegung möglich. Es ist jedoch höchst unwahrscheinlich, daß innere Organe wie die Leber oder die Ateriolen der Niere in symbolischer Weise Ideen auszudrücken vermögen'". Die hier von Thomä gepriesene theoretische Klärung hat jedoch aus gutem Grund in ihrem Purismus in der therapeutischen Praxis gerade bei Patienten mit psychosomatischen Erkrankungen zu keiner eindeutigen Klärung beigetragen. Bei einem Patienten z. B. mit Magenulzera geht fast regelmäßig bei psychodynamischen Erwägungen auch die orale Komponente seiner Körpersymptomatik ein. Lehnen wir aus letztlich doch naturwissenschaftlichen Erwägungen heraus die Möglichkeit eines primären Symbolgehaltes der Organwahl ab, bleibt jedoch zu diskutieren, ob nicht die Symptomatik selbst zumindest zu einer sekundären Symbolisierung führt, ein Aspekt, der generell bei allen „Organerkrankungen" zu diskutieren bleibt.

Im Rahmen psychoonkologischer Studien konnten Tumoren unterschiedlicher Lokalisation mehr oder weniger spezifischen Persönlichkeitszügen zugeordnet werden (s. Übersicht Hürny u. Adler 1981). Dies gibt zwar Hinweise für einen möglichen Zusammenhang zwischen Persönlichkeitsfaktoren und Organwahl, kann jedoch auch als Reaktion auf einen spezifischen Organbefall angesehen oder mit exogenen Faktoren in der Karzinogenese in Verbindung gebracht werden, wo gerade auch soziales Verhalten mit eingeht.

Obwohl onkologische Erkrankungen grundsätzlich nicht als Organ-, sondern als Systemerkrankungen anzusehen sind, und die primäre Angst des Patienten auch eher eine generelle Existenzangst darstellt, die Angst um das betroffene Organ zunächst eher zurücksteht, sei im folgenden die Besetzung, die Symbol- und Beziehungsbedeutung einzelner Körperorgane für den Patienten und die Arzt-Patient-Beziehung dargestellt.

Im Rahmen der vorliegenden Studie (s. Kap. 3.4) sei dies exemplarisch an der weiblichen Brust dargelegt, ein Körperorgan, das sowohl für die Frau selbst als auch für den Mann und das Kind eine hervorragende Bedeutung hat.

6.2 Die psychophysische Bedeutung der weiblichen Brust
   (s. auch Becker 1984a)

Der weiblichen Brust kommt für die *Frau* eine zentrale Bedeutung für ihre Geschlechts- und Körperidentität als Frau, Partnerin und Mutter, für den *Mann* als sexuelles Objekt auch im Sinne der Wiederfindung der Mutterbrust (Freud 1904), für das *Kind* als nährendes Subjekt-Objekt (Winnicott 1969), als erstes erotisches Objekt (Freud 1904) zu. Das Organ Brust in Verbindung zur Körperidentität und Persönlichkeit mit seiner realen und symbolischen Bedeutung ist also von der Frau selbst, vom Mann und Kind hochbesetzt.

Pubertätsrituale und Kulthandlungen bei Naturvölkern, Krankengeschichten männlicher Analysanden, Symbolbedeutung der Brust als Repräsentanz von Macht, Leben und Tod, die Verleugnung der weiblichen Potenz in der patriarchalisch geprägten Psychoanalyse und nicht zuletzt die Vermarktung der Brust als Sexsymbol sind Hinweise für eine ambivalente Einstellung insbesondere des Mannes zur Brust der Frau. Dies hat auch Einfluß auf die Arzt-Patient-Beziehung, insbesondere dadurch, daß angehende Humanmediziner vorwiegend von männlichen Dozenten unterrichtet werden und Patientinnen im gynäkologischen und chirurgischen Bereich vorwiegend mit männlichen Ärzten konfrontiert sind.

6.2.1 Die Bedeutung der Brust für die Frau

Für das pubertierende Mädchen bedeutet die Entwicklung der Brüste das für sie selbst erste und die Umgebung sichtbarste Zeichen einer körperlichen Veränderung, Reifung dar. Diese Veränderung wird meist mit einer Mischung von Stolz und Scham beantwortet, wobei je nach der individuellen Entwicklungsgeschichte mehr das eine oder andere im Vordergrund stehen kann. Hiervon scheint es auch abhängig zu sein, wieweit die zukünftige Frau die Veränderung ihres Körpers integrieren und endlich positiv besetzen kann. Parallel zur äußeren körperlichen Reifung kommt der Brust als sekundärem Geschlechtsmerkmal eine die sexuelle Lust stimulierende Funktion als erogene Zone zu, die die Frau bei einer gelungenen Körperbesetzung zunehmend entdeckt. Über diese Bedeutung der Brust versteht sich einerseits die hohe Besetzung dieses Organs durch die Frau selbst, aber auch eine möglicherweise konflikthafte Einstellung zu einem exhibitionistischen und erotischen Bedürfnis, das einem mehr verbietenden oder gewährenden Prinzip unterstellt sein kann. Dieser Konflikt kann sich ausdrücken in einem Verbergen der Brüste durch entsprechende Kleidung oder Körperhaltung, Unlustgefühle bei Berührung der Brust etc. Störungen der Körper- und Geschlechtsidentität der Frau basieren häufig auf einer Tabuisierung des Triebhaften oder auf einer mangelnden Identifizierung der Frau mit ihrer Mutter oder anderen weiblichen primären Bezugspersonen.

Die Brust gehört zunächst der Frau selbst, sie muß sie in ihr Körperschema integrieren und autoerotisch besetzen, eine Grundvoraussetzung für eine adäquate Beziehung zum Mann und Kind. Ähnlich wie die Gebärfähigkeit der Frau, ihre Potenz zur Schwangerschaft, hat die Brust eine durchaus phallische Qualität, was Krankengeschichten aus der psychoanalytischen Literatur nahelegen (Freud 1909, 1910, 1925). Mack-Brunswick (1940) nimmt aufgrund ihrer Studien an, daß Kinder, Jungen wie Mädchen, in der präödipalen Phase die Brust als das „Ausführungsorgan" der aktiven Mutter ansehen. Zu einer positiven Körperbesetzung der Brust trägt im erheblichen Maße die Bestätigung durch die Umwelt bei. Die Frau erlebt durch eigene Lustempfindung und durch die Anziehungskraft auf den Mann eine Bestätigung ihres Körpers. Die Brust ist also in ihrer Funktion als Drüse nicht nur ein nährendes Organ, sondern darüber hinaus bestimmend für das Selbstwertgefühl im Bereich der Geschlechts- und Körperidentität.

Fälschlicherweise wird häufig angenommen, daß vor allem jüngere Frauen durch eine Amputation der Brust extrem belastet sind. Die hohe Besetzung der Brust setzt sich aber bis ins hohe Alter fort (Becker 1982b). Dies bedeutet, daß auch bei älteren Frauen entsprechend einer strengen Indikationsstellung für eine Brustamputation verfahren werden sollte.

6.2.2 Die Brust in ihrer Symbolik

Die Brust symbolisiert Fruchtbarkeit, Mütterlichkeit, Geborgenheit und Erotik. Die symbolische Darstellung der Brust, z. B. in Form von Früchten, zeigt die Verbindung von Fruchtbarkeit und Oralität. Die runde Form an sich im Kontrast zu spitz, eckig, länglich, ist mehr oder weniger Sinnbild der Brust mit ihren symbolischen Bedeutungsinhalten. Ein Hinweis für die Verbindung von runder Form und dem Symbol der Fruchtbarkeit scheint mir der in den letzten Jahren entbrannte Streit unter Wissenschaftlern über die vielbrüstige Artemis von Ephesus zu sein. Artemis ist Naturgöttin, erschafft und zerstört, ist Spenderin des Lebens, eine Muttergottheit mit Macht über Leben und Tod. Heute wird nun diskutiert, ob die 42 Brüste der Artemis nicht Stierhoden darstellen, vielleicht ein Streit über das Primat Mann oder Frau. Es bleibt jedoch die runde Form als Symbol der Fruchtbarkeit, unabhängig ob hier Brüste oder Hoden dargestellt sind. Trägt man die Bedeutung der Muttergottheit aus der archaischen klassischen Epoche zusammen, drückt sich insgesamt ein sehr ambivalenter Symbolgehalt aus. Die Muttergottheit ist nicht nur die Schützende, Lebensspendende, Nährende, sondern eben auch Strafende, Zerstörend-Überwältigende, Mächtige. Dieser Ambivalenz sind sowohl Mutter, Kind und Mann ausgesetzt. Zahlreiche Darstellungen aus der psychoanalytischen Literatur scheinen dies zu belegen (s. z. B. Klein 1950; Winnicott 1973).

In seiner Studie über die Herzsymbolik, wo die Nähe von Herz und Brust in ihrer Symbolik beschrieben wird, sieht Reichbarth (1981) die Brust als symbolischen Repräsentanten für Schöpfung, Leben und Tod an, eine Macht- und Bindungsqualität, die nicht nur Neid, sondern auch Haß mit sich bringen und dazu führen kann, daß die Brust ein extrem ambivalent besetztes Objekt darstellt. Sie symbolisiert die Mutter, die das junge menschliche Leben kontrolliert und durch ihre Milch und körperliche Nähe das Leben erhält, also auch Macht über Leben und Tod hat.

6.2.3 Die Bedeutung der Brust für das Kind
(entwicklungspsychologische Aspekte)

Im Stillen des Säuglings wird die Frau die Gebende, sie kann in Fortsetzung der Schwangerschaft die enge Verbundenheit mit dem Kind erleben. Für das

Kind ist die Brust nach psychoanalytischen Erkenntnissen zunächst eher eine Erweiterung des eigenen Subjekts, es erlebt sich also zunächst nicht getrennt von der Mutter. Die Brust wird aber auch zum ersten erotischen (oralen) Objekt (Freud 1916). Über das Stillen erlebt das Kind die enge Verbundenheit mit der Mutter, kann sich lustvoll an ihr befriedigen, beim Rückzug der Brust kann es Unlust empfinden, sich erstmals getrennt fühlen, sich auch erstmals verweigern. Man nimmt heute an, daß dies erste wichtige psychophysische Reifungsschritte beinhaltet, wo sich psychische Phänomene wie Selbst und Objekt, Spaltung und Projektion, Gut und Böse, Bejahung und Verneinung bilden können. Für Mutter und Kind können sich im Stillen erste prägende Beziehungsmuster herausbilden. Die Mutter kann die Einheit, die Berührung, das Saugen sehr positiv, lustvoll erleben, kann aber auch durch das Verweigern des Kindes, durch Schmerzen, durch Beißen, durch Verunstaltung der Brust, entsprechend dem kulturellen kosmetischen Ideal, ambivalent bis ablehnend empfinden. Nicht wenige Frauen verbinden wohl im Sinne eines Kausalbedürfnisses Brusterkrankungen mit Schwierigkeiten beim Stillen der Kinder (Becker 1982b). Gesellschaftlich steht die Frau heute unter einem doppelten widersprüchlichen Druck. Sie ist einerseits aufgefordert, als gute Mutter ihr Kind zu stillen und soll andererseits dem kosmetischen Ideal als Frau entsprechen. Eine Situation, die sich auch in ihrer Beziehung zum Partner und Vater des Kindes wiederholen kann, wo die Brust als Symbol von Partner und Mutter sowohl vom Mann wie vom Kind beansprucht wird.

6.2.4 Die Bedeutung der weiblichen Brust für den Mann

6.2.4.1 Wiederfindung des ersten erotischen Objektes

Neben der Bedeutung der Brust für die Körperidentität und Autoerotik der Frau, neben der nährenden- und Beziehungsfunktion für das Kind, stellt sie ein wesentliches erotisches Objekt für den Mann in seiner Beziehung zur Frau dar. Wo die Brust für den Säugling das erste erotische Objekt im Sinne der oralen Lustbefriedigung ist, ist sie für den Mann eine Art „Wiederfindung" desselben (Freud 1904). „Als die anfänglichste Selbstbefriedigung noch mit der Nahrungsaufnahme verbunden war, hatte der Sexualtrieb ein Sexualobjekt außerhalb des eigenen Körpers in der Mutterbrust. Er verlor es nur später, vielleicht gerade zur Zeit, als es dem Kinde möglich wurde, die Gesamtvorstellung der Person, welcher das ihm Befriedigung spendende Organ angehörte, zu bilden. Der Geschlechtstrieb wird dann in der Regel autoerotisch und erst nach Überwindung der Latenzzeit stellt sich das ursprüngliche Verhältnis wieder her. Nicht ohne Grund ist das Saugen des Kindes an der Brust der Mutter vorbildlich für jede Liebesbeziehung geworden. Die Objektfindung ist eigentlich eine Wiederfindung." Freud sieht in der erotischen Anziehung der Brust für den Mann eine Anlehnung an frühkindliche Vorbilder. Man kann von einer Art Verschmelzung von oraler und genitaler Triebbefriedigung sprechen, wo beim Mann möglicherweise der Grundstein für eine den frühkindlichen psychophysischen Reifungsschritten entsprechende Ambivalenz (Gut und Böse, Bejahung und Verneinung) der weiblichen Brust gegenüber gelegt wurde, der sich im Erwachsenenalter mit der genitalen Triebbefriedigung verbindet.

6.2.4.2 Brustneid und Ambivalenz

Bettelheim (1982) weist in Krankengeschichten von Jungen vorwiegend in der Latenzzeit auf einen ausgeprägten Neid auf weibliche Sexualorgane und Funktionen hin, häufig gekoppelt mit destruktiven Phantasien gegenüber weiblichen Geschlechtsmerkmalen. In Initiationszeremonien in der Pubertät bei Naturvölkern sieht er beispielsweise in der Beschneidung einen männlichen Ersatz für die erste Menstruation und desgleichen berichtet er von Pubertätsriten, wo parallel zum Wachstum der Brüste bei Mädchen, Jungen einen „Upi" (Hut aus Palmblättern), der nach dem Mythos Brüsten gleichkommt, tragen. Hiernach hatten Männer größere Brüste als Frauen. Er beschreibt Kulthandlungen (Uli-Kult in New Ireland), wo Männer sich geschnitzte weibliche Brüste um ihren Oberkörper binden, wobei die übergroßen Brüste und Phalli in einer Person vereint, keineswegs Ausdruck eines Zwittertums seien, sondern vielmehr um so männlicher erscheinen, da sie auch noch weibliche Sexualkräfte haben.
Die Psychoanalyse hat sich zwar mit der weiblichen Brust als erogener Zone, als Primärobjekt für das Kind und sexuelles Objekt für den Mann auch im Bereich der Symbolik beschäftigt, hat jedoch ihre Bedeutung im Sinne von Potenz mit der Folge von Neid der Geschlechter und Ambivalenz im Gegensatz zur zentralen Bedeutung des Penis in der psychoanalytischen Theoriebildung vorwiegend vernachlässigt. Es wird zwar über Gebühr und nicht unwidersprochen von Penisneid, jedoch nie von „Brustneid" (hier stellvertretend gedacht als Neid auf weibliche Potenz), gesprochen (Becker 1982b, 1984a). Die Psychoanalyse basierend u. a. auf einer Entwicklungstheorie, sieht die ca. ersten 6 Lebensjahre als vor allem prägend für die weitere individuelle Entwicklung an.
Prägungen, die in der Latenz, Pubertät und im Erwachsenenalter hinzukommen, standen dabei zurück. Der sichtbare Unterschied zwischen dem kleinen Mädchen und Jungen besteht zunächst vorwiegend im Vorhandensein oder Nicht-Vorhandensein des Penis. Was jedoch für eine Frau bedeutet Brüste zu haben und für einen Mann bedeutet keine Brüste zu haben, stand bisher kaum zur wissenschaftlichen Diskussion. Ähnlich wie psychoanalytische Studien das Vorhandensein eines Gebärneides von Männern (Bräutigam 1976), Pubertätsriten als Bewältigungsform von Angst und Neid unter den Geschlechtern (Bettelheim 1982) zeigen konnten, ist durchaus ein Brustneid der Männer, wobei die Brust als Repräsentant der weiblichen Potenz anzusehen ist, naheliegend. Bettelheim (1982) stellt die psychoanalytische Theorie zu Initiationsriten bei Naturvölkern in Frage, wonach sie der Eifersucht der Väter auf ihre Söhne entspringen, Kastrationsangst schaffen und das Inzesttabu absichern helfen sollen. Er bezieht die Rituale, die vorwiegend Pubertätsrituale sind, im Gegensatz dazu mehr auf die Dualität der Geschlechter und sieht sie als eine Form der Bewältigung von Angst und Neid an. Die Psychoanalyse hat ihre Aufmerksamkeit einseitig auf Beschneidungsrituale im Säuglingsalter beschränkt, entsprechend ihrer einseitigen Betrachtung der frühen Lebensjahre und dabei die mögliche

Bedeutung von Pubertätsriten vernachlässigt, ein Lebensabschnitt, wo die Unterscheidung der Geschlechter, insbesondere mit der Brustentwicklung beginnend, deutlicher in den Vordergrund tritt: „Wir haben mehrere Jungen beobachtet, die von dem Verlangen gequält wurden, weibliche Brüste zu besitzen. Der Wunsch, in der Lage zu sein, sich selbst zu ernähren (sie sind überzeugt, daß Frauen dies tun können), ist nur ein Teil ihres Motivs. Sie neiden die Brüste unabhängig von der Laktation — was bedeutet, daß sie Quellen der Macht und der Stärke in ihnen sehen" (Bettelheim 1982). Unsere patriarchalische Kultur hat den Phallus bis in psychologische Theorien hinein in den Vordergrund gestellt. Der „Busenkult" unserer Kultur und Zivilisation hat in seiner exzessiven Ausprägung die Frau zu einem von den Männern beherrschten Objekt gemacht, möglicherweise eine Bewältigungsform des Brustneides der Männer, zumindest ein Ausdruck von Ambivalenz zwischen Anziehung und Entwertung. Hier liegen Wurzeln eines ernstzunehmenden Feminismus.
Frauen wie Karen Horney (1926) und Frieda Fromm-Reichmann (1950), aber auch männliche Psychoanalytiker wie T. Reik (1946), W. Wolff (1950), B. Bettelheim (1982) und W. Bräutigam (1976) haben sich auf diesem Hintergrund in psychoanalytischen Fallstudien mit der Reaktion des Mannes auf die weibliche Potenz beschäftigt. Es ist jedoch nicht überraschend, daß diese Erkenntnisse bis heute wenig Eingang in die therapeutische Praxis gefunden haben. Karen Horney (1926) beschreibt sehr eindrucksvoll, wie sie bei männlichen Analysanden völlig überrascht war von der Intensität des Neides auf Schwangerschaft, Gebären, Mutterschaft, Brüste und Stillen. Es bedarf wohl erst eines gewissen Erkenntnisstandes, um im therapeutischen Bereich entsprechendes wahrzunehmen.

6.2.4.3 Patriarchalische Vorherrschaft in der Psychoanalyse und medizinisch-naturwissenschaftlichen Lehre

Die Psychoanalyse hat mit ihrer Akzentsetzung auf die ersten 6 Lebensjahre die Phasen der Latenz, Pubertät und des Erwachsenenalters und damit Entwicklungsschritte, in denen sich die psychophysische Identität nicht zuletzt durch wesentliche anatomische Veränderungen und die Dualität der Geschlechter vollzieht, in den Hintergrund treten lassen, Entwicklungsphasen, wo gerade der Mann in besonderem Maße mit der weiblichen Potenz über die Brustentwicklung, Menstruation, Schwangerschafts- und Gebärfähigkeit konfrontiert ist.
Winnicott (1973) geht in diesem Zusammenhang wie folgt auf eine gewisse Einseitigkeit der Psychoanalyse ein: „Psychoanalytiker haben diesem männlichen Anteil oder Trieb-Aspekt der Objektbeziehungen wohl besondere Aufmerksamkeit gewidmet. Sie haben die Subjekt-Objekt-Identität, die ganz am Anfang der Fähigkeit steht, zu sein, und auf die ich hier aufmerksam mache, jedoch außer acht gelassen. Der männliche Anteil *handelt*, der weibliche (im männlichen und weiblichen Bereich) *ist*. Dies spielt bei jenen Männern im griechischen Mythos eine Rolle, die versuchten, mit der überlegenen Gottheit eins zu sein. Hier ergibt sich auch eine Möglichkeit, den sehr tiefsitzenden Neid der Männer auf Frauen zu erklären, deren weiblichen Anteil Männer — oft irrtüm-

lich — für selbstverständlich halten. Zur Erfahrung, *zu sein,* gehört etwas weiteres: Nicht die Frustration, sondern die Verstümmelung."

Die bis heute zu beobachtende Einseitigkeit der psychoanalytischen Theorie führte zu einer theoretischen und therapeutischen Überbetonung des anatomisch sichtbaren Geschlechtsunterschiedes zwischen dem kleinen Jungen und Mädchen, zu theoretischen Maximen wie Penisneid und Kastrationskomplex. Es ist sicher kein Zufall, daß diese Akzentuierung und damit auch Auslassung von Männern ausging in eine Zeit, wo das Patriarchat um die Jahrhundertwende einen teilweise grotesken Höhepunkt erreichte, wenn sich auch die Psychoanalyse gerade einem gesellschaftskritischen, aufklärerischen Prozeß verschrieben hatte.

Geht man der Einstellung des Mannes zur weiblichen Brust nach, trifft man nicht selten einerseits auf eine Tabuzone, die wohl stark mit der Symbolik der Mütterlichkeit zu tun hat und andererseits auf eine ausgeprägte, teilweise verzerrte sexualobjekthafte Besetzung, hinter der sich eine ambivalente Einstellung vermuten läßt.

Ein Zitat aus einem in mehreren Auflagen erschienenen Anatomielehrbuch soll zunächst Hinweise geben, wie einerseits die psychophysische Bedeutung der Brust im Bereich der Medizin im vorklinischen Abschnitt des Studiums tendenziell vermittelt werden kann und andererseits soll es die Beziehung des Mannes zur weiblichen Brust, wenn auch in extremer und einseitiger Form, darstellen helfen.

„Brustdrüse der Frau. Ähnlich wie Talg- und Schweißdrüsen gehört auch die Brust- oder Milchdrüse zu den Hautdrüsen. Das sezernierende Drüsengewebe liegt im Unterhautgewebe, das Sekret wird an der Haut abgegeben. Die menschliche Brustdrüse besteht aus 12—15 Einzeldrüsen, die mit selbständigen Ausführungsgängen (den „Milchgängen") an der Brustwarze ausmünden. Die äußere Form der Brustdrüse wird weniger durch das Fettgewebe bestimmt. Bei der nichtschwangeren Frau ist der Anteil des Drüsengewebes gering. Die „volle Brust" enthält mehr Fettgewebe als die „platte". Da die Brustdrüse als Organ der Haut kein knorpeliges oder knöchernes Skelett enthält, hängt sie ja nach Fülle und damit Gewicht sackartig nach unten durch. Bei der jugendlichen Brust hält das eingelagerte Bindegewebe noch einigermaßen die Form konstant. Mit zunehmendem Alter erschlafft das Bindegewebe, und die Brustdrüse sinkt immer tiefer. Die „Hängebrust" ist kein „erhebender" Anblick. Um der Entwicklung der Hängebrust entgegenzuwirken, hat die Mode das fehlende innere Stützgerüst durch ein künstliches äußeres ersetzt, den „Büstenhalter". Die Brustdrüse gehört anatomisch nicht zu den Geschlechtsorganen. Sie entwickelt sich lediglich in der Pubertät bei Mädchen und Knaben verschieden und wird so zu einem sekundären Geschlechtsmerkmal. In unseren Breiten hat sie für die Fortpflanzung kaum noch Bedeutung. Die meisten Säuglinge werden nicht mehr „gestillt", sondern mit der Milch eines anderen Säugetieres ernährt, wodurch der schreiende Säugling auch „still" wird und bestens gedeiht. Die Brustdrüse ist damit überflüssig geworden und wir könnten sie zur Vorbeugung gegen Brustkrebs schon vorsorglich beim kleinen Mädchen entfernen. In der Bundesrepublik Deutschland könnte man auf diese Weise etwa 10 000 Brustkrebstodesfälle pro Jahr verhindern (müßte allerdings die Sterblichkeit der „Vorsorgeoperation" dagegen aufrechnen). Die Natur schützt sich gegen solche Manipulationen mit psychologischen Waffen: Sie gab dem überflüssigen Organ eine neue Aufgabe: Es wurde zum Sexsymbol, und seitdem können die meisten Frauen gar nicht genug von diesem „überflüssigen" Organ bekommen. Es wechselt zwar die Mode etwas, aber im allgemeinen gilt eine große Brustdrüse als attraktiv. Der Büstenhalter kommt dem Wunsch nach Größe entgegen. Er hebt die Brustdrüse an. Dadurch wird aus einer flachen Scheibe ein mehr halbkugeliges Gebilde. Er gestattet darüber hinaus, durch Einbau von Polsterungen, die Größe beliebig zu vermehren. Da die von der Natur Verwöhnten die Konkurrenz der Gepolsterten ausschalten wollten, erfanden sie die Mode, ohne Büstenhalter zu gehen. An den die Kleidung vorwölbenden Brustwarzen und der heftigen Bewegung des ganzen Drüsenkörpers beim Gehen kann man nun die wahre Größe erkennen. Freilich gibt es auch hierbei noch Täuschungsmöglichkeiten. Statt des Polsters vor der Brustdrüse (im BH), kann man es auch hinter die Brustdrüse einbauen. Die Brustdrüse ist gegen die Faszie des großen Brustmuskels gut verschieblich. Es laufen auch keine wesentlichen Blutgefäße oder Nerven durch. Der kosmetische Chirurg kann daher zwischen Brustdrüse und Faszie eine Kunststoffprothese einführen und damit das äußere Aussehen nahezu beliebig gestalten. Der Hautschnitt wird am unteren Rand der Brustdrüse geführt, so daß die Narbe durch die etwas überhängende Brustdrüse verdeckt wird. Eine psychiatrische Behandlung der betreffenden Frau wäre freilich sinnvoller als die Operation. Die BH-freie Mode finde ich als Mann sehr schön, als Arzt sehe ich auch die Schattenseiten: Bei den „oben ohne" lebenden Naturvölkern haben die meisten Frauen schon in den mittleren Lebensjahren entsetzliche Hängebrüste. Ich empfehle daher meinen Töchtern, einen BH zu tragen". Der Autor bleibt bewußt unerwähnt, da hier der Inhalt und weniger die Person des Autors im Vordergrund steht. Das Zitat stammt aus der 3. Auflage eines Lehrbuches; in der überarbeiteten 4. Auflage beschränkt sich der Autor wieder auf anatomische und patho-anatomisch-klinische Beschreibungen.

Da der Autor dieses Zitates seine private Einstellung zu Krankheit und Gesundheit, zu Körperlichkeit, zu Beziehung Mann − Frau bis zu persönlichen familiären Beziehungen in einem Lehrbuch darstellt, sei es erlaubt, hierzu Stellung zu nehmen.
Zunächst ist festzustellen, daß diese Publikation zu den wenigen gehört, die neben der Darstellung in einem exakten, naturwissenschaftliche, manifesten Rahmen den meist latent bleibenden Hintergrund der subjektiven Einstellung offen darlegt. Im medizinischen Unterricht prägen sicher gerade latent bleibende Einstellungen der Lehrenden das Verhalten zukünftiger Medizinergenerationen.
Das Zitat über eine Abhandlung zur Brustdrüse der Frau macht deutlich, wie der Weg − übrigens ein Weg, den jeder Medizinstudent von der Vorklinik zur Klinik zu gehen hat − von einer einseitigen naturwissenschaftlichen Betrachtungsweise nahtlos in eine mehr oder weniger mechanistische, organzentrierte Gesundheitspolitik übergeht, wo die individuelle Persönlichkeit in ihrer psychophysischen Wechselwirkung und Einheit keine Berücksichtigung mehr findet. Die Brust wird zur Brustdrüse in ihrer zweckgerichteten biologischen Funktion. Ist Stillen mechanisch ersetzbar, kann das Organ Brust aus gesundheitspolitischer Prävention heraus über das Individuum hinweg prophylaktisch mit dem Hinweis auf die Mortalitätsrate für diesen Eingriff operativ entfernt werden. Die mögliche Bedeutung der Brust für die Körperidentität der Frau, das Stillen als prägender Ausdruck der Mutter-Kind-Beziehung scheint nicht existent. Die ambivalente Einstellung des Mannes, in diesem Fall des männlichen Anatomen, zur weiblichen Brust wird deutlich durch die projektive Zuweisung der Brust als Sexsymbol: Die Frauen sind es, die von diesem „überflüssigen" Organ nicht genug bekommen können. Gleichzeitig bekennt der Autor den Reiz („. . . als Mann sehr schön . . .") und die Abscheu („. . . entsetzliche Hängebusen . . .") und damit seine Ambivalenz („. . . die Brustdrüse ist damit überflüssig geworden . . ." „. . . vorsorglich bei Mädchen entfernen . . .") gegenüber der weiblichen Brust.
Hier kann die Hypothese aufgestellt werden, daß die Wurzeln einer solch subjektiven Einstellung zur weiblichen Brust einerseits in einer einseitig organzen-

trierten naturwissenschaftlichen Betrachtungsweise und andererseits in der ambivalenten Einstellung des Mannes zur weiblichen Brust liegen.

6.3 Konsequenzen für die Arzt-Patient-Beziehung
– somatische Primärtherapie und Nachsorge

Es stellt sich nun die Frage, wieweit sich aus der Bedeutung der Brust für die Identität der Frau und des Mannes Konsequenzen für die Arzt-Patient-Beziehung bei kosmetischen Korrekturen und Erkrankungen der Brust ergeben? Bei der Indikation für eine Brustamputation beispielsweise müssen neben naturwissenschaftlich exakten, auch psychosoziale Kriterien einbezogen werden. Akzeptieren wir, daß die Brust für die Frau nicht nur als Drüse in ihrer Funktion, sondern für die Körperidentität und das Selbstwertgefühl einen hohen Stellenwert hat, sollte bei älteren wie jüngeren Frauen das oberste Prinzip zunächst die Erhaltung des Organs bei genauer Abwägung Lebenserhaltung – Lebensqualität sein. Dies beduetet in der Praxis, daß ein organerhaltendes therapeutisches Vorgehen, soweit dies die Überlebenszeit und damit Prognose der Patientin nicht negativ beeinflußt, vor einem radikal-operativen Vorgehen stehen muß. Dem kommen Ergebnisse aus der Onkologie seit vielen Jahren entgegen (Brady 1976). Auch die heutige Aussicht auf eine Wiederaufbauplastik kann ein organerhaltendes therapeutisches Vorgehen nicht ersetzen. Ist eine Amputation der Brust angezeigt, ist für die Arzt-Patient-Beziehung die individuelle Bedeutung des Organverlustes für die jeweilige Patientin schon in der Vorphase und erst recht in der Nachsorge zum gegenseitigen Verstehen unabdingbar. Nicht nur jüngere, sondern auch ältere Frauen erleben den Verlust der Brust häufig als einen Einbruch des Selbstwertgefühls, verbunden mit enormer Angst vor einer Störung der Partnerschaftsbeziehung. Die Sexualidentität und Mütterlichkeit, die durch die Brust mitrepräsentiert wird, erscheint im Alter kaum weniger bedeutsam für das Selbstwertgefühl als in früheren Lebensphasen. Das zunehmende Angebot auf ärztlicher Seite über eine kosmetische Korrektur den Verlust teilweise ungeschehen zu machen, wird von den Patientinnen sehr unterschiedlich aufgenommen. Es gibt Frauen, die sich erst über diese Aussicht leichter mit der Notwendigkeit einer Amputation auseinandersetzen können und daher stellt diese Möglichkeit in einzelnen Fällen eine echte Hilfe dar. Auf der anderen Seite lehnen eine Vielzahl von Frauen eine Aufbauplastik ab, trotz eines aktiven Angebotes durch den behandelnden Arzt und man muß davon ausgehen, daß dies in enger Verbindung mit der individuellen Art der Krankheitsverarbeitung steht, z. B. wieweit sich eine Frau mit der Krankheit und dem Verlust der Brust auseinandersetzt und später eine neue Körperidentität entwickeln kann oder diesen Prozeß über ein Ungeschehenmachen abwehrt. Zwei kurze Fallbeispiele sollen dies verdeutlichen:

Fall 1: Bei einer 37jährigen Patientin wurde nach eingehender Diagnostik die Indikation für eine Brustamputation aufgrund eines Mammakarzinoms gestellt. Sie hatte sich zu einer Amputation nur bereit erklärt, falls eine Wiederaufbauplastik möglich sei. Sie verband mit dem Verlust ihrer Brust eine Krise in der Partnerschaft und wie sich später in der psychosozialen Nachsorge zeigte, eine zusätzliche Bestätigung ihrer ablehnenden, entwertenden Haltung ihrem eigenen Körper gegenüber. In der von ihr selbst gewünschten und ärztlicherseits indizierten psychotherapeutischen Nachbetreuung zeigte sich eine tiefergehende weibliche prämorbide Identitätsstörung, die mit befriedigendem Erfolg behandelt werden konnte. Von einer Aufbauplastik war ihrerseits keine Rede mehr. Es war ihr möglich, in der Folgezeit eine erneute, erstmals sexuell befriedigende Partnerschaft aufzubauen und sie berichtete, daß sie auch erstmals relativ ungeniert beim Baden und in der Sauna ihren Körper zeigen und selbst akzeptieren konnte.

Fall 2: Eine 62jährige Patientin mußte ebenfalls wegen eines Mammakarzinoms eine Brustamputation vornehmen lassen. Da sie Probleme mit einer Prothese befürchtete, bat sie ihren Operateur die andere Brust ebenfalls zu entfernen, was bereits 11 Tage nach dem ersten operativen Eingriff durchgeführt wurde. Arzt und Patientin hatten sich nach ihren Angaben auf die Notwendigkeit eines prophylaktischen Eingriffes geeinigt, um ein Karzinom auf der kontralateralen Seite zu vermeiden. Aus ihrer Lebensgeschichte berichtete die Patientin, daß sie früher einen auffallend schönen Busen hatte, und daß sie dadurch für Männer sehr attraktiv gewesen sei. Sie habe jedoch schon mit 20 Jahren den Wunsch gehabt, ihre Brüste operativ verkleinern zu lassen. Im Rahmen eines Nachsorgegesprächs wurde deutlich, daß sie damals in einer für sie sehr belastenden Partnerkrise stand und akut suizidal war. Sie habe einerseits sehr viel Wert auf ihre Attraktivität Männern gegenüber gelegt, jedoch immer eine Abwehr in Beziehungen erlebt, sei nie sexuell erlebnisfähig gewesen. Sie äußerte, daß sie heute erneut Suizidideen habe, andererseits zeigten sich bei ihr deutliche Verleugnungstendenzen ihrer aktuell belastenden Situation gegenüber. Zwei Monate nach der beidseitigen Brustamputation bestätigte sie zwar, daß sie den Schritt, die gesunde Brust auch amputieren zu lassen, nicht bereue, auch heute wieder so entscheiden würde. Ihre Kritik und Zweifel wurden jedoch durch eine nur vorsichtig angedeutete Feststellung manifest: Daß man sich doch etwas mehr Mühe hätte geben sollen, die Operationsnarbe an der gesunden Brust „etwas hübscher" zu gestalten, da sei so ein Zipfel übriggeblieben. Die Lebensgeschichte und Struktur der Patientin zeigte diagnostisch eindeutig einen ausgeprägt masochistischen Charakter, der auch Ausdruck in ihrer Tendenz zur realen Selbstverstümmelung fand.

Die Fallbeispiele sollen zeigen, daß es für den Operateur außerordentlich schwer ist, psychodiagnostisch den Wunsch einer Patientin zur kosmetischen Korrektur einzuschätzen, auch wenn eine eindeutig manifeste Äußerung der Patientin vorliegt. Insbesondere braucht eine Patientin unmittelbar nach einer schweren Operation ausreichend Zeit zur Krankheitsverarbeitung, gerade bei äußerlich verstümmelnden Operationen auch zur Wiedererlangung einer neuen Körperidentität. Der Arzt muß sich bei seiner Beratung von der individuellen Patientin leiten lassen, sollte nicht der Verführung einer maximalen operativen Technik auch auf kosmetischem Gebiet erliegen (Becker 1982a). Der extreme Trend nach Radikaloperationen der Brust Patientinnen eine Aufbauplastik zu empfehlen, entspricht möglicherweise auch einer Abwehr des Arztes in Form von Ungeschehenmachen aufgrund eigener unbewußter Ängste und Schuldgefühle des männlichen Operateurs in seiner Beziehung zur Brust als Symbol weiblicher Potenz und Mütterlichkeit.

Man könnte andererseits kritisch einwenden, daß hier nicht die Rede von zahlreichen Frauen ist, die sich mit einer Wiederaufbauplastik oder kosmetischen Korrektur ohne maligne Erkrankung zufrieden erleben. Wenderlein u. Hoffmann (1983) befragten in einer Studie Frauen ein Jahr nach einer Augmentationsplastik nach ihrem Befinden. Nur etwa 50% der Frauen fühlte sich selbstsicherer und kontaktfähiger und nur ⅓ sexuell zufriedener als vorher. Die Hälfte der Frauen immerhin beklagte vor allem, daß die Berührung der Mamillengegend kaum noch stimulierend wirke. Da eine kosmetische Operation auch eine nicht rückgängig zu machende Verstümmelung darstellt, muß die Indikation ei-

ner besonderen Strenge unterliegen und kann ohne eine eingehende Psycho-
diagnostik nicht verantwortet werden.

Abschließend sei noch einmal festgehalten: Die Psychoanalyse sollte über ihre
Theorie der frühkindlichen Entwicklung, insbesondere der ersten 6 Lebensjahre, hinaus in der Forschung mehr Gewicht auf die Phasen der Latenz, Pubertät
und des Erwachsenenalters legen, da sich hier auch prägende Reifungs- und
Nachreifungsphasen zeigen, die psychodynamisch von großer Bedeutung sein
können. Die Organmedizin muß, will sie nicht an den Patienten vorbeitherapie-
ren, weiter zunehmend Erkenntnisse aus der Psychosomatik und Psychoanalyse
in ihrem praktischen Vorgehen und im Unterricht für Medizinstudenten einbeziehen. Es stellt sich außerdem die Frage, weshalb Ärztinnen in der Gynäkologie so extrem unterrepräsentiert sind.

7 Literatur

Abse DW et al. (1974) Personality and behavioral characteristics of lung cancer patients. J Psychosom Res 18

Achte K et al. (1970) Cancer and psyche. Monographs from the psychiatric clinic of the Helsinki University Central Hospital Nr. 1, Helsinki

Ader R, Friedman SB (1965a) Differential early experiences and susceptibility to transplanted tumor in the rat. J Comp Physiol Psychol 59

Ader R, Friedmann SB (1965b) Social factors affecting emotionality and resistance to disease in animals. Psychosom Med 27

Aleksandrowicz J et al. (1964) Psychosociological and anthropological analysis of leukaemia patients. In: Kissen DM, Leshan LL (eds) Psychosomatics aspects of neoplastic disease. Pitman, London

Alexander F (1951) Psychosomatische Medizin. De Gruyter, Berlin New York

Amussat JZ (1854) Quelques reflexions sur la curabilité du cancer. Thunot, Paris

Anderson DE (1971) Some characteristics of familial breast cancer. Cancer 28

Anderson DE (1974) Genetic study of breast cancer. Cancer 35

Anderson DE (1976) Genetic predisposition to breast cancer. In: Arneault GS et al. (eds) Breast cancer. Springer, Berlin Heidelberg New York

Andervont HB (1944) Influence of environment on mammary cancer in mice. Natl Cancer Inst J 4

Axtell LM, Myers MH (1975) Recent trends in survival of cancer patients. Cancer 4/767

Bacon C et al. (1952) A psychosomatic survey of cancer of the breast. Psychosom Med 14

Bahnson CB, Bahnson MB (1969) Ego defenses in cancer patients. Ann NY Acad Sci 164

Bahnson CB et al. (1971) A psychological study of cancer patients. Psychosom Med 33

Bailar JC (1977) Mammographie − a time for caution. JAMA 237

Baldauf FK, Möpert S (1972) Spätmetastasierung beim Mammakarzinom. Radiobiol Radiother 13

Baldwin RW (1955) Immunity to methylcholan threne-induced tumors in inbred rats following implantation and regression of implanted tumors. Br J Cancer 9

Baltrusch HJF (1963) Psyche-Nervensystem-Neoplastischer Prozeß. Z Psychosom Med Psychoanal 9

Baltrusch HJF (1969) Psychosomatische Aspekte bei Krebserkrankungen. Z Psychosom Med Psychoanal 3

Bard M, Dyk RB (1956) The psychodynamic significance of beliefs regarding the cause of serious illness. Psychoanal Rev 43:146−162

Bautz M (1975) Zur Objektivierung von Prozeßhypothesen psychoanalytischer Gruppentherapie. Dissertation, Universität Ulm

Beatson GT (1896) Of the treatment of inoperable cases of carcinoma of the mamma. Lancet

Beck D et al. (1975) Zur Psychosomatik des Mammakarzinoms. Z Psychosom Med Psychoanal 21

Becker H (1978) Entstehung, Krankheitsverlauf und Therapie bei Krebserkrankungen aus der Sicht der Psychosomatischen Medizin. Krebsnachsorge-Tagung, Hannover

Becker H (1979) Psychodynamic aspects of breast cancer. Differences in younger and older patients. Psychother Psychosom 32

Becker H (1981) Lebensgeschichte und Krankheitsverlauf bei Mammakarzinom-Patientinnen. Vortrag, Arbeitstagung: Psychosoziale Einflüsse auf Entstehung und Verlauf von Krebserkrankungen, Heidelberg

Becker H (1982a) Die Arzt-Patient-Beziehung in der Onkologie. Med Klin 77, Nr. 22

Becker H (1982b) Das Mammakarzinom aus psychosomatischer Sicht. Eine empirische Studie zur Ätiologie, Prognose und Nachsorge. Habilitationsschrift, Universität Heidelberg

Becker H (1983) Compliance und die subjektive Krankheitstheorie des Patienten. Dtsch Ärztebl 50:1−4

Becker H (1984a) Der Busen: Neid und Sehnsucht des Mannes? − Vom nährenden zum erotischen Beziehungsobjekt. Sexualmedizin 13:519−526

Becker H (1984b) Die Bedeutung der subjektiven Krankheitstheorie des Patienten für die Arzt-Patient-Beziehung. Psychother Med Psychol 34/12:305−336

Becker S (1978) Brustkrebs und Weiblichkeit. Diplomarbeit, Universität Frankfurt

Becker S (1985) AIDS − die Krankheit zur Wende? Psychol Heute 12:60−65

Beckmann D, Richter HE (1972) Der Gießentest (GT). Huber, Bern

Begemann-Deppe M (1978) Sprechverhalten und Thematisierung von Krankheitsinformationen im Rahmen von Stationsvisiten. Med.-Soz. Dissertation, Universität Marburg

Berg JW (1959) Inflammation and prognosis in breast cancer. A search for host resistance. Cancer 12

Berg JW, Robbins GF (1966) Factors influencing short and long term survival of breast cancer patients. Surg Gynecol Obstet 122

Berndt H (1971) Grundsätzliche Probleme der Früherkennung des Krebses. Arch Geschwulstforsch 38

Berndt H, Landmann R (1969) Zwei epidemiologische Typen des Mammakarzinoms. Arch Geschwulstforsch 33

Berndt H et al. (1961) Einfluß des Alters auf die Prognose des Mammakarzinoms. Chirurg 32

Bertalanffy L von (1932) Theoretische Biologie. Bd. 1. Allgemeine Theorie, Physikochemie, Aufbau und Entwicklung des Organismus. Bornträger, Berlin

Bettelheim B (1982) Die symbolischen Wunden. Pubertätsriten und der Neid des Mannes. Fischer, Frankfurt

Bittner JJ (1936) Some possible effects of nursing on the mammary gland tumor incidence in mice. Science 84

Black MM et al. (1974) Cellular hypersensitivity to breast cancer. Cancer 33

Blohmke M et al. (1976) Soziale und psychosoziale Bezüge in der Krebsgenese. Med Mensch Ges 1

Bloom HJG et al. (1962) National history of untreated breast cancer. Br Med J 2

Blumberg GEM et al. (1954) A possible relationship between psychological factors in human cancer. Psychosom Med 16

Bonadonna G, Valagussa P (1981) Dose-response effect of adjuvant chemotherapy in breast cancer. N Engl J Med 304

Booth G (1964) Krebs und Tuberkulose im Rorschachschen Formdeuteversuch. Psychosom Med 10

Booth G (1969) General and organspecific object relationship in cancer. Ann NY Acad Sci 164

Booth G (1973) Psychobiological aspects of "spontaneous" regression of cancer. J Am Acad Psychoanal 1:303−317

Bortz J (1977) Lehrbuch der Statistik für Sozialwissenschaftler. Springer, Heidelberg Berlin New York

Boyd W (1966) The spontaneous regression of cancer. Thomas, Springfield

Brady LW (1976) Cancer of the breast: Treatment today. Front Radiat Ther Oncol 11

Bräutigam W (1959) Genetisch-determinierte oder präsentisch-offene Einstellung in der Psychotherapie? Jahrbuch für Psychologie, Psychotherapie und Medizinische Anthropologie, 8. Jahrgang, Heft 3/4, Alber, Freiburg München

Bräutigam W (1976) Gebärneid. Beobachtungen zur Psychodynamik der Geburt aus der Sicht des Mannes. Psyche (Stuttg) 30

Bräutigam W (1981) Zur Psychosomatik des Krebses. Dtsch Med Wochenschr 106

Brennan MJ (1973) Breast cancer. In: Holland JF et al. (eds) Cancer medicine. Lea & Febiger, Philadelphia

Brent L, Holbrow J (eds) (1974) Progress in immunology, II, vol 3 and vol 5. Elsevier, Amsterdam

Brown GW (1980) Wie können die Bedeutung und der Streß von Lebensveränderungen gemessen werden? In: Kaschnig H (Hrsg) Sozialer Streß und psychische Erkrankung. Fortschr Sozialpsychiatr 5

Buell P (1973) Changing incidence of breast cancer in Japanese-American women. J Natl Cancer Inst 51

Bulbrook RD (1972) Urinary androgen exretion and the etiology of breast cancer. J Natl Cancer Inst 48

Bulbrook RD (1980) Endocrine status of women at high risk. Int. Congress on senology, Hamburg

Bulbrook RD et al. (1960) Selection of breast cancer patients for adrenalectomy or hypophysectomy by determination of urinary 17-hydroxylortico-steroids and aetiocholanalone. Lancet I

Burnet FM (1961) Immunological recognition of self. Science 133

Callies R, Bedow W (1980) Prolactin gonadotropic hormones and TSH in benign and malign ANT breast disease. Int. Congress on senology, Hamburg

Campos JL (1972) Observations on the mortality from carcinoma of the breast. Br J Radiol 45

Carroll KK et al. (1968) Dietary fat and mammary cancer. Can Med Assoc J 98

Carter SK (1980) Surgery plus adjuvant chemotherapy – a review of therapeutic implications (breast cancer). Cancer Chemother Pharmacol 4

Chan P, Cohen LA (1974) Effect of dietary fat, antiestrogen and antiprolactin on the development of mammary tumours in rats. J Natl Cancer Inst 52

Charney J, Moore DH (1971) Neutralization of murine mammary tumor virus by sera of women with breast cancer. Nature 229

Clemmesen J (1975) Beitrag der Epidemiologie zur Kenntnis der Krebskrankheiten. Internist (Berlin) 16

Cole P, MacMahon B (1969) Oestrogen fractions during early reproductive life in the etiology of breast cancer. Lancet I

Collins VP et al. (1956) Observations on growth rates of human tumors. AJR 76

Cooper B (1980) Die Rolle von Lebensereignissen bei der Entstehung von psychischen Erkrankungen. Nervenarzt 51

Coppen AJ, Metcalfe M (1963) Cancer and extraversion. Br Med J II

Cramer I et al. (1977) Psychosoziale Faktoren und Krebs. Münch Med Wochenschr 119

Cremerius J (1957/58) Freuds Konzept über die Entstehung psychogener Körpersymptome. Psyche (Stuttg) 11

Cutter E (1887) Diet on cancer. Albany Med J 7

Daland EM (1927) Untreated cancer of the breast. Surg Gynecol Obstet 44

Dattore PJ, Shontz FC, Coyne L (1980) Premorbid personality differentiation of cancer and noncancer groups: A test of the hypothesis of cancer proneness. J Consult Clin Psychol 48/3:388 – 394

Davies RK et al. (1973) Organic factors and psychological adjustment in advanced cancer patients. Psychosom Med 35

Denoix P (1967) Mechanism of invasion in cancer. Springer, Berlin Heidelberg New York

Derogatis ML et al. (1978) Psychological coping mechanism and survival time in metastatic breast cancer. JAMA 242

De Waard F (1969) The epidemiology of breast cancer: Review and prospect. Int J Cancer 4

De Waard F (1978) Breast cancer: Epidemiology and geographic pathology. XIIth International Cancer Congress, Buenos Aires

De Waard F et al. (1964) The bimodal age distribution of patients with mammary carcinoma. Cancer 17

Dewey J, Bentley F (1949) Knowing and the known. Greenwood, Boston

Dickinson LE et al. (1974) Estrogen profiles of oriental and caucasian woman in Hawaii. N Engl J Med 291

Di Paola M et al. (1974) Host resistance in relation to survival in breast cancer. Br Med J IV

Doll R, Kinlen L (1970) Immuno surveillance and cancer: Epidemiological evidence. Br Med J IV

Doll R et al. (1966) Cancer incidence in five continents. Springer, Berlin Heidelberg New York

Donegan WL (1967) Staging and end results. In: Spratt J, Donegan W (eds) Cancer of the breast. Saunders, Philadelphia

Donegan WL (1977) The influence of untreated internal mammary cancer. Cancer 39

Dormanns E (1957) Konstitution und Krebs. Strahlentherapie 37

Drews M (1977) Einflüsse auf die Nichteinhaltung der vom Arzt verordneten Medikamententherapie. Werkstattschriften zur Sozialpsychiatrie, Heft 18

Drunkenmölle C (1975) Psychologische Untersuchungen bei Patientinnen mit Mammakarzinom (Pilotstudie). Psych clin 8

Dunbar F (1943) Psychosomatic diagnosis. Hoeber, New York

Eicher W (1977) Soziale, sexuelle und psychosomatische Aspekte beim Mammakarzinom. Med Welt 28

Eicher W et al. (1977) Soziale, sexuelle und psychosomatische Aspekte beim Portiokarzinom. Med Welt 28

Engel GL (1956) Studies of ulcerative colitis III. The nature of the psychological processes. Am J Med 19

Engel GL (1968) A life setting conductive to illness: The giving up – given up complex. Ann Intern Med 69

Engel K (1980) Zur theoretischen Bedeutung der Variablen der Holtzman-Inkblot-Technik. Hochschulsammlung Philosophie, Psychologie, Bd 5. Hochschulverlag, Freiburg

Evans E (1926) A psychological study of cancer. Dodd & Mead, New York

Evans RB et al. (1964) Some psychological characteristics of men cancer. Cancer 17

Everson TC, Cole HW (1956) Spontaneous regression of cancer. Preliminary report. Ann Surg 144:366–372

Everson TC, Cole WH (1966) Spontaneous regression of cancer. Saunders, Philadelphia London

Faller H (1982) Geschichte und Kritik überindividueller Krankheitsbegriffe. Dissertation, Universität Heidelberg

Feifel H (1969) Perception of death. Ann NY Acad Sci 164

Feinleib M (1968) Breast cancer and artificial menopause. J Natl Cancer Inst 41

Feinleib M, Garrison RJ (1969) Interpretation of the vital statistics of breast cancer. Cancer 24

Femppel J (1981) Wachstum und Metastasierung maligner Tumoren. Fortschr Med 99

Fidler IJ (1978) Tumor heterogenety and the biology of cancer invasion and metastasis. Cancer Res 38

Fisher B (1971) Present status of the management of regional lymph nodes and planned clinical trials. AJR 111

Fisher B et al. (1969) Location of breast carcinoma and prognosis. Surg Gynecol Obstet 129

Fisher B et al. (1981) Treatment of primary breast cancer with chemotherapy and tamoxifen. N Engl J Med 305

Fisher S (1970) Body experiences in fantasy and behavior. Appleton – Century – Crofts, New York

Fisher S, Cleveland SE (1956) Relation of body image to site of cancer. Psychosom Med 4

Fleischmann H (1981) Aggression bei Frauen mit Mammakarzinom. Dissertation, Universität Heidelberg

Flesch I (1927) Zum Krebsproblem. Münch Med Wochenschr 7

Foley EJ (1953) Antigene properties of methylcholan threne – induced tumors in mice of the strain of origin. Cancer Res 13

Forrest APM et al. (1970) A controlled trial for conservative treatment for early breast cancer. Proc R Soc Med 53

Fournier D von (1980) Die Wachstumsgeschwindigkeit beim Mammakarzinom: Konsequenzen für Früherkennung, Therapie und Nachsorge. Röntgenpraxis 33

Fournier D von et al. (1976) Wachstumsgeschwindigkeit des Mammakarzinoms und röntgenologische „Frühdiagnosen". Strahlentherapie 151

Fox BH (1976) The psychosocial epidemiology of cancer. In: Cullen JW et al. (eds) Cancer. Raven, New York

Fox BH, Howell MA (1974) Cancer risk among psychiatric patients: A hypothesis. Int J Epidemiol 3

Frankl VE (1949) Der unbewußte Gott. Amandus, Wien

Freud S (1904–1905) Drei Abhandlungen zur Sexualtheorie. Gesammelte Werke, Bd 5. Fischer, Frankfurt/M.

Freud S (1909) Analyse der Phobie eines fünfjährigen Knaben. Gesammelte Werke, Bd 7. Fischer, Frankfurt/M.

Freud S (1910) Eine Kindheitserinnerung des Leonardo da Vinci. Gesammelte Werke, Bd 8. Fischer, Frankfurt/M.

Freud S (1915) Triebe und Triebschicksale. Gesammelte Werke, Bd 10. Fischer, Frankfurt/M.

Freud S (1916–1917) Vorlesungen zur Einführung in die Psychoanalyse. 20. und 21. Vorlesung. Gesammelte Werke, Bd 11. Fischer, Frankfurt/M.

Freud S (1925) Einige psychische Folgen des anatomischen Geschlechtsunterschiedes. Gesammelte Werke, Bd 14. Fischer, Frankfurt/M.

Freud S (1928–1933) Neue Folge der Vorlesungen zur Einführung in die Psychoanalyse. Gesammelte Werke, Bd 15. Fischer, Frankfurt/M.

Friesen HG (1976) The role of prolactin in breast cancer. In: Arneault GS et al. (eds) Breast cancer. Springer, Berlin Heidelberg New York

Fritzsche HU (1974) Psychosomatische Gesichtspunkte der Blutkrebserkrankung. Dissertation, Universität München

Fromm-Reichmann F (1950) Principles of intensive psychotherapy. University of Chicago Press, London Chicago

Galen C (1913) Über die krankhaften Geschwülste. Barth, Leipzig

Gallo RC et al. (1971) Reverse transcriptase in type C virus particles of human origin. Nature 232

Gershon-Cohen J et al. (1963) Roentgenography of breast cancer moderating concept of biologic predeterminism. Cancer 16

Gottschalk LA (1969) Manual of instructions for using the Gottschalk-Gleser content analysis scales: Anxiety, hostility and social alienation – personal disorganization. University of California Press, Berkeley Los Angeles

Gottschalk LA, Frank E (1967) Estimating the magnitude of anxiety from speech. Behav Sci 12

Gottschalk LA, Gleser GC (1969) The measurement of psychological states through the content analysis of verbal behavior. University of California Press, Berkeley Los Angeles

Gottschalk LA et al. (1966) The measurement of emotional changes during a psychiatric interview. In: Gottschalk LA, Auerbach A (eds) Methods of research in psychotherapy. Appleton-Century-Crofts, New York

Grattarola R (1964) The premenstrual endometrial pattern of women with breast cancer. Cancer 17

Greenberg DS (1976) X-ray mammography-background to a decision. N Engl J Med 295

Greenberg RP, Dattore PJ (1981) The relationship between dependency and the development of cancer. Psychosom Med 43/1:35–43

Greene WA, Swisher SN (1969) Psychological and somatic variables associated with the development and course of monozygotic twins discordant for leukemia. Ann NY Acad Sci 164

Greer S, Morris T (1975) Psychological attributes of women who develop breast cancer. J Psychosom Res 19

Grendron D (1701) Enquires into the nature, knowledge and cure of cancer. London

Groddeck G (1923) Das Buch vom Es. Internationaler Psychoanalytischer Verlag, Leipzig

Groddeck G (1934) Von der psychischen Bedingtheit der Krebserkrankungen. (Fragment) In: Psychoanalytische Schriften zur Psychosomatik (1966). Limes

Gross L (1943) Intradermal immunization of C3H mice against a sarcoma that originates in a animal of the same line. Cancer Res 3

Grossarth-Maticek R (1978) Psychosoziale Faktoren der Krebserkrankung. Psychol Heute 6

Grossarth-Maticek R (1980) Psychological predictors of cancer and internal diseases. Psychother Psychosom 33

Gullino PM (1977) Natural history of breast cancer. Cancer 39

Gutterman JV et al. (1977) Immunology and immunotherapy of human breast cancer. In: McGuire WL (ed) Breast cancer, vol 1. Churchill-Livingstone, Edinburgh

Guy R (1759) An essay on scirrhous tumours and cancers. Owen, London

Haagensen CD (1971) Disease of the breast. Saunders, Philadelphia

Habel K (1961) Resistance of polyoma virus immune animals to transplantation polyomas tumors. Proc Soc Exp Biol Med 106

Hackmann C (1944) Versuche zur Tumorimmunität. Z Krebsforsch 54

Hagnell D (1966) The premorbid personality of persons who develop cancer in a total population investigated in 1947 and 1957. Ann NY Acad Sci 125

Hammerschmidt J (1955) Die Behandlung Krebskranker mit tierischen Wundgranulationsextrakten. Med Klin 27

Hartmann HA (1977) Lehrbuch der Holtzman-Inkblot-Technik (HIT). I. Huber, Bern

Harvald B, Hauge M (1963) Heredity of cancer elucidated by a study of unselected twins. JAMA 186

Hellstrom I (1965) Distinction between the effects of antiviral and anticellular polyoma antibodies on polyoma tumor cells. Nature 218

Hellstrom I et al. (1971) Demonstration of cell-mediated immunity to human neoplasmas of various histological types. Int J Cancer 7

Hellstrom KE, Müller G (1965) Immunological and immunogenetic aspects of tumor transplantation. Prog Allergy 9

Helmkamp M, Paul H (1984) Psychosomatische Krebsforschung — Eine kritische Darstellung ihrer Ergebnisse und Methoden, Huber, Bern Stuttgart

Henderson BE (1974) Type B virus and human breast cancer. Cancer 34

Henderson BE et al. (1975) Elevated serum levels of estrogen and prolactin in daughters of patients with breast cancer. N Engl J Med 293

Herberger W (1963) Kurzverläufe bei Krebspatienten unter Beleuchtung ihrer „Kummerskala". Z Psychosom Med Psychoanal 9

Herms V (1977) Soziale, sexuelle und psychosomatische Aspekte beim Endometriumkarzinom. Med Welt 28

Herrmann JM (1979) Infektionskrankheiten. In: Uexküll T von (Hrsg) Lehrbuch der Psychosomatischen Medizin. Urban & Schwarzenberg, München

Herrone EW (1963) Psychometric characteristics of a thirty-item version of the group method of the HIT. J Clin Psychol 19

Hill EF (1972) The Holtzman-Inkblot-Technique. A handbook for clinical application. Jossey-Bass, San Francisco Washington

Hippokrates, Fünf auserlesene Schriften. Fischer, Frankfurt (1959)

Hoffmann SA et al. (1962) The influence of exercise on the growth of transplanted rat tumors. Cancer Res 22

Hoffmann SO (1974) Das Identitätsproblem in Heinrich von Kleists „Penthesilea". Jahrbuch der Psychologie, Bd 8. S 153—162. Huber, Stuttgart

Hollinshead AC et al. (1974) Isolation and identification of soluble skin-reactive membrane antigens of malignant and normal human breast cancer cells. Cancer Res 34

Holmes TH, Rahe RH (1967) The social readjustment rating scale. J Psychosom Res 11

Holm-Hadulla M (1981) Psychologische Aspekte der Krebserkrankung. Vandenhoeck u. Ruprecht, Göttingen

Holtzman WH et al. (1961) Inkblot perception and personality. University of Texas Press, Austin

Horner RL, Picard RS (1979) Psychosocial risk factors for lung cancer. Psychosom Med 41

Horney K (1926) Flucht aus der Weiblichkeit. Int Z Psychoanal 12

Huggan RE (1968) Neuroticism, distortion and objective manifestations of anxiety in males with malignant disease. Br J Soc Clin Psychol 7

Huggins C, Berbenstal DM (1952) Inhibition of human mammary and prostatic cancer by adrenalectomy. Cancer Res 12

Hughes CH (1887) The relations of nervous depression to the development of cancer. St. Louis Med Surg J 5

Hunter RL et al. (1975) Survival with mammary cancer related to the interaction of germinal center hyperplasia and sinus histiocytosis in axillary and internal mammary lymph nodes. Cancer 36

Hürny C, Adler R (1981) Psycho-onkologische Forschung. In: Meerwein F (Hrsg) Einführung in die Psycho-Onkologie. Huber, Bern

Huxley J (1960) Krebs in biologischer Sicht. Thieme, Stuttgart

Ikemy Y, Nakagawa S, Nakagawa T, Sugita M (1975) Psychosomatic consideration on cancer patients who have made a narrow escape from death. Dynam Psychiatr 8:77—92

Jackson AW (1965) Carcinoma of male breast in association with the Klinefelter syndrome. Br Med J 1

Janis IL et al. (1953) Effects of fear – A rousing communication. J Abnorm Soc Psychol 48

Jensen EV (1973) Estrogen binding and clinical response of breast cancer. In: Holland JF, Frei E (eds) Cancer medicine. Lea & Fibiger, Philadelphia

Kaschnig H (Hrsg) (1980) Sozialer Streß und psychische Erkrankung. Fortschr Sozialpsychiatr 5

Katz JL et al. (1970) Psychoendocrine aspects of cancer of the breast. Psychosom Med 32

Keller R (1977) Mononuclear phagocytes and antitumor resistance. In: James K et al. (eds) The macrophage and cancer. Econoprint, Edinburgh

Kelley RM, Baker WH (1970) Progestational agents in the treatment of carcinoma of the genitourinary tract. In: Sturgis S, Taymor M (eds) Progress in gynecology. Grune a. Stratton, New York

Kelly WD, Friesen SR (1950) Do cancer patients want to be told? Surgery 27

Kennedy BJ (1974) Hormonal therapies in breast cancer. Semin Oncol 1

Kiang DT, Kennedy BJ (1977) Factors affecting estrogen receptors in breast cancer. Cancer 40

Kirschner MA (1977) The role of hormones in the etiology of human breast cancer. Cancer 39

Kissen DM et al. (1969) A further report on personality and psychosocial factors in lung cancer. Ann NY Acad Sci 164

Klein M (1950) Contributions to psychoanalysis. The Hogarth Press, London

Klopfer B, Davidson HH (1967) Das Rorschach-Verfahren. Huber, Bern Stuttgart

Knudson AG et al. (1973) Heredity and cancer in man. Prog Med Genet 9

Koenig R et al. (1967) The emotional status of cancer patients as measured by a psychological test. J Chronic Dis 20

Koeppe P (1972) Automatisierung der Befunderhebung in der Röntgendiagnostik. Umschau 72

Kowal SJ (1955) Emotions as a cause of cancer. Psychoanal Rev 42

Krokowski E (1964) Betrachtung zur Dynamik des Geschwulstwachstums. Strahlentherapie 57

Kütemeyer W (1956) Anthropologische Medizin in der inneren Klinik. Festschrift für V. v. Weizsäcker. In: Der Arzt im Irrsal der Zeit, Vandenhoeck & Ruprecht, Göttingen

Kusama S et al. (1972) The gross rates of growth of human mammary carcinoma. Cancer 30

Kwa HG et al. (1974) Plasma prolactin in human breast cancer. Lancet I

La Barba RC et al. (1970) The effects of early cold stress and handling on the growth of Ehrlich carcinoma in the BALB/c mice development. Psychobiology 2

Lane M et al. (1961) Clinic-pathologic analysis of the surgical curability of breast cancers. Ann Surg 153

Lask M (1963) Stress in the aetiology of breast cancer. Med Welt 12

Lea AJ (1966) Dietary factors associated with death-rates from certain neoplasms in man. Lancet II

Leclercq G et al. (1975) Estrogen receptors in breast cancer: A changing concept. Br Med J 185

Leis HP (1976) Breast cancer-patients at risk. Cancer Detect Prev 1

Lemon HM (1970) Abnormal estrogen metabolism and tissue. Estrogen receptor in breast cancer. Cancer 25

Lemon HM, Reilly D (1974) Genotypic variations in Caucasian leucocyte estradiol 16 hydroxylase activity. South Med J 59

Leshan LL, Reznikoff M (1960) A psychological factor apparently associated with neoplastic disease. J Abnorm Psychol 60

Leshan LL, Worthington RE (1956) Some recurrent life history patterns observed in patients with malignant disease. J Nerv Ment Dis 124

Levin M et al. (1964) Lactation and menstrual function as related to cancer of the breast. Am J Public Health 54

Levine S (1962) Psycho-physiological effects of infantile stimulation. In: Bliss EL (ed) Roots of behavior. Harper & Row, New York

Levine S, Cohen C (1959) Differential survival to leukemia as a functional of infantile stimulation in DBA/2 mice. Proc Soc Exp Biol Med 120

Li FP, Fraumeni JF (1969) Soft-tissue sarcomas, breast cancer and other neoplasms. A familial syndrome? Ann Intern Med 71

Libansky J (1959) Die sogenannten Spontanremissionen der Leukämie. Folia Haematol (Leipz) 76

Linde van der F (1977) Definition der Bevölkerungsgruppen mit hohem Risiko beim Mammakarzinom. Schweiz Med Wochenschr 107

Logan WPD (1975) Cancer of the breast: No decline in mortality. WHO Chron 29

Lorenz K (1973) Die acht Todsünden der zivilisierten Menschheit. Piper, München

Lotz M (1982) Die Persönlichkeit bei Patientinnen mit operiertem Mammakarzinom. − Eine empirische und prospektive Studie mit der Holtzman-Inkblot-Technique und dem Gießen-Test. Dissertation, Universität Heidelberg

Lyons MJ, Moore DH (1965) Isolation of the mouse mammary tumor virus. J Natl Cancer Inst 35

Maas H et al. (1970) Das Mammakarzinom. Gynäkologie 3

Mack-Brunswick R (1940) The preoedipal phase of the libido development. Psychoanal Read 240

Marmorston J et al. (1969) Pre treatment urinary hormone patterns and survival in patients with breast cancer, prostata cancer, or lung cancer. Ann NY Acad Sci 164

McGuire WL (1973) Estrogen receptors in human breast cancer. J Clin Invest 52

McGuire WL (1978) Advanced breast cancer. XIIth Int. Cancer Congress, Buenos Aires

MacMahon B (1970) Lactation and cancer of the breast. Bull WHO 42

MacMahon B (1973) Etiology of human breast cancer: A review. J Natl Cancer Inst 50

MacMahon B et al. (1970) Age at first birth and breast cancer risk. Bull WHO 43

Martz G (1981) Das operierte Mammakarzinom. Z Allg Med 57

Meerwein F (1980) Der Krebspatient und sein Arzt im 19. Jahrhundert. Dissertation, Universität Zürich

Meerwein F (Hrsg) (1981) Einführung in die Psycho-Onkologie. Huber, Bern Stuttgart

Meerwein F et al. (1976) Bemerkungen zur Arzt-Patienten-Beziehung bei Krebskranken. Z Psychosom Med Psychoanal 22

Menninger K (1938) Selbstzerstörung. Suhrkamp, Frankfurt/M.

Merz J et al. (1975) MWT-B ein Intelligenzkurztest. Psychiatrie, Neurologie, Med. Psychol. Hirzel, Leipzig

Meuret G (1980) Mammakarzinom. Grundlagen, Diagnostik, Therapie, Komplikationen, Rehabilitation. Thieme, Stuttgart

Meyer KK (1970) Radiation − induced lymphocyte immune deficiency. Arch Surg 101

Miller AB (1977) Role of nutrition in the etiology of breast cancer. Cancer 39

Miller DG (1978) The immunology capacity of patients with lymphoma. Cancer Res 28

Mitscherlich A (1967) Krankheit als Konflikt. Suhrkamp, Frankfurt/M.

Moore DH et al. (1969) Type B particles in human milk. Tex Med 27

Moore DH et al. (1971) Search for a human breast cancer virus. Nature 229

Morris T et al. (1981) Patterns of expression of anger and their psychological correlates in women with breast cancer. J Psychosom Res 25

Muggia FM et al. (1968) Treatment of breast cancer with medroxy progesterone acetate. Ann Intern Med 68

Mühlbock O (1951) Influence of environment on the incidence of mammary tumors in mice. Acta Int. Union Against Cancer 7

Mumma C, McCorkle (1982/83) Causal attribution and life-threatening disease. Int J Psychiatry Med

Muslin H et al. (1966) Separation experience and cancer of the breast. Ann NY Acad Sci 125

Mustakallio S (1972) Conservative treatment of breast carcinoma. Clin Radiol 23

Nakagawa S, Skemi Y (1975) Krebspatienten, die trotz schlechter Prognose mit dem Leben davon gekommen sind. Eine psychosomatische Studie. Psychosom Med 5/3 u. 4

Nakata H et al. (1970) Roentgenologic observations of lung carcinoma. Radiology 95

Nathan MH et al. (1962) Differentiation of benign and malignant pulmonary nodules by growth rate. Radiology 79

Nemeth G (1975) Psychosomatische Untersuchungen an Patienten mit benignen und malignen Brust- und Genitalgeschwülsten. Z Psychosom Med Psychoanal 5

Nemeth G, Mezei A (1964) Personality traits of cancer patients compared with benign tumor patients on the basis of the Rorschach test. In: Kissen DM, Leshan LL (eds) Psychosomatic aspects of neoplastic disease. Pitman, New York

Neumann C (1959) Psychische Besonderheiten bei Krebspatientinnen. Z Psychosom Med Psychoanal 5

Neumeyer M et al. (1980) Psychosoziale Aspekte des Mammakarzinoms. Sexualmedizin 3/4/5

Newton G (1965) Tumor susceptibility in rats: Role of infantile manipulation and later exercise. Psychol Rep 16

Nie NH, Hull CH, Jenkins JG, Steinbrenner K, Bent DH (1975²) SPSS: Statistical Package for the Social Sciences. McGraw Hill, New York

Oeser H (1974) Krebsbekämpfung: Hoffnung und Realität. Thieme, Stuttgart

Oeser H (1980) Das Mammakarzinom, biometrisch betrachtet. Dtsch Med Wochenschr 105

Oettgen H-F (1975) Beiträge der Immunologie zur Kenntnis der Krebskrankheiten. Internist 16

Paget J (1870) Surgical pathology, 3rd edn. Green, London

Parker W (1885) Cancer, a study of three hundred and ninety-seven cases of cancer of the female breast. Putnam, New York

Pauli HK, Schmid V (1972) Psychosomatische Aspekte bei klinischer Manifestation von Mammakarzinom. Z Psychother Med Psychol 22

Pauli HK, Trotnow S (1973) Zur Epidemiologie des Mammakarzinoms. Arch Gynäkol 213

Paykel ES (1980) Der Bedeutungsgehalt von lebensverändernden Ereignissen und die individuelle Disposition: Ihre Rolle bei der Entstehung psychischer Erkrankungen. In: Kaschnig H (Hrsg) Sozialer Streß und psychische Erkrankung. Fortschr Sozialpsychiatr 5

Perrin GM, Pierce IR (1959) Psychosomatic aspects of cancer. Psychosom Med 21

Petrakis NL (1977) Genetic factors in the etiology of breast cancer. Cancer 39

Pettingale KW et al. (1977) Serum IGA and emotional expression in breast cancer patients. J Psychosom Res 21

Pflanz M (1970) Gesundheitsverhalten. In: Mitscherlich A et al. (Hrsg) Der Kranke in der modernen Gesellschaft. Kiepenheuer & Witsch, Köln

Philippe E et al. (1967) Etude quantitative des nodules de recidives des cancers mammaries. J Radiol Electrol 48

Plaum FG, Stephanos S (1979) Die klassischen psychoanalytischen Konzepte der Psychosomatik und ihre Beziehungen zum Konzept der „pensée opératoire". In: Uexküll T von (Hrsg) Lehrbuch der Psychosomatischen Medizin. Urban & Schwarzenberg, München

Prehn RT, Main JM (1957) Immunity to methylcholanthrene-induced sarcomas. J Natl Cancer Inst 18

Rad M von (1977) Das psychosomatische Phänomen. Habilitationsschrift, Universität Heidelberg

Rassidakis NC et al. (1972) Malignant neoplasms as a cause of death among psychiatric patients. Int Ment Health Res Newsletter 14

Reich W (1948) The cancer biopathy. Orgone Institute Press, Orgonon

Reichbarth R (1981) Heart symbolism: The heart-breast and heart-penis equations. Psychoanal Rev 68

Reik T (1946) Ritual. Farrar. Strauss, New York

Reinwein D (1980) Mammakarzinom und Schilddrüsentherapie. Dtsch Med Wochenschr 17:105

Renneker RE et al. (1963) Psychoanalytical explorations of emotional correlates of cancer of the breast. Psychosom Med 25/2

Reznikoff M (1955) Psychological factors in breast cancer. Psychosom Med 17

Rhein E (1957) Die Heilungsaussichten beim Collum- und Mammakarzinom in Abhängigkeit vom Alter. Dissertation, Freie Universität Berlin

Richter HE (1979) Der Gotteskomplex – Die Geburt und die Krise des Glaubens an die Allmacht des Menschen. Rowohlt, Reinbek

Richter H-E (1981) Der Krebs als psychisches Problem. Med Welt 32/6

Riley V (1975) Mouse mammary tumors: Alteration of incidence as apparent function of stress. Science 189

Rogentine GN, Kammen DP van, Fox BH, Docherty JP, Rosenblatt YE, Boyd SG, Bunney WE Jr (1979) Prospektive factor in the prognosis of malignant melanoma: A prospective study. Psychosom Med 41/8:647–655

Rotkin ID et al. (1965) Psychosexual factors and cervical cancer. Arch Gen Psychiatry 13

Rusch HP, Kline BE (1944) The effect of exercise on the growth of a mouse tumor. Cancer Res 4

Sackler AM (1973) Does schizophrenia protect against cancer? Hosp Tribune 1

Salber EJ et al. (1969) Lactation and reproductive histories of breast cancer patients in Boston 1965−1966. J Natl Cancer Inst 43

Samp RJ, Currer AR (1957) Questionnaire survey on public cancer education obtained from cancer patients and their families. Cancer 10

Sarkar NH, Moore DH (1972) On the possibility of a human breast cancer virus. Nature 236

Schafer R (1954) Psychoanalytic interpretation in Rorschach testine. Grune & Stratton, New York

Scheer R (1983) Und brennend stürzen Vögel vom Himmel. München

Scheflen AE (1951) Malignant tumors in the institutionalized population. Arch Neurol 66

Schlom J et al. (1971) RNA-dependent DNA polymerase activity in virus-like particles isolated from human milk. Nature 231

Schmale AH, Iker H (1971) Hopelessness as a predictor of cervical cancer. Soc Sci Med 5

Schmidt G (1954) Über einige Fälle von Spätmetastasen und Spätrezidiven. Z Krebsforsch 60

Schöfer G (1976a) Erfassung affektiver Veränderungen durch Sprachinhaltsanalyse im Psychotherapieverlauf. Bibl Psychiatr 154

Schöfer G (1976b) Versuch der Anwendung der Gottschalk-Gleser-Sprachinhaltsanalyse auf Psychotherapiematerial. Bibl. Psychiatr 154

Schöfer G (1980) Gottschalk-Gleser-Sprachinhaltsanalyse. Beltz, Weinheim

Schonfield J (1975) Psychological and life-experience differences between Israeli women with benign and cancerous breast lesions. J Psychosom Res 19

Schumann HJ von (1969) Liebesunfähigkeit bei Frauen und ihre Behandlung. Reinhardt, München Basel

Segi M et al. (1966) Cancer mortality for selected sites in 24 countries. Tohaku University School of Medicine, Sendai/Japan

Seidman H (1967) Cancer of the breast. Statistical and epidemiological data. In: Spratt J et al. (eds) Cancer of the breast. Saunders, Philadelphia

Seidman H (1969) Cancer of the breast. Statistical and epidemiological data. Cancer 24

Shekelle RB, Raynor WJ, Ostfeld AM et al. (1981) Psychological depression and 17-year risk of death from cancer. Psychosom Med 43/2:117−125

Shevshenko IT (1955) The characteristics of the clinical corse of neoplastic disease in relation to the condition of higher nervous activity. Gos Meditsinskoe, Kiew

Shimkin MB (1951) Duration of life in untreated cancer. Cancer 4

Shwartz M (1978) An analysis of the benefits of series screening for breast cancer based upon a mathematical model of the disease. Cancer 41

Siegrist J (1978) Klinische Arbeit und Interaktion. Enke, Stuttgart

Siegrist J (1980) Die Bedeutung von Lebensereignissen für die Entstehung körperlicher und psychosomatischer Erkrankungen. Nervenarzt 51

Sjöbring H (1963) La personalité, structure et développement. Doin, Paris

Sjögren HO (1961) Further studies on the induced resistance against isotransplantation of polyoma tumors. Virology 15

Smart CR et al. (1978) Implications from SEER data on breast cancer management. Cancer 41

Snell GD (1957) The homograft reaction. Ann Rev Microbiol 11

Snell L, Graham S (1971) Social trauma as related to cancer of the breast. Br J Cancer 25

Snow H (1883) Clinical notes on cancer. Churchill, London

Snow H (1891) The proclivity of women of cancerous disease. Churchill, London

Solomon GF (1969) Stress and antibody response in rats. Int Arch Allergy 35

Sontag S (1978) Krankheit als Metapher. Hanser, München (Reihe Hanser 262)

Spencer JD (1979) Kontrazeptive Steroide und Brustkrebs. Gynaecologica 3/4

Stavraky KM et al. (1968) Psychological factors in the outcome of human cancer. J Psychosom Res 12

Stoll BA (ed) (1969) Progestin therapy. In: Hormonal management in breast cancer. Lippincott, Philadelphia

Stoll BA (1979) Restraint of growth and spontaneous regression of cancer. In: Stoll BA (ed) Mind and cancer prognosis. Wiley & Sons, Chichester

Sträuli P (1971) Gut- und Bösartigkeit von Tumoren. In: Diethelm L, Heuck F, Olsson O, Vieten H, Zuppinger A (Hrsg) Allgemeine Strahlentherapie maligner Tumoren. Springer, Berlin Heidelberg New York (Handbuch der Med. Radiologie, Bd 18)

Tagnon HJ (1977) Antiestrogens in treatment of breast cancer. Cancer 39

Tarlau M, Smalheiser I (1951) Personality patterns in patients with malignant tumors of the breast and cervix. Psychosom Med 13

Tenney VA (1967) A clinical study of psychosomatic aspects of cancer. Excerpta Medical Foundation 4

Theml H, Orlich R (1984) Bedrohung, Verdrängung und der Mut zur Angst. Erkenntnisphysiologische Erwägungen zur Kriegstoleranz und Friedensbewegung. In: Anthropologie „Der Mensch", Bd 9. Kindler, Zürich

Thomä H (1958) Die organisch Kranken in tiefenpsychologischer Diagnostik. Psyche (Stuttg) 12

Thomas CB et al. (1979) Family attitudes reported in youth as potential predictors of cancer. Psychosom Med 41

Trotnow S, Pauli HK (1972) Gibt es soziale Unterschiede zwischen Frauen mit gutartigen und bösartigen Tumoren? Geburtshilfe Frauenheilkd 32

Tsakraklides V et al. (1974) Prognostic significance of the regional lymph node histology in cancer of the breast. Cancer 34

Uexküll T von, Wesiack W (1979) Organismus-Modell und Information. In: Uexküll T von (Hrsg) Lehrbuch der Psychosomatischen Medizin. Urban & Schwarzenberg, München

UICC (1976) Klassifizierung der malignen Tumoren und allgemeine Regeln zur Anwendung des TNM-Systems, 2. Aufl. Springer, Berlin Heidelberg New York

Valagussa P et al. (1978) Patterns of relapse and survival following radical mastectomy. Cancer 41

Verres R (1978) Wie beeinflußt Angst vor Krebs die Motivation zur Krebsvorsorge? MMG 3

Viitamaki RO (1970) Psychological determinants of cancer-psychometric approach. In: Achte KA, Vaukonen ML (eds) Cancer and psyche. Helsinki University Central Hospital

Wade AP (1969) Discriminants and breast cancer. Lancet II

Wade AP et al. (1969) The discriminant function in early carcinoma of the breast. Lancet I

Wahl J-H (1981) Angst und Abwehr bei Mamma-Karzinom-Patientinnen. Dissertation, Universität Heidelberg

Walford RL (1969) The immunologic theory of aging. Munksgaard, Copenhagen

Walshe WH (1846) Nature and treatment of cancer. Taylor & Walton, London

Wanebo CK et al. (1978) Breast cancer after exposure to the atomic bombs of Hiroshima and Nagasaki. N Engl J Med 279

Weisman AD, Worden JW (1976/77) The existential plight in cancer: Significance of the first 100 days. Int J Psychiatr Med 7/1:1−15

Weizsäcker V von (1940) Der Gestaltkreis. Theorie der Einheit von Wahrnehmen und Bewegen. Leipzig

Weizsäcker V von (1947) Der Gestaltkreis. Thieme, Stuttgart

Weizsäcker V von (1956) Pathosophie. Vandenhoeck & Ruprecht, Göttingen

Wenderlein JM (1978) Die weibliche Brust. Sexualmedizin 7

Wenderlein JM (1981) Psychosomatik in der Gynäkologie und Geburtshilfe, Thieme, Stuttgart

Wenderlein JM, Hoffmann E (1983) Augmentation der Brust. Münch Med Wochenschr 125

Wenderlein JM, Prötzel E (1980) Rehabilitation nach Brustkrebsbehandlung. Vortrag. Int. Congress on senology, Hamburg

Werder K von (1980) Prolaktin bei Erkrankungen der weiblichen Brustdrüse. Int. Congress on senology, Hamburg

Wheeler J, Caldwell B (1955) Psychological evaluation of women with cancer of the breast and of the cervix. Psychosom Med 17

Winnicott DW (1969) Übergangsobjekte und Übergangsphänomene. Psyche (Stuttg) 23

Winnicott DW (1973) Vom Spiel zur Kreativität. Klett, Stuttgart

Wirsching M et al. (1981) Brustkrebs im Kontext − Ergebnisse einer Vorhersagestudie und Konsequenzen für die Therapie. Psychosom Med 27

Witting H (1966) Mathematische Statistik. Teubner, Stuttgart

Wolfe JN (1977) Mammography: A radiologist's view. JAMA 237
Wolff G et al. (1967) Über das Wachstum menschlicher Geschwulste. Arch Geschwulstforsch 29
Wolff W (1950) The threshold of the abnormal. Hermitage House, New York
Worden JW, Weisman AD (1975) Psychosocial components of lagtime in cancer diagnosis. J Psychosom Res 19
Yuasa S, MacMahon B (1970) Lactation and reproductive histories of breast cancer patients in Tokyo/Japan. Bull WHO 42
Zelen M (1976) Theory of early detection of breast cancer in the general population. In: Heuson JC et al. (eds) Breast cancer. Raven, New York
Ziegler G (1982) Psychosomatische Aspekte der Onkologie. Enke, Stuttgart
Zippel HH (1977) Überlebenszeiten beim Mammakarzinom nach radikaler Mastektomie und Nachbestrahlung. Med Welt 28:30/31